Klinische Anästhesiologie und Intensivtherapie
Band 28

Herausgeber:
F. W. Ahnefeld H. Bergmann C. Burri W. Dick
M. Halmágyi G. Hossli E. Rügheimer
Schriftleiter: J. Kilian

Der Risikopatient in der Anästhesie
3. Stoffwechselstörungen

Herausgegeben von
M. Halmágyi, J. Beyer, H.-P. Schuster

Unter Mitarbeit von
K.-H. Altemeyer, D. Balogh, U. Börner, S. Fitzal
E. Freye, R. D. Fußgänger, B. Grote, G. Hack
R. Hehrmann, G. Hempelmann, H. C. Hopf, T. H. Hütteroth
H. K. Kley, G. Lüth, K. H. Meyer zum Büschenfelde
O. A. Müller, W. A. Nix, Th. Pasch, D. Reinwein
W. Seeling, H. G. Sieberth, J. E. Schmitz
H. Schönborn, J. Schulte am Esch, E. Standl
W. Waldhäusl

Mit 53 Abbildungen

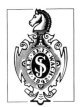

Springer-Verlag
Berlin Heidelberg New York Tokyo

ISBN 3-540-13975-3 Springer-Verlag Berlin Heidelberg New York Tokyo
ISBN 0-387-13975-3 Springer-Verlag New York Heidelberg Berlin Tokyo

Das Werk ist urheberrechtlich geschützt. Die dadurch begründeten Rechte, insbesondere die der Übersetzung, des Nachdruckes, der Entnahme von Abbildungen, der Funksendung, der Wiedergabe auf photomechanischem oder ähnlichem Wege und der Speicherung in Datenverarbeitungsanlagen bleiben, auch bei nur auszugsweiser Verwertung, vorbehalten. Die Vergütungsansprüche des § 54, Abs. 2 UrhG werden durch die „Verwertungsgesellschaft Wort", München, wahrgenommen.

© by Springer-Verlag Berlin · Heidelberg 1984

Printed in Germany.

Die Wiedergabe von Gebrauchsnamen, Warenbezeichnungen usw. in diesem Werk berechtigt auch ohne besondere Kennzeichnung nicht zu der Annahme, daß solche Namen im Sinn der Warenzeichen- und Markenschutzgesetzgebung als frei zu betrachten wären und daher von jedermann benutzt werden dürften.

Produkthaftung: Für Angaben über Dosierungsanweisungen und Applikationsformen kann vom Verlag keine Gewähr übernommen werden. Derartige Angaben müssen vom jeweiligen Anwender im Einzelfall anhand anderer Literaturstellen auf ihre Richtigkeit überprüft werden.

Druck und Bindearbeiten: Offsetdruckerei Julius Beltz KG, Hemsbach
2119/3140-543210

Vorwort

Störungen im Stoffwechsel und Endokrinium sind in der operativen Medizin in der Regel Begleiterkrankungen, zu denen sich das Grundleiden addiert, das zur operativen Intervention führt. Die Risiken durch endokrine oder metabolische Störungen in der prä-, intra- und postoperativen Phase interessieren den Anästhesisten und Operateur gleichermaßen und erfordern meist eine konsiliarische Betreuung durch den internistischen Fachkollegen. Durch Störungen im Stoffwechsel und Endokrinium entstehen spezielle anästhesiologische Risiken, die die Auswahl der Anästhesiemittel und -methoden wesentlich beeinflussen.
In der deutschsprachigen anästhesiologischen Literatur finden sich kaum übersichtliche und praxisbezogene Darstellungen darüber, wie bei Patienten mit Störungen des Stoffwechsels bzw. Endokriniums das Behandlungsrisiko durch prä-, intra- und postoperative Maßnahmen vermindert werden kann.
Die Teilnehmer des Workshops aus den verschiedensten medizinischen Disziplinen versuchten in wissenschaftlichen Beiträgen und einer umfangreichen Diskussion Grundlagen und Empfehlungen zu folgenden Problemkreisen zu erarbeiten:
Auswirkungen von Störungen des Stoffwechsels und Endokriniums auf Anästhesie und operatives Vorgehen.
Auswirkungen von Anästhesie und operativen Eingriff auf diese Störungen und
prä-, intra- und postoperative Maßnahmen, die das Behandlungsrisiko auf ein möglichst geringes Ausmaß reduzieren.
Besonders sollten die präoperativen Maßnahmen herausgestellt werden, welche der Anästhesist in Zusammenarbeit mit den internistischen Fachdisziplinen ergreifen muß, um die Ausgangslage der Patienten zu verbessern und um eine sichere Überwachung während der Anästhesie und des operativen Eingriffs zu gewährleisten. Ferner sollten die Besonderheiten der postoperativen Phase und die Möglichkeiten ihrer Erkennung und Behandlung hervorgehoben werden.
Die Herausgeber danken allen Referenten und Diskussionsteilnehmern für ihren großen Einsatz. Unser besonderer Dank gilt der Firma Pfrimmer + Co. Pharmazeutische Werke Erlangen GmbH für die wertvolle und großzügige Unterstützung der Tagung. Auf das herzlichste verbunden sind wir mit der Schriftleitung, Herrn Kilian und seinen Mitarbeiterinnen, ebenso wie mit dem Springer-Verlag. Wir danken für die gute Zusammenarbeit bei der Herausgabe dieses Buches.

Im September 1984   Die Herausgeber

Inhaltsverzeichnis

Auswirkungen der Fettsucht auf die Homoiostase, ihre Diagnose und Therapie
(R. D. Fußgänger) *1*

Metabolische Störungen bei Diabetes mellitus, ihre Diagnose und Therapie
(W. Waldhäusl) *10*

Veränderungen der Gefäße und der Fließeigenschaften des Bluts bei Diabetes mellitus,
ihre Diagnose und Therapie (E. Standl) *22*

Vorbereitung und Durchführung der Anästhesie bei Patienten mit Störungen des
Kohlenhydrat-, Fett- oder Harnsäurestoffwechsels (Th. Pasch) *31*

Pathophysiologie, Diagnose und Therapie der Myasthenia gravis
(W. A. Nix, H. C. Hopf und G. Lüth) *47*

Vorbereitung und Durchführung der Anästhesie bei Störungen der neuromuskulären
Reizübertragung (S. Fitzal) *55*

Vorbereitung und Durchführung der Anästhesie bei Prädisposition zur malignen
Hyperthermie (B. Grote) *68*

Vorbereitung und Durchführung der Anästhesie bei Patienten mit Suchtkrankheiten
(E. Freye) *77*

Zusammenfassung der Diskussion zum Thema:
„Fettsucht und Störungen des Kohlenhydratstoffwechsels" *94*

Hypophysenvorderlappen- und -hinterlappeninsuffizienz. Diagnose und Therapie,
perioperative Probleme (O. A. Müller) *103*

Vorbereitung und Durchführung der Anästhesie bei Funktionsstörungen des
Hypothalamus-Hypophysen-Systems (J. Schulte am Esch) *122*

Auswirkungen von Störungen der Nebennierenrindenfunktion auf die Homöostase:
Diagnostik und Therapie (H. K. Kley) *135*

Vorbereitung und Durchführung der Anästhesie bei Funktionsstörungen der
Nebennierenrinde (G. Hack) *145*

Auswirkungen von Störungen der Schilddrüsenfunktion auf die Homöostase, ihre
Diagnose und Therapie (D. Reinwein) *159*

Vorbereitung und Durchführung der Anästhesie bei Störungen der Schilddrüsenfunktion
(K.-H. Altemeyer und J. E. Schmitz) *166*

Auswirkungen von Störungen der Nebenschilddrüsenfunktion auf die Homöostase, ihre
Diagnose und Therapie (R. Hehrmann) *180*

Vorbereitung und Durchführung der Anästhesie bei Störungen der
Nebenschilddrüsenfunktion sowie beim nichtparathyreogenen Hyperkalziämiesyndrom
(W. Seeling) *192*

Vorbereitung und Durchführung der Anästhesie bei Funktionsstörungen des
Nebennierenmarks (D. Balogh) *205*

Zusammenfassung der Diskussion zum Thema:
„Störungen des Hypothalamus-Hypophysen-Systems" *213*

Auswirkungen von Leberfunktionsstörungen auf die Homöostase, ihre Diagnose und
Therapie (T. H. Hütteroth und K. H. Meyer zum Büschenfelde) *224*

Auswirkungen der akuten Pankreatitis auf die Homöostase, ihre Diagnose und Therapie
(H. Schönborn) *236*

Auswirkungen der akuten und chronischen Niereninsuffizienz auf die Homoiostase, ihre
Diagnose und Therapie (H. G. Sieberth) *252*

Vorbereitung und Durchführung der Anästhesie bei Funktionsstörungen der
metabolischen Organe (U. Börner und G. Hempelmann) *266*

Zusammenfassung der Diskussion zum Thema:
„Störung der Funktion metabolischer Organe" *279*

Sachverzeichnis *287*

Verzeichnis der Referenten und Diskussionsteilnehmer

Prof. Dr. F. W. Ahnefeld
Zentrum für Anästhesiologie
Klinikum der Universität Ulm
Steinhövelstraße 9
D-7900 Ulm (Donau)

Priv.-Doz. Dr. K.-H. Altemeyer
Zentrum für Anästhesiologie
Klinikum der Universität Ulm
Steinhövelstraße 9
D-7900 Ulm (Donau)

Dr. D. Balogh
Univ.-Klinik für Anästhesiologie
Anichstraße 35
A-6020 Innsbruck

Prof. Dr. H. Bergmann
Vorstand des Instituts für Anaesthesiologie
(Blutzentrale) des
Allgemeinen öffentlichen Krankenhauses
Linz
A-4020 Linz (Donau)

Prof. Dr. J. Beyer
Abteilung für Endokrinologie
Klinikum der
Johannes Gutenberg-Universität Mainz
Langenbeckstraße 1
D-6500 Mainz (Rhein)

Dr. U. Börner
Abteilung Anästhesiologie und Operative
Intensivmedizin
Klinikum der
Justus-Liebig-Universität Gießen
Klinikstraße 29
D-6300 Gießen

Prof. Dr. U. Cordes
Abteilung für Endokrinologie
Klinikum der
Johannes Gutenberg-Universität Mainz
Langenbeckstraße 1
D-6500 Mainz (Rhein)

Prof. Dr. W. Dick
Leiter des Instituts für Anästhesiologie
Klinikum der
Johannes Gutenberg-Universität Mainz
Langenbeckstraße 1
D-6500 Mainz (Rhein)

Dr. S. Fitzal
Klinik für Anästhesie und Allgemeine
Intensivmedizin der Universität Wien
Spitalgasse 23
A-1090 Wien

Priv.-Doz. Dr. E. Freye
Abteilung für Zentrale Diagnostik
der Psychiatrie
Universitätsklinikum
Hufelandstraße 55
D-4300 Essen

Prof. Dr. R. D. Fußgänger
Zentrum für Innere Medizin
Abteilung Innere Medizin II
Klinikum der Universität Ulm
Steinhövelstraße 9
D-7900 Ulm (Donau)

Dr. B. Grote
Institut für Anästhesiologie
Medizinische Einrichtungen
der Universität Düsseldorf
Moorenstraße 5
D-4000 Düsseldorf 1

Prof. Dr. G. Hack
Institut für Anästhesiologie
Städtisches Krankenhaus Singen
D-7700 Singen (Hohentwiel)

Prof. Dr. M. Halmágyi
Institut für Anästhesiologie
Klinikum der
Johannes Gutenberg-Universität Mainz
Langenbeckstraße 1
D-6500 Mainz (Rhein)

Prof. Dr. R. Hehrmann
Medizinische Klinik und Poliklinik C
Medizinische Einrichtungen
der Universität Düsseldorf
Moorenstraße 5
D-4000 Düsseldorf 1

Prof. Dr. T. Hütteroth
I. Medizinische Klinik und Poliklinik
Klinikum der
Johannes Gutenberg-Universität Mainz
Langenbeckstraße 1
D-6500 Mainz (Rhein)

Prof. Dr. J. Kilian
Zentrum für Anästhesiologie
Klinikum der Universität Ulm
Prittwitzstraße 43
D-7900 Ulm (Donau)

Prof. Dr. H. K. Kley
II. Medizinische Klinik
Medizinische Einrichtungen
der Universität Düsseldorf
Moorenstraße 5
D-4000 Düsseldorf 1

Prof. Dr. W. Mortier
Universitätskinderkliniken
Medizinische Einrichtungen
der Universität Düsseldorf
Moorenstraße 5
D-4000 Düsseldorf 1

Priv.-Doz. Dr. O. A. Müller
Medizinische Klinik Innenstadt
der Universität München
Ziemssenstraße 2
D-8000 München 2

Dr. W. Nix
Klinik und Poliklinik für Neurologie
Klinikum der
Johannes Gutenberg-Universität Mainz
Langenbeckstraße 1
D-6500 Mainz (Rhein)

Prof. Dr. Th. Pasch
Institut für Anaesthesiologie
der Universität Erlangen-Nürnberg
Maximiliansplatz 1
D-8520 Erlangen

Prof. Dr. D. Reinwein
Abteilung für klinische Endokrinologie
Medizinische Klinik und Poliklinik
der Universität Essen
Hufelandstraße 55
D-4300 Essen

Prof. Dr. W. Seeling
Zentrum für Anästhesiologie
Klinikum der Universität Ulm
Steinhövelstraße 9
D-7900 Ulm (Donau)

Prof. Dr. H. G. Sieberth
Abteilung Innere Medizin II
Rhein.-Westf. Techn. Hochschule Aachen
Goethestraße 27/29
D-5100 Aachen

Prof. Dr. H. Schönborn
Medizinische Klinik I
des Nordwest-Krankenhauses Sanderbusch
D-2945 Sande

Prof. Dr. J. Schulte am Esch
Direktor der Abteilung für Anästhesiologie
Universitäts-Krankenhaus Eppendorf
Martinistraße 52
D-2000 Hamburg 20

Prof. Dr. H.-P. Schuster
Medizinische Klinik I
Städtisches Krankenhaus Hildesheim
Weinberg 1
D-3200 Hildesheim

Priv.-Doz. Dr. E. Standl
III. Medizinische Abteilung
Städt. Krankenhaus München-Schwabing
Kölner Platz 1
D-8000 München 40

Prof. Dr. W. Waldhäusl
Abteilung für Klinische Endokrinologie
und Diabetes mellitus
I. Medizinische Universitätsklinik
Lazarettgasse 14
A-1190 Wien

Verzeichnis der Herausgeber

Prof. Dr. Friedrich Wilhelm Ahnefeld
Zentrum für Anästhesiologie
Klinikum der Universität Ulm
Steinhövelstraße 9, D-7900 Ulm (Donau)

Prof. Dr. Hans Bergmann
Vorstand des Instituts für
Anaesthesiologie (Blutzentrale) des
Allgemeinen öffentlichen Krankenhauses Linz
A-4020 Linz (Donau)

Prof. Dr. Caius Burri
Abteilung Chirurgie III
Klinikum der Universität Ulm
Steinhövelstraße 9, D-7900 Ulm (Donau)

Prof. Dr. Wolfgang Dick
Leiter des Instituts für Anästhesiologie
Klinikum der
Johannes Gutenberg-Universität Mainz
Langenbeckstraße 1
D-6500 Mainz (Rhein)

Prof. Dr. Miklos Halmágyi
Institut für Anästhesiologie
Klinikum der
Johannes-Gutenberg-Universität Mainz
Langenbeckstraße 1
D-6500 Mainz (Rhein)

Prof. Dr. Georg Hossli
Direktor des Instituts
für Anästhesiologie
Universitätsspital Zürich
Rämistraße 100, CH-8091 Zürich

Prof. Dr. Erich Rügheimer
Direktor des Instituts für Anästhesiologie
der Universität Erlangen-Nürnberg
Maximiliansplatz 1, D-8520 Erlangen

Auswirkungen der Fettsucht auf die Homoiostase, ihre Diagnose und Therapie

Von R. D. Fußgänger

Im Rahmen eines Workshops zur Homoiostase bei Stoffwechselerkrankungen verdienen drei Ärzte und Physiologen unseren besonderen Respekt:

1. Santorio Santorio (1561 bis 1636), der 1614 ein Traktat von der "Unempfindlichen Ausdünstung" oder "De medicina statica aphorismi" veröffentlicht hat und darin die erste Beschreibung einer medizinischen Waage gab. Er machte auf die Steigerung des internen Stoffumsatzes ("Thermogenese") bei Nahrungszufuhr aufmerksam und beobachtete den Wechsel der Körpertemperatur und des Gewichts durch die "Perspiratio insensibilis".

2. Claude Bernard (1813 bis 1878) formulierte 1854 den Begriff des "Milieu interieur" und führte 1876 Eiweiße als lebensnotwendige Stoffe in die klinische Diätetik ein. Er erkannte durch den Zuckerstich, die "Piqûre", wesentliche Zusammenhänge zwischen ZNS und Glukosehomoiostase.

3. J. Robert Mayer (1814 bis 1878), der in den Annalen der Chemie und Pharmazie 1842 unter dem unscheinbaren Thema: "Bemerkungen über die Kräfte der unbelebten Natur" nicht nur das Grundgesetz von der Erhaltung der Energie formulierte, sondern auch die medizinisch-physiologische Beobachtung machte, daß höhere Umgebungstemperaturen die inneren Oxydationsvorgänge drosseln können.

Trotz solcher Grundlagen kennen wir auch heute die Ursachen der Adipositas erst in bescheidenem Umfang ([17]). So bleibt uns die Beschreibung von Risiken, Prävalenz, Inzidenz mit anderen Erkrankungen, von Veränderungen verschiedener Parameter der Homoiostase.

Galt früher das Sprichwort: "Der kluge Mann baut vor" oder die Devise: "Eß, eß - mein Kind!" zur Verhütung der Tuberkulose oder anderer Krankheiten, so gilt heute die Fettsucht als Risikofaktor, nicht nur für die Statistiker der Lebensversicherungen ([5, 15]), sondern auch für Anästhesisten, Chirurgen, Gynäkologen und Internisten, um nur einige zu nennen ([2, 8, 9, 13, 14, 18, 19, 20, 25, 30, 34, 37]).

Abweichend von den früher gültigen Standardwerten nach JELIFF ([15]), die auf den Ergebnissen der Build und Blood Pressure Study ([8]) basieren und von der Metropolitan Life Insurance Company als "wünschenswertes" oder "Idealgewicht" bezeichnet wurden, gilt heute annähernd das aus der Körpergröße in cm minus 100 ableitbare "Normalgewicht" nach Broca als Gewicht mit der größten Lebenserwartung ([14, 18, 19, 20, 36, 37]). Bei einem Übergewicht von ca. 20 % über dieser Norm (auch als Framingham-Normalgewicht bezeichnet) beginnt eine signifikante Zunahme

der Mortalität durch Adipositas, unabhängig von anderen oft die
Adipositas begleitenden Risikofaktoren. Ein Übergewicht von mehr
als 50 % dieser Norm stellt heute nach Ansicht vieler Autoren
eine Indikation zur diätetischen Gewichtsreduktion dar, ganz besonders bei jungen Männern. Diese Gruppe im zweiten Lebensjahrzehnt ist mit einem besonders hohen (4 - 7 %) Mortalitätsrisiko
belastet (30).

Eine andere Definition bezeichnet als Fettsucht Werte des sogenannten "Body mass index" (28, 36, 38):

$$= 100 \left(\log \frac{\text{Gewicht (kg)}}{\text{Größe}^2 \text{ (m)}} - 1\right),$$

die den Wert 43 für Männer und 40 für Frauen übersteigen. Als
einfache Näherung ähnlicher Aussagekraft gilt die Beziehung:
Gewicht (kg)/Größe² (m). Hier wurde als Fettsucht definiert:
jeder Wert über 27 für Männer und über 25 für Frauen.

Mit Fettsucht vergesellschaftete Erkrankungen

Die Fettsucht führt durch eine Verschiebung der Homoiostase
zahlreicher physiologischer Meßgrößen zu einer Reihe von Erkrankungen und Syndromen:
1. Arterielle Hypertonie (4),
2. generalisierte Arteriosklerose (4),
3. Diabetes mellitus (22),
4. sekundäre Hyperlipoproteinämien (Typ II b, IV, V) (12),
5. Hyperurikämie,
6. endokrines Syndrom: erhöhtes IGF, Insulin, Glukagon, Katecholamine, Aldosteron, Konversion von T_4 zu T_3, Androgen- und Kortikosteroidproduktion,
7. Fettleberhepatitis, Gallensteinleiden,
8. variköser Symptomenkomplex und Thromboembolierisiko,
9. maligne Erkrankungen bei Frauen (Endometrium, Mamma, Gallenwege),
10. chronisch obstruktive Lungenerkrankungen, pulmonale Hypertension, Rechtsherzinsuffizienz.

Angeführt wird diese lange Reihe durch die arterielle Hypertonie und die als Folgeerkrankungen auftretenden kardiovaskulären
Störungen. Eine besondere Rolle in der pathophysiologischen Abfolge der Veränderungen mißt man heute dem durch die Überernährung bedingten endokrinen Ungleichgewicht zu. Besonders als
Folge des nutritiven Hyperinsulinismus kommt es an der Niere
zur Kochsalzintoleranz mit verminderter Ausscheidungsfähigkeit
bei überhöhter Zufuhr (10).

Auch die Prävalenz "gestörte Glukosetoleranz" bis hin zum manifesten Diabetes mellitus Typ II ist in erheblichem Ausmaß durch
das Übergewicht bestimmt. In der Altersstufe über 50 Jahre kann
bei einem Übergewicht von mehr als 50 % über dem Broca-Normalgewicht mit einer Diabeteshäufigkeit von 2 - 20 % der Bevölkerung gerechnet werden.

Wie ein jüngst veröffentlichter Vergleich mit neun verschiedenen Methoden des Suchtests der "oralen Glukosebelastung" an 374 Männern und 169 Frauen ergeben hat, waren selbst bei noch normalem "Body mass index" von 39 ± 7 bei 17 - 53 % der Probanden die Werte des Glukoseverlaufs bereits im Sinne einer "gestörten Glukosetoleranz" verändert, bei 8 - 41 % lag ein manifester Diabetes mellitus vor (28).

Empfehlenswert wegen relativ niedriger Einschätzungen (10 % Diabetiker, 53 % gestörte Glukosetoleranz, 37 % gesunde Probanden) dürfte eine Belastung mit 50 g Glukose und den folgenden Kriterien sein:
Normaler Verlauf, wenn der Wert nach 30 - 90 min unter 8,8 mmol, der Zweistundenwert unter 6,7 mmol bleibt,
sicher pathologischer Verlauf, wenn der erste Wert (30 - 90 min) über 12,2 mmol, der Zweistundenwert über 8,3 mmol (= 150 mg%) bleibt (21).

Als Ursache der gestörten Glukoseverwertung wird heute eine durch den nutritiven Hyperinsulinismus bedingte Insulinresistenz angenommen, vermittelt durch eine Verminderung der Insulinrezeptoren durch erhöhte basale Insulinspiegel (Down-regulation) (3, 22, 32).

Zusätzlich kommt es zum Insulinantagonismus durch die gegenregulatorischen Hormone des Insulins, die bei Adipositas erhöht gefunden werden (Glukagon, Katecholamine, Steroide). Auch die erhöhten Lipoproteine vermindern die Insulinbindung am Rezeptor und tragen so zur Insulinresistenz bei (12, 22).

Für das Anästhesierisiko besonders bedeutsam sind die Verschiebungen der Hormone, die an der Regulation des Elektrolyt- und Volumenhaushalts beteiligt sind (Aldosteron, Katecholamine, T_3). Ähnlich wie für die Beziehung Insulinspiegel ↑ → Rezeptorenzahl ↓ → Glukoseverwertung ↓ muß auch für die Katecholamine und das Aldosteron ein komplexer Regelkreis unter Einschluß der Rezeptoren angenommen werden, so daß heute zur völligen Abschätzung der Beziehungen die Hormonbestimmung allein nicht mehr ausreicht (16, 23, 24).

Das spezifisch anästhesiologische Problem Fettsucht

Bevor auf die allgemeinen Risiken der veränderten Homoiostase des Fettsüchtigen von internistischer Seite aus eingegangen wird, soll die folgende Zusammenstellung das besondere anästhesiologische Problem der Fettsucht kurz erläutern (7, 9):

1. Erschwerter intravenöser Zugang.
2. Erschwerte endotracheale Intubation.
3. Erhöhter Beatmungsdruck.
4. Verlängerte Eliminationsdauer lipophiler Anästhetika und Pharmaka anderer Art.
5. Verminderter Abbau von Pharmaka durch die Leber.
6. Berechnungsschwierigkeiten bei der Dosierung von Medikamenten, die bei den meisten Pharmaka auf fettfreie Körpermasse

erfolgen sollte. Im allgemeinen hat sich eine Dosierung nach Maßgabe des aus der Körpergröße errechenbaren Normalgewichts nach Broca bewährt.

Das operative Risiko der Fettsucht

Der Fettsüchtige zeigt zahlreiche Komplikationen operativer Eingriffe häufiger. Zu erwähnen sind hier (34):
1. Erhöhtes Wundinfektionsrisiko (9 - 15 %),
2. häufiger Nahtdehiszenzen (2 %),
3. Inzisionshernien,
4. präoperativ nicht diagnostizierte Gallensteine.

Auf die besonderen Momente der gestörten Homoiostase bei Fettsucht im Aktionskreis des Gynäkologen und Geburtshelfers soll hier nicht näher eingegangen werden.

Das kardiovaskuläre Risiko

Bereits einleitend wurde auf die engen Beziehungen zwischen Fettsucht und kardiovaskulären Erkrankungen hingewiesen (19, 20). Für den stoffwechselorientierten Betrachter steht im Vordergrund des Interesses die hohe Prävalenz arterieller Hypertonie bei Adipositas (23, 24). Neben dem klassischen Renin-Angiotensin-Aldosteron-Mechanismus und den erhöhten Katecholaminspiegeln weist man heute dem Insulin eine besondere Rolle in der Pathogenese der Hypertonie zu. Über einen renal-tubulären Angriffspunkt soll es beim Adipösen eine vermehrte Natriumretention bei überhöhter Belastung mit Kochsalz bewirken (10). Sie führt zur Hypervolämie und damit zur Herz-Kreislauf-Belastung. Hinzu kommen ein erhöhtes HMV und eine erhöhte periphere Vasokonstriktion im Zuge einer verstärkten autonomen Sympathikuswirkung (23, 24).

Oft, bei präexistentem Hypertonus über Jahre unentdeckt, hat sich eine benigne oder gar maligne Nephrosklerose ausgebildet, die nur an einer diskreten Proteinurie erkennbar sein kann (34). Fettsucht prädisponiert zur generalisierten Arteriosklerose, vor allem mit zerebrovaskulären Komplikationen (25). Inwieweit auch eine Koronarinsuffizienz, unabhängig von anderen Risikofaktoren, ihren Grund in einer einfachen Adipositas hat, ist bisher noch umstritten (20). Bei der hohen Koinzidenz von Fettsucht mit anderen Risikofaktoren für Arteriosklerose (Hyperlipidämie, Hyperurikämie, Hyperinsulinämie) dürfte das erhöhte Infarktrisiko dennoch außer Zweifel sein.

Häufig findet sich eine latente oder manifeste Rechts- oder Linksherzinsuffizienz. Durch die bestehende Hypoxie bedingte Rhythmusstörungen sind zweifellos ein erhebliches Risiko intraoperativ. ALEXANDER (1) hat auf die hohe Zahl pulmonaler Hypertonien bei Adipositas hingewiesen. Nach GOLDMAN (13) erwächst aus Werten über 18 Torr ein besonderes Risiko.

GOLDMAN hat eine Risikoskala von Befunden für das präoperative Abschätzen der Risiken kardiovaskulärer Komplikationen aufgestellt. Dabei deutet eine Punktzahl von > 26 auf eine über 50 % höhere Mortalität hin. Mit erheblichem Stellenwert darin enthalten ist die bei Adipositas so häufige arterielle Hypertonie und Frequenzsteigerung. Bei einem Anstieg des Produkts aus Herzfrequenz und Druck fordert STOELTING (33) bei Werten über 20 % der Norm ein aggressives intraoperatives Management zur Senkung vornehmlich der Frequenz (27). Indizierte Antihypertonika (Betablocker) werden deshalb heute gerne intraoperativ belassen (30). Bei der Möglichkeit zur elektiven Operation ist besonders bei Jugendlichen zunächst eine Gewichtsreduktion zur Normalisierung der Kreislaufparameter empfehlenswert.

Das pulmonale Risiko

Bei Adipositas treten sowohl chronisch obstruktive Lungenerkrankungen als auch die mit dem Begriff der alveolären Hypoventilation umschriebenen Störungen der Atemmechanik und Lungenperfusion gehäuft auf (31). Bereits präoperativ besteht wegen der Ventilationsstörungen häufig schon eine arterielle Hypoxie.

Die verminderte Compliance von Thorax und Lungenparenchym bereitet dem Anästhesisten oft große Schwierigkeiten bei der Beatmung, so daß selbst bei einer Beatmung mit 40 % Sauerstoff gelegentlich der erforderliche PO_2 nicht mehr aufrechterhalten werden kann, wenn intraoperativ eine Kopftieflage erforderlich wird.

Durch die Druckwirkung der intraabdominellen Fettmassen auf das Zwerchfell und die zusätzlich schlechte Beweglichkeit des Thorax entsteht gelegentlich der Eindruck einer unzureichenden Muskelrelaxation und als Fehlkonsequenz ein überhöhter Einsatz von Relaxanzien (34).

Ein gewisses Risiko liegt in der gesteigerten Nüchternmagensekretion des Adipösen. So wird bei Übergewichtigen gelegentlich durch Aspiration von saurem Magensekret eine Aspirationspneumonie ausgelöst. Das allgemeine Infektionsrisiko ist allerdings entgegen anderer Ansicht älterer Mitteilungen nicht wesentlich gesteigert (34).

Häufiger werden postoperative Atelektasen und durch die oft bestehende Varikosis bei erheblicher Immobilität Thromboembolien auftreten mit der gefürchteten Komplikation einer Lungenembolie. Die Notwendigkeit zur Thromboembolieprophylaxe steht deshalb bei Adipositas außer Zweifel (29).

Besondere Probleme wirft das Pickwick-Syndrom auf (11, 35). Die alveoläre Hypoventilation und eine bisher noch nicht endgültig in ihrer Pathogenese geklärte Insuffizienz des Atemzentrums, auf Hypoxie- und Hyperkapniereize adäquat zu reagieren, sind die Ursache. Oft ist das Syndrom kompliziert durch eine erhebliche Polyglobulie und gelegentlich durch das nächtliche

Auftreten von Apnoeanfällen. Dabei soll eine Verlegung der Atemwege infolge Parese der Zungengrund- und Pharynxmuskulatur beteiligt sein.

So werden manchmal eine Aderlaßtherapie, eine Tracheotomie und die assistierte Beatmung erforderlich. Versuche von FRIED (11) und anderen Autoren mit einer ketogenen, niedrigkalorischen, proteinangereicherten Diät haben hervorragende Ergebnisse auch hinsichtlich der Insuffizienz des Atemzentrums und der Langzeitprognose gebracht, wenn es gelang, das Ausgangsgewicht um ca. 15 kg zu reduzieren (26).

Das Syndrom ist offensichtlich bis auf die gelegentlich zusätzliche obstruktive Ventilationsstörung reversibel.

Das Stoffwechselrisiko

Als iatrogene Komplikation stetig zunehmender Häufigkeit wird das nicht ketotische hyperosmolare Koma bezeichnet (6). Es tritt selbst bei Infusion einer 5%igen Glukoselösung bei latent diabetischen Adipösen, besonders aber bei manifestem Diabetes dann auf, wenn zusätzlich eine Dehydrierung durch intensive Diuretikabehandlung besonders bei älteren Patienten erfolgt. Die Therapie mit kohlenhydrathaltigen Lösungen muß also stets durch Kontrolle des Blutzuckers kontrolliert werden.

Die im Rahmen von Hyperurikämien gelegentlich auftretenden, völlig unerwartet akut einsetzenden Nierenfunktionsstörungen sind allseits bekannt. Der Fettsüchtige hat besonders in katabolen Situationen ein erhöhtes Risiko zur Hyperurikämie, das durch unkritischen Einsatz von Xylit als pentosogenem Zuckeralkohol noch gesteigert werden kann.

Auch andere kohlenhydrathaltigen Lösungen haben gelegentlich unerwünschte Nebeneffekte. Die beim Stoffwechselgesunden für Fruktose in mehreren Publikationen bestrittene lebertoxische Wirkung durch Verminderung des Nukleotid-Pools, insbesondere des ATP-Gehalts der Leber, muß bei adipositasbedingter Fettleber weiterhin in Erwägung gezogen werden. Auch hat der durch Alkohol fettsüchtig gewordene Leberkranke ein zusätzliches Risiko vermehrter Laktatbildung, das durch Fruktose bei unzureichender oxydativer Phosphorylierung (Hypoxie) noch gesteigert werden kann.

Fettinfusionen in Verbindung mit Heparin bei präexistenter Hyperlipidämie können zu einer unerwünscht starken Anflutung von freien Fettsäuren führen, woraus gelegentlich Rhythmusstörungen des Herzens resultieren.

Zusammenfassung

Unter dem Einfluß der Adipositas kommt es zu erheblichen Veränderungen im Regulationsgeschehen zur Aufrechterhaltung einer optimalen Homoiostase. Gemessen an den Konzentrationen intermediärer Metabolite im Blut scheint oft kaum eine tiefergreifende Störung vorzuliegen. Dabei handelt es sich meistens um gerade noch kompensierte Zustände, deren latente Anfälligkeit zur "Entgleisung" durch Belastungstests (oraler Glukosetoleranztest) erkannt wird.

Die Fettsucht führt zu zahlreichen Komplikationen und Folgeerkrankungen, die ein zunehmendes Risiko besonders intraoperativ darstellen. Auf die besonderen Risiken durch kardiovaskuläre, pulmonale, metabolische und speziell anästhesiologische Störungen der Homoiostase bei Fettsucht wird eingegangen.

Literatur

1. ALEXANDER, J. K., AMAD, K. H., COLE, V. W.: Observations on some clinical features of extreme obesity with particular reference to cardio-respiratory effects. Amer. J. Med. 32, 512 (1962)

2. ANDRES, R.: Effect of obesity on total mortality. Int. J. Obes. 4, 381 (1980)

3. BAR, R. S., GORDEN, Ph., ROTH, J., KAHN, C. R., DE MEYTS, P.: Fluctuations in the affinity and concentration of insulin receptors on circulating monocytes of obese patients. J. clin. Invest. 58, 1123 (1976)

4. BERCHTOLD, P., JÖRGENS, V., FINKE, C., BERGER, M.: Epidemiology of obesity and hypertension. Int. J. Obes. 5, Suppl. 1, 1 (1981)

5. BERGER, M., BERCHTOLD, P.: Das sogenannte Idealgewicht. Dtsch. med. Wschr. 103, 1495 (1978)

6. BRENNER, W. I., LANSKY, Z., ENGELMAN, R. M., STAHL, W. M.: Hyperosmolar coma an iatrogene disease. Ann. Surg. 178, 651 (1973)

7. BOBA, A.: The anaesthetic management of the obese. Manitoba Med. Rev. 49, 23 (1969)

8. BUILD and BLOOD PRESSURE STUDY. Society of actuaries, Chicago 1959, vol. 1

9. CATENACCI, A. J., ANDERSON, J. D., BOERSMA, D.: Anesthetic hazards of obesity. JAMA 175, 657 (1961)

10. DE FRONZO, R. A.: Insulin and renal sodium handling: Clinical implications. Int. J. Obes. 5, Suppl. 1, 93 (1981)

11. FRIED, P. I., Mc LEAN, P. A., PHILLIPSON, E. A., ZAMEL, N., MURRAY, F. T., MARLISS, E. B.: Effect of ketosis on respiratory sensitivity to carbon dioxide in obesity. New Engl. J. Med. 394, 1081 (1976)

12. GLUECK, C. J., LEVY, R. I., FREDRICKSON, D. S.: Immunoreactive insulin, glucose tolerance and carbohydrate inducibility in types II, III, IV, and V hyperlipoproteinemia. Diabetes 18, 739 (1969)

13. GOLDMAN, L., CALDERA, D. L., NUSSBAUM, S. R., SOUTHWICK, F. S., KROGSTAD, D., MURRAY, B., BURKE, D. S., O'MALLEY, T. A., GOROLL, A. H., CAPLAN, Ch. H., WOLAN, J., CARABELLO, B., SLATER, E. E.: Multifactorial index of cardiac risk in non-cardiac surgical procedures. New Engl. J. Med. 297, 845 (1977)

14. GRIES, F. A., BERGER, M., BERCHTOLD, P.: Adipositas als Risikofaktor. In: Möglichkeiten und Grenzen der Adipositastherapie (eds. H. DITSCHUNEIT, J. G. WECHSLER), p. 22. Baden-Baden, Köln, New York: Witzstrock 1980

15. JELIFF, D. B.: The assessment of the nutritional status of the community. WHO (World Health Organization). Monograph Series 53, p. 3 (1966)

16. JUNG, R. T., SHETTY, P. S., JAMES, W. P. T., BARRAND, M. A., CALLINGHAM, B. A.: Plasma catecholamines and autonomic responsiveness in obesity. Int. J. Obes. 6, 131 (1982)

17. KATHER, H., SIMON, B.: Energiebilanz und Fettsucht. Akt. Endokr. Stoffw. 3, 18 (1982)

18. KATHER, H., SIMON, B.: Relatives Übergewicht und Lebenserwartung. Lebensversicherungsmedizin 34, 71 (1982)

19. KEEN, H., THOMAS, B. J., JARRETT, R. J.: Obesity and cardiovascular risk. Int. J. Obes. 6, Suppl. 1, 83 (1982)

20. KEYS, A.: Overweight, obesity, coronary heart disease and mortality. Nutr. Rev. 38, 297 (1980)

21. KÖBBERLING, J., CREUTZFELDT, W.: Diabetes mellitus. A new look at diagnostic criteria. Diabetologia 16, 373 (1979)

22. KOLTERMAN, O. G., INSEL, J., SAEKOW, M., OLEFSKY, J. M.: Mechanism of insulin resistance in human obesity. J. clin. Invest. 65, 1272 (1980)

23. LANSBERG, L., YOUNG, J. B.: Diet and the sympathetic nervous system in relationship to hypertension. Int. J. Obes. 5, Suppl. 1, 79 (1981)

24. LANDSBERG, L., YOUNG, J. B.: Fasting, feeding and regulation of the sympathetic nervous system. New Engl. J. Med. 298, 1295 (1978)

25. LARSSON, L. B., BJÖRNTORP, P., TIBBLIN, G.: The health consequences of moderate obesity. Int. J. Obes. 5, 97 (1981)

26. LODI, A., RAVALGIA, G., COCCAGNA, G., CIRIGNOTTA, F., MONTI, D., LUGARESI, E.: The pickwickian syndrome: clinical aspects and therapeutic possibilities. In: Medical complications of obesity (eds. M. MANCINI, B. LEWIS, F. CONTALDO), p. 235. Proc. Serono Symp. London, New York, Toronto: Academic Press 1979

27. LOEB, H. S., SAUDYE, A., CROKE, R. P., TALANO, J. V., KLODNYCKY, M. L., GUNNAR, R. H.: Effects of pharmacologically induced hypertension on myocardial ischemia and coronary hemodynamics in patients with fixed coronary obstruction. Circulation $\underline{57}$, 41 (1978)

28. MASSARI, E. V., ESCHWEGE, E., VALLERON, A. J.: Imprecission of new criteria for the oral glucose tolerance test. Diabetologia $\underline{24}$, 100 (1983)

29. PRINTEN, K. J., MILLER, E. V., MASON, E. E., BARNES, R. W.: Venous thromboembolism in the morbidly obese. Surg. Gynec. Obstet. $\underline{147}$, 63 (1978)

30. PUTNAM, L., JENICEK, J. A., ALLEN, C. R.: Anesthesia in the morbidly obese patient. Sth. med. J. (Bgham. Ala.) $\underline{67}$, 1411 (1974)

31. ROCHESTER, D. F., ARORA, N. S.: Respiratory failure from obesity. In: Medical complications of obesity (eds. M. MANCINI, B. LEWIS, F. CONTALDO), p. 183. Proc. Serono Symp. London, New York, Toronto: Academic Press 1979

32. SPANHEIMER, R. G., BAR, R. S., GINSBERG, B. H., PEACOCK, M., MARTINO, I.: Comparison of insulin binding to cells of fed and fasted obese patients: results in erythrocytes and monocytes. J. clin. Endocr. $\underline{54}$, 40 (1982)

33. STOELTING, R. K.: Preparation of the cardiac patient for anesthesia. In: ß-Blockade and anesthesia (eds. P. J. POPPERS, B. v. DIJK, A. H. v. ELZAKKER), p. 208. Astra Pharmaceuticals 1979

34. STRAUSS, R. J., WISE, L.: Operative risks of obesity. Surg. Gynec. Obstet. $\underline{146}$, 286 (1978)

35. TUFANO, R., CONTALDO, F., RUBINO, A., CUCCOLO, R.: Intensive care in patients with obesity hypoventilation syndrome. In: Medical complications of obesity (eds. M. MANCINI, B. LEWIS, F. CONTALDO), p. 239. Proc. Serono Symp. London, New York, Toronto: Academic press 1979

36. WATSON, P. E., WATSON, J. D., BATT, R. D.: Obesity indices. Amer. J. clin. Nutr. $\underline{32}$, 736 (1979)

37. WECHSLER, J. G., DITSCHUNEIT, H.: Risikofaktor Übergewicht. Lebensversicherungsmedizin $\underline{34}$, 65 (1982)

38. WEST, K. M.: Standardization of definition, classification and reporting in diabetes-related epidemiologic studies. Diabetic Care $\underline{2}$, 65 (1979)

Metabolische Störungen bei Diabetes mellitus, ihre Diagnose und Therapie
Von W. Waldhäusl

Einleitung

Die Zuckerkrankheit ist ein klinisches Syndrom mit vielfältigen Ursachen, dessen kleinsten gemeinsamen Nenner das Symptom Hyperglykämie darstellt. Die hinter diesem Bild versteckte Heterogenität der Erkrankung hat sich bereits in den ärztlichen Beobachtungen des Altertums abgezeichnet, in denen der süße Harn einmal dem Übergewicht und dem Wohlleben und das andere Mal einem sehr unbegreiflichen Schicksal zugeordnet worden ist. Diese Vorstellungen blieben lange Zeit unwidersprochen, und erst die Erkenntnisse der letzten hundert Jahre haben uns gezeigt, daß das Symptom Hyperglykämie entweder auf einen Insulinmangel, wie dies von MINKOWSKI (21) an pankreatektomierten Hunden gezeigt worden ist, oder auf eine Insulinresistenz der Zielgewebe der Insulinwirkung, wie von HIMSWORTH (14) erstmals vermutet wurde, zurückgeführt werden kann.

Das bessere Wissen um die pathophysiologischen Veränderungen bei Auftreten einer Hyperglykämie hat zu vielfältigen und zum Teil sehr komplexen Klassifikationsversuchen des Syndroms Zuckerkrankheit geführt. So unterscheiden wir heute den insulinabhängigen Diabetes mellitus des Typs I, bei dem stets eine Zerstörung der Betazellen der Langerhansschen Inseln und damit ein Verlust der endogenen Insulinproduktion und -sekretion vorliegt. Dieses Verhalten ist vom Auftreten von Rundzellen ungeklärter Art in und um die Langerhansschen Inseln (10, 24) sowie von zirkulierenden Antikörpern des Typs IgG gegen Inselzellzytoplasma (5) und -oberflächenantigen begleitet. Letztere können interessanterweise bereits vor dem Auftreten der Hyperglykämie nachgewiesen werden (12). Das mit dieser Schädigung verbundene hormonelle Defizit verursacht, sobald mehr als 90 % der Betazellen zerstört sind, eine lebensbedrohliche Hyperglykämie und Ketoazidose. Die Häufigkeit des Typ-I-Diabetes entspricht etwa 10 % aller manifesten Hyperglykämien.

Der relative Anteil von Patienten mit Typ-II-Diabetes an der Gesamtzahl aller Diabetiker beträgt hingegen 85 - 90 % (40), das bedeutet, daß die Prävalenz des Syndroms Diabetes, die für Kaukasier mit 2,3 - 2,6 % angegeben wird (13), im wesentlichen die Häufigkeit des Typ-II-Diabetes widerspiegelt. Diese Form der Zuckerkrankheit ist mehrheitlich mit einer starken Zunahme des Körpergewichts verbunden, so daß es sich als zweckmäßig erwies, die übergewichtige von der normalgewichtigen Variante der Erkrankung abzugrenzen. Die klinische Bedeutung dieser Unterscheidung geht schon aus der Beobachtung von NEWBURGH und CONN (23) hervor, die 1939 zeigen konnten, daß Gewichtsabnahme bei Adipösen zu einer entscheidenden Besserung und weitgehenden Normalisierung der Glukosetoleranz führen kann. Zusätzlich wird die Entstehung einer Hyperglykämie aber auch durch den Alterungsprozeß an sich (8) und durch genetische Faktoren begünstigt. Letzteres geht insbesondere aus Zwillingsuntersuchungen hervor, die bei monozygoten Zwillingen mit nahezu 100 % eine wesentlich größere Konkordanz für Typ-II- als für Typ-I-Diabetes (30 - 50 %) aufdeckten (27).

Pathophysiologische Zusammenhänge

Zum besseren Verständnis der für die erfolgreiche Behandlung einer Hyperglykämie erforderlichen Maßnahmen ist es zweckmäßig, zunächst die physiologische und pathophysiologische Vernetzung von Stoffwechsel und Hormonwirkung zu skizzieren. Überragende Bedeutung kommt in diesem Zusammenhang dem Insulin zu, dessen Basalsekretion, wie wir heute wissen, beim Menschen etwa 0,7 - 1,0 E/h beträgt, woraus sich bei entsprechender Nahrungszufuhr ein täglicher Insulinbedarf von 40 - 48 E ableitet. Die metabolischen Wirkungen dieses Hormons sind sowohl anabol als auch antikatabol und erstrecken sich auf eine Vielzahl von Systemen. Insulin fördert die Aufnahme von Glukose und Aminosäuren in die Zelle sowie die Synthese von Glykogen, Ribonukleinsäuren und Proteinen. Zudem wird durch Insulin die hormonsensitive Triglyceridlipase und die Fettsäureoxidation gehemmt (Tabelle 1). Diese vielfältigen Wirkungen des Insulins garantieren bei normaler Sekretionskapazität der Betazellen die prompte Verwertung selbst großer Glukosemengen, wie sie während eines oralen Glukosetoleranztests verabreicht werden, sowohl hepatisch als auch im peripheren Gewebe (36). Eine Glukoseintoleranz findet sich hingegen sowohl beim absoluten Insulinmangel des jugendlichen Diabetikers (Diabetes mellitus Typ I) als auch bei Diabetikern vom Typ II, dem früheren Altersdiabetiker (MOD: Maturity onset diabetes. Oder MODY: Maturity onset diabetes in the young), mit überwiegend peripherer Insulinresistenz und nur relativem Insulinmangel. Die Tatsache einer peripheren Insulinresistenz bei Diabetikern vom Typ II ist schon lange bekannt und wird heute sowohl mit einem Insulinrezeptordefekt als auch -postrezeptordefekt erklärt (18). Eine Besserung dieses vor allem bei Fettsucht vorkommenden Zustands tritt oft schon nach Reduktion der Fettmasse durch Abmagerung ein (23).

Modulierend auf die akuten Stoffwechselwirkungen des Insulins wirken die sogenannten gegenregulatorischen Hormone, zu denen Glukagon, Wachstumshormon, Glukokortikoide und Katecholamine gerechnet werden. Besondere Bedeutung wurde in diesem Zusammenhang zunächst dem Glukagon beigemessen, das durch Aktivierung der Adenylzyklase die hepatische Glykogenolyse stimuliert und zudem den Aminosäurenumsatz sowie die Lipolyse und Ketogenese beschleunigt.

Zusätzlich übt Glukagon aber auch eine hemmende Wirkung auf die exokrine Pankreasfunktion und die Peristaltik des Darmtraktes aus. Glukagon ist somit im wesentlichen ein kataboles Hormon, das die endogenen Energiespeicher mobilisiert und dessen Wirkung vor allem bei Insulinmangel zum Tragen kommt. Die wechselseitige Abhängigkeit von Insulin- und Glukagonwirkung sowie die

Tabelle 1. Wirkung von Insulin auf seine Zielgewebe

Gewebe	Antikatabole Wirkung durch Verminderung von	Anabole Wirkung durch Erhöhung der
Leber	Glykogenolyse Glukoneogenese Ketogenese	Glykogensynthese Fettsäurensynthese
Fettgewebe	Lipolyse	Glycerolsynthese Fettsäurensynthese
Muskulatur	Proteinabbau Aminosäurenabgabe	Aminosäurenaufnahme Proteinsynthese Glykogensynthese

Beobachtung erhöhter Plasmaglukagonkonzentrationen bei schlecht eingestelltem Diabetes mellitus haben zu der Vorstellung geführt, daß der insulinpflichtige Diabetes mellitus eine primär bihormonelle Erkrankung wäre, bei der der erhöhten Glukagonproduktion pathophysiologische Bedeutung zukäme (35). Diese Überlegung wurde auch dadurch unterstützt, daß schlecht eingestellte Diabetiker während eines oralen Glukosetoleranztests ein paradoxes Ansteigen oder Gleichbleiben der Plasmaglukagonkonzentration aufweisen, und Glukagon zudem bei insulinabhängigen Diabetikern eine verstärkte ketogene Wirkung besitzt. Dementsprechend kann eine Unterdrückung der Glukagonsekretion nach Absetzen von Insulin die Ausbildung einer Ketoazidose verzögern (11). Dieser Effekt ist jedoch bei bereits etablierter Ketoazidose nicht mehr nachweisbar.

Gegen die Annahme einer pathognomonischen Bedeutung von Glukagon für die Entstehung eines Diabetes mellitus spricht aber die Beobachtung, daß selbst eine langdauernde Unterdrückung der Glukagonsekretion durch Somatostatin das Auftreten einer durch Insulinmangel bedingten Hyperglykämie nicht verhindern kann (32). Bemerkenswert ist weiter, daß selbst bei Glukagonomen mit schwersten kutanen Veränderungen und 100fach überhöhter Plasmaglukagonkonzentration nur ein geringer Blutzuckeranstieg zu beobachten ist. Auch dieser Befund bestätigt, daß Glukagon seine Wirkung so lange nicht voll entfalten kann, als ausreichend Insulin zur Verfügung steht, und daß somit seine diabetogene und ketogene Wirkung nur bei absolutem Insulinmangel voll zur Geltung kommen kann.

In analoger Weise findet sich auch für Wachstumshormon und Kortisol bei ausreichender Insulinisierung eines insulinabhängigen Diabetikers nur eine geringgradige diabetogene Wirkung. Dies gilt jedoch nicht für Adrenalin, das bereits nach kurzer Expositionszeit in niedrigen Konzentrationen in der Lage ist, bei insulinabhängigen Diabetikern eine hochgradige Hyperglykämie zu induzieren (6).

Pathophysiologisch führt der Verlust der Insulinwirkung bei
den betroffenen Patienten zunächst zu einer Vervielfachung der
hepatischen Glukoseproduktion aus endogenen Glukosevorstufen
(4) sowie zu einer Verminderung der peripheren Glukoseutilisation. Der Wegfall der Hemmwirkung von Insulin auf die hormonsensitive Lipase sowie die katabole Wirkung von Glukagon (19),
Katecholaminen (33) und Kortisol (9) verursachen zudem eine
vermehrte Lipolyse, die infolge der hepatischen Betaoxydation
der Fettsäuren (20) zu einer vermehrten Ketonkörperproduktion
führt. Weiter wurde gezeigt, daß Hyperglykämie und Ketoazidose
an sich durch eine vermehrte Freisetzung von gegenregulatorischen Hormonen (29) und den durch osmotische Diurese und Erbrechen induzierten hochgradigen Flüssigkeitsverlust (17, 37) sowie den Abfall des pH (38) eine reversible Insulinresistenz
herbeiführen können. Von den vermehrt ausgeschütteten "diabetogenen Hormonen" Glukagon, Kortisol, Wachstumshormon und
Katecholaminen (7, 22, 37) dürfte vor allem letzteren Bedeutung für die akute Auslösung und Erhaltung einer hormonell bedingten Insulinresistenz zukommen.

Klinisch führen diese Veränderungen, sobald die Produktion der
Ketonkörper ihren Verbrauch überschreitet, zu einer Ansäuerung
des Organismus mit konsekutiver Hyperventilation, Hyperkaliämie
und infolge Vasodilatation auch Hypotonie. Während der Entstehung einer schweren Hyperglykämie treten zudem hochgradige renale, gastrointestinale sowie pulmonale Wasser- und Elektrolytverluste auf. Quantitativ am bedeutendsten sind dabei die Verluste durch die Niere, da die Ausscheidung gelöster Substanzen
1.500 mmol/m²/24 h (34) statt normal 500 mmol/m²/24 h erreichen,
und der Flüssigkeitsverlust bis zu 100 ml/kg Körpergewicht ansteigen kann (3). Die durch diesen Verlust an Flüssigkeit und
Elektrolyten hervorgerufene Erhöhung der aktuellen Osmolalität
im Extrazellulärraum bestimmt das Ausmaß der zellulären Dehydratation und damit auch die Bewußtseinslage des betroffenen Patienten, die mit zunehmender Osmolalität mehr und mehr eingeschränkt wird (2).

Werden die entstandenen Wasserverluste nicht ersetzt, so versucht der Organismus weitere Verluste durch eine Einschränkung
der glomerulären Filtrationsrate und durch Erhöhung der tubulären Natriumrückresorption zu verhindern (1, 15, 17, 28, 33).
Letzteres wird durch den den Flüssigkeitsverlust begleitenden,
hochgradigen sekundären Aldosteronismus, der einerseits den
Verlust von Kalium und andererseits die Retention von Natrium
begünstigt, erleichtert. Diese Ausgangslage ist die Ursache dafür, daß während der ersten Stunden einer Flüssigkeits- und
Elektrolytersatztherapie bei Patienten mit schwerer Hyperglykämie eine nahezu vollständige Retention von Natrium und Chlorid, die 85 - 89 % der zugeführten Elektrolytmenge ausmachen
kann, zu beobachten ist, obwohl nur 69 % der verabreichten Flüssigkeitsmenge retiniert werden (16). Daraus ist errechenbar,
daß bei Verwendung von isotoner Kochsalzlösung für den Flüssigkeitsersatz eine hyperosmolare Lösung durch den Organismus retiniert werden muß, wodurch zusätzliche Anforderungen an die
Nierenfunktion des Patienten gestellt werden.

Neben diesen akuten Veränderungen und Folgen einer fehlenden Insulinwirkung sind aber auch noch die Langzeitschäden einer chronischen Hyperglykämie, d. h. einer chronischen Blutglukoseintoxikation, zu bedenken. Dazu zählen alle Veränderungen im Sinne einer diabetischen Mikroangiopathie, die sich am Auge als Retinopathia diabetica manifestiert, sowie die diabetische Nephropathie und Neuropathie. Weiter finden sich bei Diabetikern häufiger als bei Gesunden Hyperlipidämien und die verschiedenen Formen der arteriellen Verschlußkrankheit. Als mögliche Ursache mancher der genannten Veränderungen wird derzeit die bei chronischer Hyperglykämie verstärkte nichtenzymatische Glykosylierung von Proteinen verschiedener Provenienz diskutiert. Die bekannteste Veränderung dieser Art ist die Zunahme des Hämoglobin A_{1c} in Abhängigkeit von der Dauer der Hyperglykämie. Die Bestimmung von Hb A_{1c} hat in den letzten Jahren vor allem als Maß der Qualität der therapeutischen Kontrolle von Diabetikern Verbreitung gefunden (26). Analoge Veränderungen an anderen Proteinen sind zudem möglicherweise ursächlich für die Ausbildung diabetischer Spätschäden im weitesten Sinn des Wortes in Betracht zu ziehen (39).

Präoperative Vorbereitung und Diabetestherapie

Aus dem Gesagten läßt sich unschwer ableiten, daß die bei Diabetikern präoperativ zu beurteilenden Risiken neben der Höhe der Blutglukose überwiegend vom Ausmaß der damit vergesellschafteten Veränderungen der Osmolalität im Plasma, des Serumkaliums und des Blutdrucks sowie vom Grad der begleitenden Spätschäden bestimmt werden. Bei letzteren sind vor allem Einschränkungen der Nierenfunktion und damit assoziierte Harnwegsinfekte, Veränderungen des Augenhintergrunds sowie autonom neuropathische Störungen der Blutdruckregulation zu beachten. Stets ist daher präoperativ eine gründliche klinisch-physikalische Untersuchung der Patienten, einschließlich einer genauen Kontrolle von Augenhintergrund, Blutdruck, EKG und Thoraxröntgen, erforderlich.

Zusätzlich ist die metabolische Situation durch die Bestimmung der Blutglukose sowie von Osmolalität, Elektrolyten, Kreatinin und Harnstoff im Serum zu erfassen. Eine entsprechende Harnuntersuchung ist durchzuführen. Die auf diesen klinischen und metabolischen Kenndaten aufbauende präoperative Therapie sollte nach Möglichkeit eine optimale metabolische Kontrolle anstreben, da bekanntlich bereits die Anästhesie an sich und noch mehr der operative Eingriff zu einem wesentlichen Anstieg der aktuellen Blutzuckerwerte führen (25). Diese Veränderungen sind einerseits auf den unvermeidlichen Streß der Operation mit massiver Ausschüttung von Katecholaminen und auch anderer gegenregulatorischer Hormone zurückzuführen und andererseits durch die intraoperativ vor allem bei langdauernden Operationen unvermeidlichen Flüssigkeitsverschiebungen zu erklären.

Die Bedeutung letzterer geht vor allem aus der Beobachtung hervor, daß bei schweren Stoffwechselentgleisungen und massiver Dehydratation bereits die hypotone Flüssigkeitszufuhr an sich

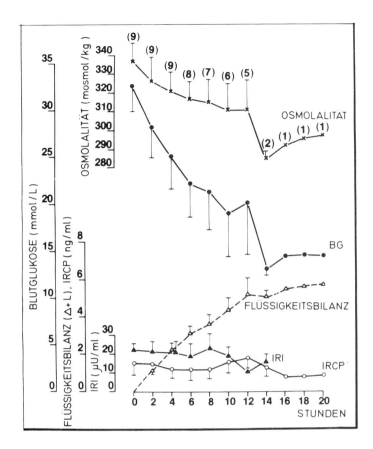

Abb. 1. Partieller Abfall der Blutglukose bei Diabetikern mit schwerer Hyperglykämie durch hypoosmolalen Flüssigkeitsersatz und Rehydratation (37)

die aktuelle Blutglukosekonzentration und die Plasmakonzentrationen der diabetogenen Hormone zu senken vermag, wie seinerzeit gezeigt werden konnte (Abb. 1) (37). Hinsichtlich der Zusammensetzung der Rehydratationsflüssigkeit ist zu bedenken, daß insbesondere bei großen Operationen und damit langer parenteraler Flüssigkeitszufuhr eine unnötige Überlastung des Organismus mit Chloridionen vermieden werden sollte, weswegen der Chloridanteil der Elektrolytlösung teilweise durch organische Anionen ersetzt werden sollte. Die von uns verwendete Elektrolytlösung (KADC, Fa. Leopold, Graz) ist zudem leicht hypoton (235 mmol/l H_2O), um sowohl für den Extra- als auch für den Intrazellulärraum einen ausreichenden Flüssigkeitsersatz zu gewährleisten.

Aus der Kenntnis der skizzierten pathophysiologischen Zusammenhänge bei Diabetes mellitus einschließlich der Kennwerte von Insulinsekretion und -wirkung ist es möglich, eine rationale präoperative Diabetestherapie abzuleiten. Gezielte therapeutische Maßnahmen haben präoperativ dann einzusetzen, wenn die Blutglukosewerte 1 h postprandial 200 mg/dl überschreiten. Als Ziel dieser Vorgangsweise ist bei <u>Wahloperationen</u> präoperativ sowohl bei insulinabhängigen Typ-I-Diabetikern als auch bei nichtinsulinabhängigen Typ-II-Diabetikern eine Blutglukosekonzentration von < 200 mg/dl 1 h postprandial anzustreben. Kann dieser Wert bei Diabetikern des Typs II mit herkömmlichen therapeutischen Maßnahmen, d. h. mit Diät und allenfalls oralen Antidiabetika, nicht erreicht werden, so ist eine entsprechende Insulintherapie einzuleiten. Bei Patienten mit insulinabhängigem Diabetes des Typs I ist die Insulintherapie hingegen prinzipiell beizubehalten. Die Gabe von Biguaniden ist jedoch für beide Patientengruppen in der perioperativen Periode stets kontraindiziert.

Intraoperative Diabetestherapie

Wichtig für die Festlegung der intraoperativ zu gebenden Insulindosis ist neben der bereits erwähnten Kenntnis der basalen Insulininkretionsrate auch das Wissen um die Insulinkinetik und die dadurch induzierte Glukosedynamik. So wurde gezeigt, daß selbst eine sehr niedrig dosierte Insulininfusion mit 0,01 E/kg/h durchaus ausreicht, um normale Serumkonzentrationen des freien Insulins von 20 - 30 µE/ml zu gewährleisten und einen Abfall der Blutglukose um 10 % bei "Brittle Diabetikern" binnen 1 h hervorzurufen. Diese Werte verändern sich bei niedrig dosierter Insulininfusion mit 0,1 E/kg/h auf etwa 100 µE Insulin/ml und einen Abfall der Glukosekonzentration um bis zu 35 %/h (<u>30</u>, <u>31</u>).

Am Operationstag selbst stehen uns daher für die Aufrechterhaltung der Glukosehomöostase bei <u>Wahloperationen</u> entsprechend den skizzierten Kennwerten von Insulinsekretion, -wirkung und Pharmakokinetik im wesentlichen zwei Wege offen (Tabelle 2): Einmal die Dauerinfusion von Insulin mittels Perfusor (2 - 6 E/h) oder die intramuskuläre Gabe von Insulin. Im letzteren Fall wäre unmittelbar präoperativ die halbe normale Tagesdosis als Altinsulin zu geben und postoperativ und am Abend des Operationstages je ein Viertel der normalen Gesamtdosis zusätzlich zu verabreichen. In beiden Fällen sollte die Glukosezufuhr mit 5 - 10 g/h zur Vermeidung von Hypoglykämien mit 5 % Glukoselösung (i.e. 100 - 200 ml/h) erfolgen, wobei zusätzlich noch eine Elektrolytlösung (100 ml/h), am besten hypoosmolal, zu verabreichen wäre. Letzteres ist vor allem bei langdauernden Operationen zweckmäßig.

Bei <u>Notoperationen</u> von Diabetikern ist in jedem Fall ausschließlich die in Tabelle 2 angegebene intravenöse bzw. intramuskuläre Form der Insulintherapie in Betracht zu ziehen und eine entsprechende Glukoseinfusion mit gleichzeitigem Elektrolytersatz vorzusehen. Diese Vorgangsweise sollte intraoperativ die Aufrechterhaltung isoosmolarer Bedingungen (285 - 300 mmol/kg H_2O) und von Glukosewerten um 150 mg/dl (Bereich 100 - 250 mg/dl) (<u>25</u>) gewährleisten. Die Qualität der Stoffwechselkontrolle sollte prä- und postoperativ durch die Bestimmung von Blutglukose so-

Tabelle 2. Therapie bei Diabetes mellitus Typ I sowie bei Diabetes mellitus Typ II mit überhöhter Blutglukose (> 200 mg/dl 1 h postprandial) am Operationstag und postoperativ. Die Symbole weisen auf den Zeitpunkt der Injektion von kristallinem Insulin (Altinsulin) hin: * vor bzw. ** nach der Operation, *** am Abend des Operationstages

Diabetestyp	Am Operationstag Maßnahmen
Diabetes mellitus I und Diabetes mellitus II (BG > 200 mg/dl)	Insulin intravenös 2 - 6 E/h oder Insulin intramuskulär 1/2* + 1/4** + 1/4*** der Normaldosis je 24 h Glukose 5 % 100 - 200 ml/h Elektrolytlösung 100 ml/h
	Postoperativ[1]
Diabetes mellitus I	Insulin 2x täglich + Diät
Diabetes mellitus II	Insulin oder Diät + Sulfonylharnstoff

[1] Intravenöse Glukose- und Elektrolytzufuhr stets bis zur Normalisierung der Nahrungszufuhr beibehalten.

wie der Serumosmolalität und des Serumkaliums abgesichert werden. Intraoperativ genügen stündliche Blutglukosekontrollen mit einem tragbaren Glukosemeßgerät zur Überwachung des Kohlenhydrathaushalts.

Postoperativ sollte die parenterale Glukose- und Elektrolyttherapie in intermittierender Form bei zweimal täglichen Injektionen eines Intermediärinsulins solange aufrechterhalten werden, wie eine normale Nahrungszufuhr nicht möglich ist. Die medikamentöse Form der präoperativen Diabetestherapie, d. h. die Verabreichung von Insulin bzw. Sulfonylharnstoffpräparaten und einer entsprechenden Diät, sollte jedoch postoperativ sobald wie möglich, spätestens aber bei abgeschlossener Wundheilung wieder aufgenommen werden.

Eine Kontraindikation für einen operativen Eingriff besteht bei Diabetikern immer bei Coma diabeticum und schwerer Ketoazidose. In diesen Fällen ist die Korrektur des metabolischen Problems stets Voraussetzung für die Freigabe zur Operation. Für den Patienten wichtig ist weiterhin, daß Antikoagulanzien und Fibrinolytika bei Vorliegen ausgeprägter retinopathischer Veränderungen postoperativ nur mit größter Zurückhaltung eingesetzt werden sollten, da anderenfalls eine akute Verschlechterung der vorgeschädigten Netzhaut verursacht werden könnte. Auch ist daran zu denken, daß fieberhafte Infekte und die Verwendung von Adrenalin während der Anästhesie notwendigerweise zu einem überhöhten Insulinbedarf führen müssen, während die Gabe von Betablockern die erforderliche Insulindosis vermindert und damit die Gefahr einer intraoperativen Hypoglykämie erhöht.

Die diskutierten Befunde machen insgesamt ersichtlich, daß eine optimale präoperative, intraoperative und postoperative Betreuung von Diabetikern vor allem dann möglich sein wird, wenn dem behandelnden Arzt die pathophysiologischen Wechselwirkungen zwischen der Wirkung von Insulin, gegenregulatorischen Hormonen und dem Hydratationszustand des Patienten bekannt sind, und er daraus während des operativen Eingriffs die notwendigen therapeutischen Maßnahmen ableiten kann.

Literatur

1. ARIEFF, A. I., CAROLL, H. J.: Non ketotic hyperosmolar coma with hyperglycemia: Clinical features, pathophysiology, renal function, acid-base balance, plasma cerebrospinal fluid equilibria, and the effects of therapy in 37 cases. Medicine 51, 73 (1972)

2. ARIEFF, A. I., CAROLL, H. J.: Cerebral edema and depression of sensorium in non-ketotic hyperosmolar coma. Diabetes 23, 525 (1974)

3. ATCHLEY, D. W., LOEB, R. F., RICHARDS, Jr., D. W., BENEDICT, E. M., DRISCOLL, M. E.: On diabetic acidosis. A detailed study of electrolyte balances following the withdrawal and reestablishment of insulin therapy. J. clin. Invest. 12, 297 (1933)

4. BONDY, P. K., BLOOM, W. L., WHITNER, V. S., FARRAR, B. W.: Studies on the role of the liver in human carbohydrate metabolism by the venous catheter technique. II. Patients with diabetic ketoacidosis before and after administration of insulin. J. clin. Invest. 28, 1126 (1949)

5. BOTAZZO, G. F., FLORIN-CHRISTENSEN, A., DONIACH, D.: Islet cell antibodies in diabetes mellitus with autoimmune polyendocrine deficiencies. Lancet 1974 II, 1279

6. BRATUSCH-MARRAIN, P., WALDHÄUSL, W., GRUBECK-LOEBENSTEIN, B., KORN, A., VIERHAPPER, H., NOWOTNY, P.: The role of diabetogenic hormones on carbohydrate and lipid metabolism following oral glucose loading in insulin dependent diabetics: Effects of acute hormone administration. Diabetologia 21, 387 (1981)

7. CHRISTENSEN, N. J.: Plasma norepinephrine and epinephrine in untreated diabetics during fasting and after insulin administration. Diabetes 23, 1 (1974)

8. DE FRONZO, R.: Glucose intolerance and aging. Evidence for tissue insensitivity to insulin. Diabetes 28, 1095 (1979)

9. FAIN, J. N., SCOW, R. O., CHERNICK, S. S.: Effects of glucocorticoids on metabolism of adipose tissue in vitro. J. biol. Chem. 238, 54 (1963)

10. GEPTS, W., Le COMPTE, P. M.: The pancreatic islets in diabetes. Amer. J. Med. 70, 105 (1981)

11. GERICH, J. E., LORENZI, M., BIER, D. M., SCHNEIDER, V., TSALIKIAN, E., KARAM, J. H., FORSHAM, P. H.: Prevention of human diabetic ketoacidosis by somatostatin. New Engl. J. Med. 292, 985 (1975)

12. GORSUCH, A. N., SPENCER, K. M., LISTER, J., McNALLY, J. M., DEAN, B. M., BOTAZZO, G. F., CUDWORTH, A. G.: Evidence for a long prediabetic period in type I (insulin dependent) diabetes mellitus. Lancet 1981 II, 1363

13. HARRIS, M.: The prevalence of diagnosed diabetes, undiagnosed diabetes, and impaired glucose tolerance in the United States. In: Genetic environmental interaction in diabetes mellitus (eds. J. S. MELISH, J. HANNA, BABAS), p. 70. Amsterdam: Excerpta Medica

14. HIMSWORTH, H.: The syndrome of diabetes mellitus and its causes. Lancet 1949 I, 465

15. JAHNKE, K.: Coma diabeticum. In: Handbuch der Inneren Medizin (ed. K. OBERDISSE), vol. VII, Stoffwechselerkrankungen, Section 2B, Diabetes mellitus, p. 605. Berlin, Heidelberg, New York: Springer 1977

16. KLEINBERGER, G., BAUER, K., GASSNER, A., PICHLER, M., WALDHÄUSL, W., WESTPHAL, G.: Treatment of electrolyte derangements in severely uncontrolled diabetes mellitus. In: Diabetes 1979 (ed. W. WALDHÄUSL). International Congress Series, vol. 500, p. 693. Amsterdam: Excerpta Medica 1980

17. KLEINBERGER, G., WALDHÄUSL, W., PICHLER, M., GASSNER, A., MAGOMETSCHNIGG, D.: Initiale Rehydration bei Coma diabeticum. Infusionstherapie 5, 190 (1978)

18. KOLTERMAN, O. G., GRAY, R. S., GRIFFIN, J., BURSTEIN, P., INSEL, J., SCARLETT, J. A., OLEFSKY, J. M.: Receptor and post-receptor defects contribute to the insulin resistance in non-insulin dependent diabetes mellitus. J. clin. Invest. 68, 957 (1981)

19. LILJENQUIST, J. W., BOMBOY, D., LEWIS, S. B., SINCLAIR-SMITH, B. C., FELTS, P. W., LACY, W. W., CROFFORD, O. B., LIDDLE, G. W.: Effects of glucagon on lipolysis and ketogenesis in normal and diabetic men. J. clin. Invest. 53, 190 (1974)

20. LYNEN, F., HENNING, U., BUBLITZ, C., GÖRBO, B., KRÖPLIN-RUEFF, L.: Der chemische Mechanismus der Azetessigsäurebildung in der Leber. Biochem. Z. 330, 269 (1958)

21. MINKOWSKI, O.: Untersuchungen über den Diabetes mellitus nach Exstirpation des Pankreas. Arch. exp. Path. Pharmakol. 31, 85 (1883)

22. MÜLLER, W. A., FALOONA, G. F., UNGER, R. H.: Hyperglucagonemia in diabetic ketoacidosis. Amer. J. Med. 54, 42 (1973)

23. NEWBURGH, L. H., CONN, J. W.: A new interpretation of hyperglycaemia in obese middle aged persons. JAMA 112, 7 (1939)

24. OPIE, E. L.: Disease of pancreas. Philadelphia: Lippincott 1910

25. PIERCE, E. C.: Anesthesia in the diabetic. In: Clinical diabetes mellitus (ed. G. P. KOZAK), p. 246. Philadelphia: Saunders 1982

26. POLLAK, A.: Die Glykosylierung des Hämoglobins: Bedeutung für den Diabetes mellitus. In: Probleme der perinatalen Medizin 8 (eds. W. AUERSWALD, K. BAUMGARTEN, O. THALHAMMER). Wien: Maudrich 1980

27. PYKE, D. A.: Diabetes: The genetic connections. Diabetologia 17, 333 (1979)

28. REUBI, F.: Glomerular filtration rate, renal blood flow and blood viscosity during and after diabetic coma. Circulat. Res. 1, 410 (1953)

29. SCHADE, D. S., EATON, R. P.: The controversy concerning counter-regulatory hormone secretion. A hypothesis for the prevention of diabetic ketoacidosis. Diabetes 26, 596 (1977)

30. SCHADE, D. S., EATON, R. P.: Dose response to insulin in man: differential effects on glucose and ketone body regulation. J. clin. Endocr. 44, 1038 (1977)

31. SCHADE, D. S., EATON, R. P., ALBERTI, K. G. M. M., JOHNSTON, D. G.: Diabetic coma: Ketoacidotic and hyperosmolar. Albuquerque: Univ. of New Mexico Press 1981

32. SHERWIN, R. S., HENDLER, R., DE FRONZO, R., WAHREN, J., FELIG, P.: Glucose homeostasis during prolonged suppression of glucagon and insulin secretion by somatostatin. Proc. nat. Acad. Sci. (USA) 74, 348 (1977)

33. STEINBERG, D.: Catecholamine stimulation of fat metabolization and its metabolic consequence. Pharmacol. Rev. 18, 217 (1966)

34. TALBOT, N. B., RICHIE, R. H., CRAWFORD, J. D.: Metabolic hemostasis, p. 16. Cambridge: Harvard University Press 1979

35. UNGER, R. H., RASKIN, P., SRIKANT, C. B., ORCI, L.: Glucagon and the ß-cells. Recent Progr. Hormone Res. 33, 477 (1977)

36. WALDHÄUSL, W., BRATUSCH-MARRAIN, P., GASIC, S., KORN, A., NOWOTNY, P.: Insulin production rate following glucose ingestion estimated by splanchnic C-peptide output in normal man. Diabetologia 17, 221 (1979)

37. WALDHÄUSL, W., KLEINBERGER, G., KORN, A., DUDCZAK, R., BRATUSCH-MARRAIN, P., NOWOTNY, P.: Severe hyperglycemia: Effects of rehydration on endocrine derangements and blood glucose concentrations. Diabetes 28, 577 (1979)

38. WALKER, B. G., PHEAR, D. N., MARTIN, F. I. R., BAIRD, C. W.: Inhibition of insulin by acidosis. Lancet 1963 II, 964

39. WIELAND, O. H.: Zur Rolle der Hyperglykämie in der Pathobiochemie des Diabetes mellitus. Verh. Dt. Ges. Inn. Med. 87, 1 (1981)

40. ZIMMET, P.: Type 2 (non-insulin-dependent) diabetes. An epidemiological overview. Diabetologia 22, 399 (1982)

Veränderungen der Gefäße und der Fließeigenschaften des Bluts bei Diabetes mellitus, ihre Diagnose und Therapie

Von E. Standl

Leonard Thomson, der mit 14 Jahren als erster Diabetiker am 11.1.1922 das lebensrettende Medikament Insulin erhielt, ist mit seiner Lebensgeschichte in vielerlei Hinsicht exemplarisch für das Schicksal von Diabetikern geworden: Er brauchte nun nicht mehr wie so viele Leidensgenossen vor ihm im diabetischen Koma zu sterben, aber er hat früh mikro- und makrovaskuläre Veränderungen entwickelt. Er starb 14 Jahre später im Gefolge eines Motorradunfalls und eines operativen Eingriffs - an Gefäßkomplikationen.

Gefäßbedingte intra- und postoperative Letalität

Wegen ihrer Gefäßveränderungen sind Diabetiker Risikopatienten für chirurgische Eingriffe geblieben. Auf sie sind knapp 60 % der intra- und postoperativen Letalität von Diabetikern zurückzuführen (Tabelle 1), insbesondere auf die kardialen Erkrankungen (15). Angesichts der Häufigkeit des Problems eines zur Operation anstehenden Diabetikers - man schätzt, daß jeder zweite der zwei Millionen Diabetiker in der Bundesrepublik einmal in seinem Leben operiert werden muß (6, 8), etwa jeder siebte chirurgische Patient ist Diabetiker (1) - kommt der sachgemäßen perioperativen Betreung dieser Patienten eine erhebliche praktische Bedeutung zu. Nur für Kliniken, an denen Operateur, Anästhesist und diabeteserfahrener Internist eng zusammenarbeiten, gelten die Zahlenangaben, wonach die intra- und postoperative Komplikationsrate bei Diabetikern sich nicht mehr um ein Mehr- bis Vielfaches von der bei Nichtdiabetikern unterscheidet (15).

Tabelle 1. Todesursachen bei 103 Diabetikern während und nach einer Operation (Daten von insgesamt 2.780 zwischen 1965 und 1969 operierten Diabetikern der Joslin-Klinik, Boston) (Nach WHEELOCK und MARBLE)

Kardiovaskuläre Erkrankungen	41
(davon Herzinfarkte)	27)
Andere kardiale Erkrankungen	12
Zerebrovaskuläre Insulte	4
Malignome als primäre Todesursache	11
Pneumonie	15
Andere Infektionen	7
Lungenembolien	4
Gastrointestinale Blutungen	3
Leberversagen	2
Niereninsuffizienz	2
Verschiedenes	2
Insgesamt	103

Tabelle 2. Todesursachen von Patienten der Joslin-Klinik (Ausgedrückt in Prozent der Verstorbenen)

Gesamtzahl der Verstorbenen (1960 - 1968)	5.009
Diabetisches Koma	1,0 %
Gefäßkrankheiten, alle	76,6 %
Kardiovaskulär	53,2 %
Renovaskulär	8,9 %
Zerebrovaskulär	12,0 %
Peripher (Gangrän)	1,0 %
Karzinome	10,8 %
Infekte	6,2 %

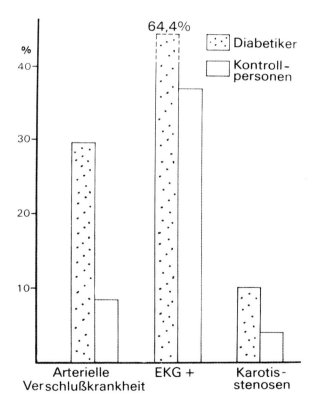

Abb. 1. Häufigkeit von arterieller Verschlußkrankheit, "koronartypischen" (Whitehall-Kriterien des Minnesota-Codes) EKG-Veränderungen und Karotisstenosen bei unselektierten Diabetikern und Kontrollpersonen: Ergebnisse der Schwabinger Studie zur Makroangiopathie bei Diabetikern (Altersgruppe der 50- bis 79jährigen)

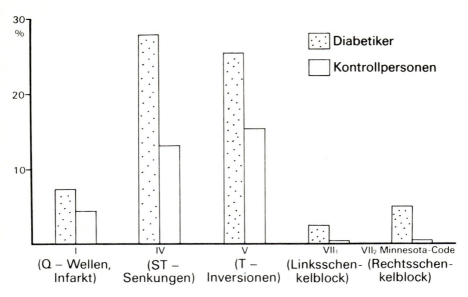

Abb. 2. Häufigkeit der gewerteten verschiedenen EKG-Veränderungen (siehe Legende Abb. 1) bei Diabetikern und Kontrollpersonen der Schwabinger Studie

Häufigkeit und Risikofaktoren der Makroangiopathie

Die intra- und postoperativen Todesursachen wie auch die Todesursachen ganz allgemein (Tabelle 2) spiegeln bei Diabetikern deren erheblich gesteigerte Morbidität an Gefäßerkrankungen wider. Dies hat auch die Schwabinger Studie zur Entstehung der Makroangiopathie von Diabetikern bei 623 unausgewählten Patienten für die "Hauptschauplätze" Koronarien, Beinarterien und Karotiden erneut eindrucksvoll bestätigt (2, 3, 4) (siehe dazu auch Abb. 1). In der Altersgruppe der 50- bis 79jährigen wiesen 64 % der Diabetiker koronartypische (Whitehall-Kriterien des Minnesota-Codes) EKG-Veränderungen auf, 29 % zeigten Hinweise für eine arterielle Verschlußkrankheit und 10,1 % für eine Karotisstenose. Diese Prävalenzzahlen lagen hochsignifikant über denen eines nichtdiabetischen Vergleichskollektivs (32 %, 8 % und 3,8 %). Abb. 2 zeigt die gewerteten EKG-Veränderungen des Minnesota-Codes im einzelnen. Diese erhöhte Morbidität an Gefäßerkrankungen ist offensichtlich auf eine Bündelung von kardiovaskulären Risikofaktoren bei Diabetikern zurückzuführen (2, 5). Oftmals stellt der Diabetes nur die Spitze eines Eisbergs von kardiovaskulären Risiken dar. Zwar ist die Bedeutung der verschiedenen Risikoumstände für die Pathogenese makroangiopathischer Veränderungen in den einzelnen Strombahnprovinzen sicher unterschiedlich, am bedeutungsvollsten scheint im allgemeinen jedoch die (bei Diabetikern vermehrt gefundene) systolische Hypertonie zu sein, sodann für bestimmte Formen der arteriellen Verschlußkrankheit die Diabetesdauer sowie für EKG-Veränderungen und Verschlußkrankheit diastolischer Blutdruck, erhöhtes LDL-Cholesterin, erhöhte Serumtriglyzeride und erniedrigtes HDL-Cholesterin

(2, 3, 4, 5). Für die prospektiv untersuchte Herz-Kreislauf-Mortalität im Zeitraum von fünf Jahren waren - in dieser Reihenfolge - Diabetesdauer, systolischer Blutdruck und Alter als Risiken auszumachen. Außerdem hatten Patienten, die bereits zu Beginn der Studie mit einer arteriellen Verschlußkrankheit (im Sinne der generalisiert sich entwickelnden Makroangiopathie) auffällig waren, ein zehnfach gesteigertes Mortalitätsrisiko (5)!

Aus all dem erhellt, daß die Gefährdung eines Diabetikers durch makroangiopathische Komplikationen vor jeder Operation so eingehend, wie es die Umstände erlauben, zu prüfen ist (6, 8, 9, 10). Dazu sollten herangezogen werden:
1. Diabetesdauer,
2. Blutdruckverhalten,
3. EKG (und "Koronaranamnese"),
4. Fußpulse (Palpations- und Auskultationsbefund, Anamnese, Doppler-Druckmessung),
5. Karotiden (Auskultation, Anamnese, Doppler-Untersuchung),
6. eventuell Lipidstatus.

Auch vor Notoperationen ist dieses Programm bis auf die Doppler-Untersuchungen und die Lipidbestimmungen unbedingt durchzuführen!

Gefährdung durch autonome Neuropathie

Außerdem ist es für die perioperative Betreuung von Diabetikern ratsam, sich über eine eventuell vorliegende diabetische Neuropathie zu orientieren, insbesondere über einen viszeralen Befall des autonomen Nervensystems mit kardiovaskulärer Manifestation bzw. neurogener Blasenstörung (10). Dabei können Erscheinungen wie ausgeprägte Tachykardien in Ruhe bei praktisch aufgehobener atemabhängiger Sinusarrhythmie, schwere orthostatische Dysregulationen sowie - bei dominierendem Sympathikusbefall - auch gravierende Bradykardien auftreten (16). Diese Veränderungen sind gerade in Verbindung mit einer Narkose ernst zu nehmen, englische Autoren beispielsweise beobachteten bei acht Diabetikern unter 40 Jahren mit schwerer autonomer Neuropathie 12mal einen Herzstillstand mit Apnoe, meist im Zusammenhang mit einer Anästhesie bei relativ kleinen chirurgischen Eingriffen (7). Hinsichtlich der Blase kann es zu erheblichen Atonien bis hin zur Überlaufblase kommen (11).

Auswirkungen der Mikroangiopathie

Die Quantifizierung der diabetestypischen Mikroangiopathie ist zur präoperativen Risikobeurteilung von Diabetikern ebenfalls von Bedeutung. Diese mikrovaskulären Veränderungen sind als ein generalisierter Prozeß aufzufassen, der in eindrucksvoller Abhängigkeit von der Diabetesdauer und der Qualität der Diabeteseinstellung auftritt und eigentlich kein Kapillargebiet ausspart (13, 14). Je nach betroffenem Organ variiert das äußere Erscheinungsbild. Gemessen an den möglichen Folgen (Erblindung und Nierenversagen) sind die beiden wichtigsten Manifestationsorte die Kapillargebiete der Retina und der Nierenglomeruli. Weitere bedeutsame Lokalisationen, wobei die Makroangiopathie jedoch zumeist ausschlaggebend ist, sind die Füße und das Herz.

Die diabetische Retinopathie kann fundoskopisch relativ einfach erfaßt werden. Die Durchführung einer entsprechenden ophthalmologischen Untersuchung ist bei jedem Diabetiker präoperativ zu fordern (6, 8, 9, 10, 15), da ausgeprägtere Veränderungen mit retinalen oder gar Glaskörperblutungen zum einen bei der Indikationsstellung für eine eventuelle Antikoagulation miteinbezogen werden müssen und zum anderen - das ist der Hauptgrund - bei nachgewiesenen makroangiopathischen Veränderungen deren Prognose wesentlich ungünstiger erscheinen lassen. Die beherrschenden Symptome der fortgeschrittenen diabetischen Glomerulosklerose, die häufig durch arteriosklerotische und pyelonephritische Veränderungen noch kompliziert wird, bestehen in Albuminurie (häufig 4 - 6 g/die), später zusätzlich Ödemen und schließlich Ansteigen der harnpflichtigen Substanzen im Blut bis hin zur relativ rasch sich dann entwickelnden terminalen Niereninsuffizienz. Nierenversagen bei präexistenter Nierenfunktionsstörung im Gefolge einer Operation ist bei Diabetikern keine Seltenheit und schlägt auch bei der Statistik postoperativer Todesursachen von Diabetikern zu Buche (Tabelle 1). Auch Kontrastmitteluntersuchungen können bei bereits nierengeschädigten Patienten gefährlich sein. Bestimmung des Kreatinins und der Elektrolyte im Serum sowie Fahnden nach einer Albuminurie bzw. einem Harnwegsinfekt mittels Harnstatus gehören demnach zu den obligaten Untersuchungen vor jeder Operation bei einem Diabetiker (6, 8, 9, 10, 15).

Probleme von Hyperviskosität und Hyperaggregabilität

Hyperviskosität des Bluts bzw. des Plasmas und Hyperaggregabilität der Thrombozyten sind bei Diabetikern häufig und führen einerseits zu einer rheologischen Mehrbelastung der Mikrozirkulation sowie andererseits zur Förderung der Thrombogenese (12, 13, 14). Ohne Zweifel sind beide Prozesse bei einem Diabetiker perioperativ besonders unerwünscht.

Die Vollblutviskosität ist in erster Linie und exponentiell abhängig vom Hämatokrit. Beim Diabetiker kommt noch hinzu, daß die Erythrozyten oftmals ausgesprochen rigide und schwer verformbar (Abb. 3) sind, womöglich im Zusammenhang mit einer verstärkten intraerythrozytären Sorbitbildung, einer vermehrten Membranglykosylierung oder einer Stoffwechselentgleisung mit Ansteigen der freien Fettsäuren und der Ketonkörper im Blut. Die Plasmaviskosität wird weitgehend von der Fibrinogenkonzentration bestimmt, die vor allem bei schlechter Diabeteseinstellung mit Ketose erhöht ist (12, 13, 14). Hyperviskositätserscheinungen wie Hyperaggregabilität ist jedoch gemeinsam, daß sie besonders ausgeprägt bei bereits bestehenden vaskulären Veränderungen, ganz speziell den mikroangiopathischen Komplikationen, zu beobachten sind, vermutlich als sekundäre Phänomene (12, 14).

Die Kenntnis dieser Zusammenhänge ist für die praktischen Belange der perioperativen Betreuung von Diabetikern durchaus wichtig, da Viskosität und Aggregation mit entsprechenden Geräten zwar unschwer zu messen, diese aber oft nicht vorhanden

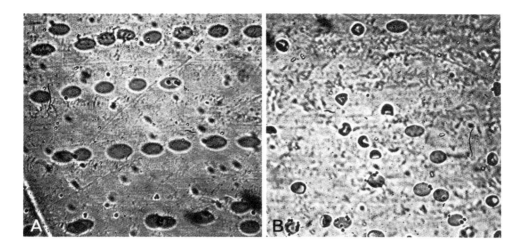

Abb. 3. Deformation identischer Erythrozytenfraktionen von einem Nichtdiabetiker (A) und einem Diabetiker (B) unter einem "Shear-Stress" von 20 dyn/cm² (Photomikrographien von J. WILLIAMSON)

Tabelle 3. Maßnahmen zur präoperativen Erfassung von Veränderungen der Gefäße und der Fließeigenschaften des Bluts bei Diabetikern

---

1. Erhebung der Diabetes-, Blutdruck-, Raucher- und Gefäßanamnese
2. Gefäßstatus, Palpation und Auskultation der Karotiden und der Extremitätenarterien, wenn möglich ergänzt durch Ultraschall-Doppler-Verfahren, zusätzlich EKG, Blutdruckmessung, Auskultation des Herzens
3. Orientierende Untersuchung des Nervensystems, insbesondere auch auf Hinweise für autonome Neuropathie
4. Ophthalmoskopische Untersuchung
5. Überprüfung des Harnstatus sowie des Kreatinins und der Elektrolyte im Serum
6. Hb, Hk, Thrombozyten, partielle Thrombinzeit
7. Wenn möglich Lipidstatus

---

sind. Es hat sich deshalb bewährt, die Gefährdung durch Hyperviskosität und Hyperaggregabilität mit Hilfe von zwei einfachen Regeln abzuschätzen: Beide sind um so ausgeprägter,
1. je mehr vaskuläre Komplikationen (vor allem auch abzulesen am Augenhintergrund!) schon bestehen und
2. je schlechter die Diabeteseinstellung in der letzten Zeit war.

Tabelle 4. Richtlinien zur perioperativen Behandlung von Diabetikern

---

1. Bestmögliche Diabeteseinstellung
2. Ausgleich einer vorhandenen Dehydratation bzw. von Elektrolytstörungen
3. Optimierung der hämorheologischen Situation (Hb 12 - 14 g/dl, Hk 30 - 35 %)
4. Kompensation der kardialen, pulmonalen und renalen Situation (gegebenenfalls Digitalis-, Diuretika-, Nitropräparate u. ä.)
5. Blutdruckeinstellung
6. Therapieeinleitung bei bestehenden Infekten (z. B. Harnwegsinfekt)
7. Relativ weitgefaßte Indikationen für Low-dose-Heparinisierung (cave Retinopathie mit Blutungen)
8. Insbesondere bei autonomer Neuropathie längere Monitorüberwachung, intraoperativ Vermeidung von Medikamenten mit atemdepressiver Wirkung
9. Achten auf Blasenatonie
10. Achten auf akute Verschlechterung einer arteriellen Verschlußkrankheit

---

Daneben sind natürlich Hb, Hk, Thrombozyten und partielle Thrombinzeit zu messen. Tabelle 3 faßt alle notwendigen Maßnahmen und Untersuchungen zur präoperativen Erfassung von Veränderungen der Gefäße und der Fließeigenschaften des Bluts bei Diabetikern zusammen.

Therapeutische Richtlinien

Oftmals ist bereits das Erkennen entsprechender Probleme (siehe Tabelle 3) der entscheidende therapeutische Punkt. Vorhandene makroangiopathische Veränderungen werden nicht prinzipiell anders behandelt als bei Nichtdiabetikern, haben nicht selten aber eine ungünstigere Prognose, weil sie durch Neuropathie und Mikroangiopathie kompliziert werden. Im Rahmen dieses Beitrags können nur therapeutische Richtlinien angegeben werden (Tabelle 4). In jedem Fall ist es empfehlenswert, Diabetiker als Risikopatienten nicht überstürzt in eine Operation hineinzuführen, es sei denn, es handelt sich um eine akute Notoperation, sondern zumindest einen präoperativen Tag für die Diagnostik (siehe oben) und Einleitung bzw. Überprüfung der entsprechenden Therapie zu verwenden (6, 8, 9, 10, 15).

Aus hämorheologischer Sicht gewährleisten eine normale Hydratation und ein Hämatokrit von 30 - 35 % (Hb 12 - 14 g/dl) die beste Perfusion in der Mikrozirkulation, ohne daß dabei die Sauerstoffversorgung peripherer Organe eingeschränkt ist. Eine Low-dose-Heparinisierung ist angesichts der häufig gesteigerten

Aggregationsbereitschaft der Thrombozyten bei Diabetikern relativ weit gefaßt indiziert, auch unter dem Blickwinkel, daß Thrombosen im arteriellen Bereich bei vorbestehenden makroangiopathischen Veränderungen intra- und postoperativ keine Seltenheit sind. Die Beine sind bei Diabetikern, zumal bei Patienten mit arterieller Verschlußkrankheit, Mikroangiopathie oder Neuropathie, besonders sorgsam vor Druckeinwirkungen zu schützen. Auf Betablocker sollte bei Diabetikern weitgehend verzichtet werden, nicht nur allein wegen der Verstärkung der Problematik von Hypoglykämien, sondern auch weil unter Umständen erhebliche Bradykardien oder eine Minderung der Mikrozirkulation auftreten können. Der geringe hyperglykämisierende Effekt vieler Diuretika ist dagegen in der klinischen Praxis meist zu vernachlässigen. Inwieweit vor einer Wahloperation ausgeprägtere Gefäßveränderungen mit Risikocharakter, z. B. eine Stenose der A. carotis interna, unter Umständen operativ zu beseitigen sind, kann nur im Einzelfall entschieden werden und hängt natürlich auch von der Art des geplanten chirurgischen Eingriffs ab. Ist es bereits mehrfach zu entsprechenden transitorisch ischämischen Attacken gekommen, wird sich die vorherige operative Korrektur der Karotisstenose empfehlen. Bei bisher asymptomatischen Eingefäßerkrankungen der Karotis ohne Progredienz wird man zum Belassen neigen, bei Mehrgefäßerkrankungen hirnversorgender Arterien sowie Progredienz oder filiformer Stenose eher zur prophylaktischen operativen Intervention. Noch problematischer sind Entscheidungen hinsichtlich präventiver koronarchirurgischer Maßnahmen.

Schlußbetrachtungen

Die früher weit verbreitete Meinung, Diabetiker seien wegen ihres Risikos tunlichst nicht zu operieren, ist schon seit geraumer Zeit nicht mehr haltbar und gehört heute längst der Vergangenheit an. Aber sie müssen intensiver vorbereitet und überwacht werden als andere Patienten und man muß die spezielle Problematik diabetischer Patienten hinsichtlich ihrer Stoffwechselführung und ihrer Gefährdung durch Komplikationen, insbesondere durch Gefäßveränderungen, genau kennen und beherrschen. Nur wenn diese Vorbedingungen gegeben sind, besteht eigentlich keine Einschränkung, Diabetiker genauso allen notwendigen Operationen zu unterziehen wie Nichtdiabetiker.

Literatur

1. BRIEM, A.: Die Häufigkeit des manifesten Diabetes mellitus in einem allgemeinen chirurgischen Krankengut (ed. V. FEUERSTEIN). In: Anaesthesiologie und Wiederbelebung, Bd. 37, p. 30. Berlin: Springer 1969

2. JANKA, H. U., STANDL, E., MEHNERT, H.: Peripheral vascular disease in diabetes mellitus and its relation to cardiovascular risk factors: Screening with the Doppler ultrasonic technique. Diabetes Care $\underline{3}$, 207 (1980)

3. JANKA, H. U., GRÜNWALD, P., WALDMANN, G., STANDL, E., MEHNERT, H.: Karotisstenosen, kardiovaskuläres Risikoprofil und assoziierte Makroangiopathie bei ambulanten Diabetikern: Die Schwabinger Studie zur Makroangiopathie bei Diabetikern. Vasa 11, 111 (1982)

4. JANKA, H. U., GRÜNWALD, P., WALDMANN, G., STANDL, E., MEHNERT, H.: Das Ruhe-EKG als Indikator für Gefäßveränderungen beim Diabetiker. Med. Klin. 77, 219 (1982)

5. JANKA, H. U.: Pathogenetische Faktoren für die Atherosklerose des Diabetikers. Akt. Endokr. Stoffw. 4, 9 (1983)

6. MEHNERT, H.: Die allgemeine klinische Vorbereitung des Diabetikers zur Operation und Anaesthesie. In: Anaesthesiologie und Wiederbelebung (ed. V. Feuerstein), Bd. 37, p. 24. Berlin: Springer 1969

7. PAGE, M. M., WATKINS, P. J.: The heart in diabetes: autonomic neuropathy and cardiomyopathy. Clin. Endocr. Metabol. 6, 377

8. PETRIDES, P., NAPP-MELLINGHOFF, S.: Diabetes und Streß-Situationen (Operationen, Infektionen, sonstige Streß-Situationen). In: Handbuch der Inneren Medizin, Bd. 7/2B, Diabetes mellitus (ed. K. OBERDISSE), p. 1093. Heidelberg: Springer 1977

9. PETZOLDT, R., SCHÖFFLING, K.: Führung des Diabetes mellitus in besonderen Situationen. In: Diabetologia in Klinik und Praxis (eds. H. MEHNERT, K. SCHÖFFLING), p. 325. Stuttgart: Thieme 1974

10. SAUER, H.: Hinweise für operative Eingriffe. In: Praktische Diabetologie (eds. H. ROBBERS, H. SAUER, B. WILLMS), p. 169. München: Banaschewski 1981

11. SEITZ, D.: Neuropathie bei Diabetes mellitus. In: Praktische Diabetologie (eds. H. ROBBERS, H. SAUER, B. WILLMS), p. 230. München: Banaschewski 1981

12. STANDL, E., MEHNERT, H.: Pathogenetic concepts of diabetic microangiopathy. Horm. metab. Res., Suppl. 11, p. 1 (1981)

13. STANDL, E.: Diabetische Mikroangiopathie. Verh. dtsch. Ges. Inn. Med. 87, 48 (1981)

14. STANDL, E.: Funktionelle und frühe strukturelle Veränderungen bei der diabetischen Makroangiopathie. Akt. Endokr. Stoffw. 4, 1 (1983)

15. WHEELOCK, F. C., MARBLE, A.: Surgery and diabetes. In: Joslin's Diabetes mellitus (eds. A. MARBLE, P. WHITE, R. F. BRADLEY, L. P. KRALL), p. 599. Philadelphia: Lea & Febiger 1971

16. WILLMS, B.: Diabetische Kardiopathie: In: Praktische Diabetologie (eds. H. ROBBERS, H. SAUER, B. WILLMS), p. 251. München: Banaschewski 1981

Vorbereitung und Durchführung der Anästhesie bei Patienten mit Störungen des Kohlenhydrat-, Fett- oder Harnsäurestoffwechsels

Von Th. Pasch

Nicht nur ihrer quantitativen, sondern auch ihrer qualitativen Bedeutung wegen haben unter den Störungen des Kohlenhydrat- und Fettstoffwechsels der Diabetes mellitus und die extreme Fettsucht einen besonderen Stellenwert für den Anästhesisten. Beide sind häufige Begleiterkrankungen bei chirurgischen Patienten, die eine beträchtliche Risikoerhöhung bedeuten. Präoperative Vorbereitung und Anästhesieführung bei diesen beiden Krankheitsbildern werden deshalb ausführlich beschrieben. Abschließend wird kurz auf andere Erkrankungen des Kohlenhydrat-, Fett- und Harnsäurestoffwechsels eingegangen.

1 Diabetes mellitus

1.1 Grundsätze der Behandlung des zu operierenden Diabetikers

Es kann nicht das Ziel der Diabetesbehandlung in der perioperativen Phase sein, eine möglichst perfekte metabolische Homöostase, kenntlich an stabilen, praktisch normalen Blutzuckerwerten zu erzielen. Das wäre nur in Ausnahmefällen zu erreichen, weil die Belastung der endokrinen und metabolischen Regulationsmechanismen durch die Operation - in geringerem Ausmaß auch durch die Anästhesie - schon beim stoffwechselgesunden Patienten erheblich ist, beim Diabetiker sich jedoch auf die bereits bestehenden Stoffwechselstörungen aufpfropft. Demzufolge ist das Therapieziel primär defensiver Art: Schwere Entgleisungen des Glukosestoffwechsels mit allen ihren Folgen für den intra- und postoperativen Verlauf müssen sicher verhindert werden. Da die äußeren Einflüsse auf den Stoffwechsel durch Operation, Anästhesie, sistierende Nahrungszufuhr, entzündliche Komplikationen u. a. in der Intensität ihrer Einwirkung stark schwanken, hat die perioperative Behandlung des Diabetikers einen ausgesprochen dynamischen Charakter.

Eine Operation ist eine Streßsituation, die mit Katabolie beantwortet wird. Diese superponiert sich beim Diabetiker dem durch das Insulindefizit bedingte metabolische Regulationsunvermögen (1). Das perioperative Fasten und die Unfähigkeit, postoperativ mit vermehrter Insulinausschüttung zu reagieren, sind dann besonders erschwerend, so daß die Gefahr der vollständigen Dekompensation, aber auch der Hypoglykämie groß ist.

Wegen der immer drohenden Möglichkeit der Stoffwechselentgleisung muß in erster Linie danach getrachtet werden, Hypoglykämien zu vermeiden. Diese sind bei narkotisierten Patienten ungleich schwerer zu erkennen als im Wachzustand und deshalb

Tabelle 1. Prinzipien der perioperativen Diabetestherapie

1. Stabilisierung des Blutzuckers im oberen Normbereich oder auf mäßig erhöhten Werten
2. Vermeidung jeglicher Hypoglykämie
3. Vermeidung hyperglykämischer Komplikationen (ketoazidotisches oder hyperosmolares Koma)
4. Präoperative Entscheidung über
   a) Notwendigkeit der Insulinanwendung,
   b) Art der Insulinapplikation
5. Unterstützung der Therapie durch zeitliche Begrenzung des operativen Stresses und möglichst schnellen Übergang auf orale Nahrungszufuhr

potentiell gefährlicher. So lassen sich zentralnervöse Symptome nicht erkennen. Statt katecholaminbedingtem Anstieg von Blutdruck und Herzfrequenz kann es unter Narkose bei schwerer Hypoglykämie sogar zur kardiovaskulären Depression kommen. Nichterkennen oder Fehldeutung der vegetativen Symptome ist also immer möglich (16).

Aus diesem Grunde ist anzustreben, den Blutzucker im Bereich hochnormaler oder mäßig erhöhter Werte zu halten (Tabelle 1). Konzentrationen von 150 - 250 mg/dl sind intraoperativ tolerierbar und dürfen nicht aggressiv gesenkt werden. Vielmehr ist ein progressives Ansteigen des Blutzuckers zu verhüten, damit sich kein ketoazidotisches oder - seltener - hyperosmolares Koma entwickelt. Hierzu ist bei insulinabhängigen Patienten ohnehin Insulin erforderlich. Bei Patienten, die mit Diät allein oder mit Diät und oralen Antidiabetika eingestellt sind, muß präoperativ entschieden werden, ob auf Insulin umzustellen ist. Dafür sind neben der Stabilität des Stoffwechsels die Schwere und Dauer der Operation und der voraussichtliche postoperative Verlauf ins Kalkül zu ziehen. Steht ein sehr langer und schwerer Eingriff bevor oder ist mit über Tage dauernder Infusionstherapie und der Notwendigkeit parenteraler Ernährung zu rechnen, muß auf Insulin umgestellt werden. Man darf sich keinesfalls scheuen, eine solche Umstellung auch noch zu jedem späteren Zeitpunkt vorzunehmen, wenn es die Situation erfordert.

1.2 Perioperative Betreuung des Diabetikers

Zur Kontrolle und Behandlung des Diabetikers vor, während und nach Operationen gibt es eine Fülle von Schemata (1). Hier hat sich in den letzten Jahren ein gewisses Maß an Kongruenz der Ansichten entwickelt. Es lassen sich deshalb durchaus Leitlinien angeben, die hinreichend übersichtlich sind und eine gute Stoffwechselführung mit vertretbarem Aufwand ermöglichen (13, 16, 20, 24, 34).

Tabelle 2. Symptome der diabetischen Neuropathie

Orthostatische Dysregulation
Magenatonie und -retention
Diarrhö
Schwitzen
Blasendysfunktion und Urinretention
Impotenz
Herz-Atem-Stillstand

Schon während der präoperativen Untersuchung müssen die wesentlichen Festlegungen über das weitere Vorgehen getroffen werden. In allen schwierigen Fällen muß sich der Anästhesist mit dem Diabetologen beraten und die Strategie mit diesem absprechen. Bei der Mehrzahl geplanter Eingriffe ist das problemlos möglich, weil sie ohnehin erst dann vorgenommen werden dürfen, wenn der Blutzucker so gut wie möglich eingestellt ist.

Zum vollständigen Untersuchungsprogramm gehört das Fahnden nach Folgeerkrankungen des Diabetes, die zusätzliche Komplikationen im intra- und postoperativen Verlauf auslösen können. Hierunter fallen insbesondere Gefäßschäden (Makro- und Mikroangiopathien, Hypertonus), Nephro- und Neuropathien. Eine vegetativ-autonome Neuropathie findet sich bei 20 - 40 % der Diabetiker und äußert sich in verschiedenen Symptomen (Tabelle 2), die die Beurteilung des vegetativen Funktionszustands einschließlich der Narkosetiefe erschweren und andererseits die Entwicklung von Komplikationen begünstigen können (9).

Die Durchführung und Überwachung einer adäquaten Diabetesdiät sollte in jeder operativen Klinik gewährleistet sein. Die Kalorienzufuhr muß so groß sein, daß keine Katabolie ausgelöst wird. Ist eine Gewichtsreduktion erwünscht und aus zeitlichen Gründen möglich, soll diese in einer internistischen Klinik erfolgen. Ab dem Abend des Tages vor der Operation dürfen keine langwirkenden oralen Antidiabetika oder Langzeitinsuline mehr verabfolgt werden. Intermediärinsuline sind nur vertretbar, wenn der Patient am Morgen des Operationstages eine Glukoseinfusion erhält.

Am Morgen des Operationstages wird zum üblichen Zeitpunkt (meist 6.00 Uhr) der Blutzucker bestimmt und dann nach einem der in den Tabellen 3 bis 5 angegebenen Schemata verfahren. Die Kriterien, welche Patienten präoperativ auf Insulin umgestellt werden müssen, sind in Tabelle 4 aufgeführt. Insulinbedürftige Patienten erhalten nach der Blutzuckerkontrolle eine Infusion mit 5%iger Glukoselösung, der im Regelfall 20 mmol/l KCl, bei Bedarf auch andere Elektrolyte zugegeben werden. Statt Glukose kann auch Lävulose verwendet werden, sie bringt aber keine Vorteile. Diese Infusion muß über die Operation hinaus so lange fortgesetzt werden, bis eine orale Nahrungsaufnahme erfolgt. Bei Bedarf ist selbstverständlich ein Ersatz durch höherprozentige Glukoselösungen möglich, wenn dies zur parenteralen Ernährung oder zur Einstellung des Blutzuckers notwendig ist. Die Insulindosen

Tabelle 3. Perioperative Behandlung des insulinunabhängigen Diabetes

1. Umfaßt Patienten, die
   - nur mit Diät und/oder oralen Antidiabetika gut eingestellt sind,
   - stabile Blutzuckerwerte < 250 mg/dl haben,
   - sich kleinen oder mittleren Eingriffen unterziehen,
   - postoperativ bald oral Nahrung aufnehmen können.

2. Andernfalls soll präoperativ auf Insulin umgestellt werden; dies insbesondere bei
   - hohen Dosen von Sulfonamidderivaten,
   - septischen Infektionen,
   - multiplen Verletzungen,
   - Schock,
   - Verbrennungen.

3. Am Operationstag keine oralen Antidiabetika.

4. Bestimmung des morgendlichen Nüchternblutzuckers.

5. Unmittelbar nach der Operation und 4 h später Blutzuckerkontrolle. Abfangen von Blutzuckerspitzen mit 4 - 8 E Altinsulin i.m. möglich, aber oft nicht erforderlich.

Tabelle 4. Perioperative Behandlung des insulinabhängigen Diabetes mit stabiler Stoffwechsellage

1. Am Morgen des Operationstages Anlegen einer Infusion von 5%iger Glukoselösung mit Zusatz von 20 mmol/l KCl. Infusionsgeschwindigkeit 125 ml/h/70 kg.

2. Nach Beginn der Infusion subkutane Verabreichung der Hälfte der üblichen morgendlichen Insulindosis. Verwendung eines Intermediärinsulins, gegebenenfalls auch von Altinsulin.

3. Kontrolle des Blutzuckerspiegels zu diesem Zeitpunkt und dann in 4stündigem Abstand. Dies gilt auch bei verzögertem Operationsbeginn.

4. Volumen-, Flüssigkeits- und Elektrolytsubstitution während der Operation wie üblich nach Bedarf.

5. Abfangen von Blutzuckerspitzen mit kleinen zusätzlichen Insulindosen (4 - 8 E Altinsulin i.v. oder i.m.).

6. Unmittelbar postoperativ Fortsetzung dieses Schemas. Möglichst zügiger Übergang zu oraler Nahrungsaufnahme.

richten sich grundsätzlich nach den Blutzuckerwerten (vgl. Tabelle 5).

Tabelle 5. Perioperative Behandlung des insulinabhängigen Diabetes mit labiler Stoffwechsellage oder postoperativer Notwendigkeit längerer Infusionstherapie oder bei sehr langen und schweren Eingriffen

---

1. Am Morgen des Operationstages Anlegen einer Infusion von 5%iger Glukoselösung mit Zusatz von 20 mmol/l KCl. Infusionsgeschwindigkeit 125 ml/h/70 kg.

2. Parallel dazu wird eine Altinsulinlösung (1 E/ml über eine Perfusorpumpe kontinuierlich infundiert. Die Dosierung richtet sich nach dem bisherigen Insulinbedarf und beträgt meist 1 - 2 E/h, bei schweren Fällen bis zu 6 E/h.
Faustregel: Insulinbedarf (E/h) = Blutzucker (mg/dl)/150.

3. Blutzuckermessungen anfangs 2-, bei stabilen Werten 4stündlich. Intraoperativ stündliche Kontrollen empfehlenswert, gegebenenfalls mittels Teststäbchen und Reflektometer.

4. Intraoperativ Fortsetzen von Glukose- und Insulininfusion. Volumen-, Flüssigkeits- und Elektrolytersatz nach Bedarf.

5. Postoperativ Beibehaltung dieses Schemas, bis orale Nahrungszufuhr möglich. Dann Übergang auf Insulin s.c. oder i.m.

6. Insulininfusion darf nicht unterbrochen werden.

Häufige Blutzuckerkontrollen müssen gewährleistet sein. Wenn die Laborbefunde aus organisatorischen Gründen nicht schnell genug nach der Blutabnahme zur Verfügung stehen, ist die Verwendung von Teststreifen zu empfehlen. In Kombination mit Reflexionsphotometern ermöglichen sie im Operationssaal, im Aufwachraum und auf der Intensivstation eine einfache und engmaschige Überwachung des Blutzuckers ohne hohen Aufwand, deren Genauigkeit zwar begrenzt ist, aber für die Festlegung des akuten Insulin- und Glukosebedarfs genügt (8).

Bei den meisten insulinpflichtigen Patienten genügt ein Vorgehen mit intermittierenden Insulingaben nach dem Schema von Tabelle 4 ("Nontight control regimen" (20)). Am wichtigsten ist das morgendliche Insulin, das die Hälfte der üblichen Dosis beträgt. Später wird Insulin nur gegeben, wenn die (4stündlich vorzunehmenden) Blutzuckerkontrollen Werte über 250 - 300 mg/dl ergeben. Intraoperativ und immer dann, wenn die periphere Durchblutung sich ändern kann, also besonders bei Schock oder Hypothermie, darf Insulin nicht subkutan, sondern nur intramuskulär oder besser noch intravenös verabreicht werden. Ansonsten ist die Wirkung wegen unzuverlässiger Resorption unvorhersagbar (16).

Bei Patienten mit instabiler Stoffwechsellage, also vorzugsweise bei begleitenden Komplikationen, wie hämorrhagischer Pankreasnekrose, Schock oder Sepsis, ist die intravenöse Dauerzufuhr von Insulin indiziert ("Tight control regimen"; Tabelle 5). Die Infusion fixer Kombinationen von Glukose und Insulin wird ebenfalls empfohlen (1, 3), reduziert aber die Anpassungsmöglichkeiten an die aktuelle Stoffwechselsituation. Die höhere Flexibilität bei getrennter Infusion von Glukose und Insulin ist unter operativen Bedingungen mit ihrem nicht voraussehbaren Insulinbedarf sehr wesentlich (16). Wir bevorzugen deshalb in schweren Fällen das in Tabelle 5 beschriebene Vorgehen, welches sich beispielsweise bei der sehr schwierigen Einstellung von Patienten nach totaler Duodenopankreatektomie sehr bewährt hat (17). Als beste Möglichkeit der Stoffwechselsteuerung muß zweifellos das künstliche endogene Pankreas gelten. Da dieses Verfahren nicht für die Allgemeinheit zur Verfügung steht, sei es hier nur der Vollständigkeit halber erwähnt (24).

Gelegentlich liegt eine chirurgisch zu versorgende Notsituation bei Patienten im ketoazidotischen Koma vor. Wenn es möglich ist, den Eingriff zu verzögern, sollte zunächst etwa 6 h lang der Stoffwechsel nach den üblichen Regeln (2, 24, 34) mit Insulin und Infusionstherapie stabilisiert werden. Blutzuckerwerte unter 300 mg/dl und ein Serumbikarbonatgehalt von über 18 mmol/l sind anzustreben (13); Hyperventilation hat dabei günstige kompensierende Wirkungen auf den pH der Zerebrospinalflüssigkeit (16). Beim selteneren hyperglykämisch-hyperosmolaren Koma soll die Serumosmolalität durch Hydratation in etwa 6 h auf unter 320 mosmol/kg gesenkt werden. Zurückhaltung ist in jedem Fall mit der Gabe von Natriumbikarbonat geboten, das keinesfalls nach Standardformeln dosiert werden darf.

Wenig kritisch ist die Auswahl des Narkoseverfahrens. Die Anästhesie hat erheblich weniger Einfluß auf den Stoffwechsel als die Operation, und die heute gängigen Techniken (Inhalationsnarkose, NLA, balancierte Anästhesie) sind gleichermaßen geeignet (5, 13, 19). Das trifft auch für die Regionalanästhesie zu. Intra- und unmittelbar postoperativ kann bei Stoffwechselgesunden der Blutzuckeranstieg durch eine Katheterperiduralanästhesie weitgehend verhindert werden, nicht jedoch im weiteren postoperativen Verlauf ab dem zweiten postoperativen Tag (15, 23). Inwieweit dies für die intra- und postoperative Stoffwechselführung des Diabetikers vorteilhaft sein kann, ist bislang noch nicht untersucht. Zu beachten ist auf jeden Fall, daß Hypotensionen, die als Folge einer Periduralanästhesie auftreten, für den Diabetiker eine größere Gefährdung als für den Stoffwechselgesunden darstellen (16). Dem muß besonders während der Schwangerschaft und unter der Geburt Rechnung getragen werden, also auch bei der Sectio caesarea. Nach Spinalanästhesie entbundene Kinder diabetischer Mütter neigen zur Azidose (6), jedoch ist die genaue Einstellung des Blutzuckers und das strikte Verhüten jeglichen Blutdruckabfalls wichtiger als das Anästhesieverfahren als solches (19). Da die Insulinempfindlichkeit der Gebärenden enorm gesteigert ist, muß die peripartale Stoffwechselführung immer einem erfahrenen Diabetologen anvertraut werden.

Aus der Gruppe der mit dem Glukose- und Insulinstoffwechsel interagierenden Pharmaka sind die Betablocker herauszuheben. Sie verändern die sympathikoadrenerge Reaktion auf Hypoglykämien und sollen die Erholungszeit nach einem hypoglykämischen

Schock verlängern. Betablocker mit "Intrinsic activity" sollen diesbezüglich weniger gefährlich sein als solche ohne sympathische Eigenaktivität (16).

2 Extremes Übergewicht (Adipositas per magna)

Übergewicht von mehr als 20 - 30 % bedeutet ein erhöhtes Morbiditäts- und Mortalitätsrisiko. Übergewicht von mehr als 100 % wird als krankhaft bezeichnet. Epidemiologische Daten zeigen, daß bei Adipösen gehäuft chronische Erkrankungen, wie zerebrale Insulte, Herzkrankheiten, Diabetes mellitus, Fettstoffwechselstörungen, Zirrhose und Cholelithiasis, vorkommen (27). Für den Anästhesisten bedeutsam, weil das operative Risiko erhöhend, sind in vorderster Linie kardiopulmonale Funktionseinschränkungen. Komplikationen im Herz-Kreislauf-System (insbesondere hypertone Blutdruckreaktionen) und im respiratorischen System treten während der Narkose bei Übergewichtigen häufiger als bei Normal- oder Untergewichtigen auf (22). Nach großen Oberbaucheingriffen entwickeln praktisch alle Übergewichtigen postoperative pulmonale Komplikationen, wie Atelektasen, Ergüsse oder Bronchopneumonien (11). Aus diesen Gründen wird zunächst der Einfluß des Übergewichts auf das kardiopulmonale System behandelt, bevor auf die Narkoseführung eingegangen wird.

2.1 Kardiopulmonale Konsequenzen des extremen Übergewichts

Definitionsgemäß muß die "einfache" Adipositas vom sogenannten Pickwick-Syndrom unterschieden werden. Letzteres, das auch als adipositasinduziertes Hypoventilationssyndrom bezeichnet wird, ist selten und macht maximal 5 - 10 % der krankhaft Übergewichtigen aus. Es ist durch extreme Fettsucht, Somnolenz, Hyperkapnie, Hypoxämie, Polyglobulie und Herzvergrößerung charakterisiert; primärer Defekt ist die Hypoventilation ohne Lungenerkrankung (4).

Im Gegensatz zur üblichen Vorstellung benötigt der Adipöse einen erhöhten Stoffwechsel, um sein mächtiges "Fettorgan" zu erhalten und zu bewegen, wobei der auf die Körperoberfläche bezogene Grundumsatz normal bleibt (27). Die CO_2-Produktion, der O_2-Verbrauch und das Herzzeitvolumen (HZV) steigen linear mit dem Übergewicht an. Das ist nur um den Preis eines vermehrten Blutvolumens möglich, das großenteils zur Perfusion des Fettgewebes dient. Ein erhöhter arterieller Blutdruck ist häufig damit verknüpft (Tabelle 6). Diese Faktoren zusammen führen zu einer erhöhten mechanischen Belastung des Herzens. Der linksventrikuläre enddiastolische Druck liegt an der oberen Normgrenze oder ist gesteigert. Die Wahrscheinlichkeit einer Linksherzinsuffizienz nimmt zu. Der erhöhte myokardiale O_2-Bedarf, die Fettstoffwechselstörung und die Arterioskloseneigung bedingen eine Gefährdung des Patienten durch koronare Herzkrankheit.

Tabelle 6. Auswirkungen der Adipositas (per magna) auf das
kardiopulmonale System

I Kardiovaskulär
1. Erhöhtes Blutvolumen (systemisch und pulmonal)
2. Herzzeitvolumen und O_2-Verbrauch erhöht
3. Arterielle Hypertonie häufig
4. Pulmonale Hypertonie bei Belastung
5. Disposition zu Links- und Rechtsherzinsuffizienz
6. Disposition zu koronarer Herzkrankheit

II Pulmonal
1. Erhöhte Ruheventilation
2. Erniedrigte Thoraxcompliance
3. Erniedrigte FRC, VC und TLC
4. Erhöhte Atemarbeit
5. Erhöhter Energiebedarf der Atmung
6. Vorzeitiges, vermehrtes Airway closure
7. $\dot{V}_A/\dot{Q}$ erniedrigt, $\dot{Q}_S/\dot{Q}_t$ erhöht ($\rightarrow$ Hypoxämie)
8. Hypoventilation nur in schweren Fällen
9. Pulmonale Hypertonie und Cor pulmonale nur in schweren Fällen

---

Der erhöhte O_2-Verbrauch und die vermehrte CO_2-Bildung steigern die alveoläre Ruheventilation (Abb. 1). Entscheidend für die Einschränkung der pulmonalen Reserven ist die erniedrigte thorakale Compliance. Grund dafür ist das auf der Thoraxwand lastende Gewicht des Fettes und der erhöhte intraabdominelle Druck. Experimentell ist dieser Zustand durch Massebelastung von Thorax und Bauch mit Sandsäcken simuliert worden (33). Als Folge der verminderten Compliance nimmt die Totalkapazität (TLC) der Lunge ab. Die funktionelle Residualkapazität (FRC) wird auf Kosten des exspiratorischen Reservevolumens kleiner, so daß sich das Verhältnis zwischen FRC und Verschlußvolumen (Closing capacity) ändert. Das wiederum begünstigt den vorzeitigen Verschluß kleiner Atemwege (Airway closure) bei normaler Atmung (7). Da die Perfusion besonders in den abhängigen Lungenanteilen erhalten bleibt, entstehen erhebliche Ventilations-Perfusions-Inhomogenitäten, die schließlich in eine arterielle Hypoxie münden (Abb. 1). Demgegenüber ist eine zur Hyperkapnie führende Hypoventilation bei einfacher Adipositas ohne primäre Lungenerkrankung die Ausnahme und nur in fortgeschrittenen Fällen zu beobachten. Dann entwickeln sich langfristig eine pulmonale Hypertonie und ein Cor pulmonale. Häufig ist jedoch eine Linksherzinsuffizienz Ursache der Rechtsherzinsuffizienz des adipösen Patienten (12).

Verminderung der Compliance und metabolische Notwendigkeit der Hyperventilation erhöhen die Atemarbeit um 30 - 50 %. Relativ noch mehr ist der Energiebedarf der Atmung vergrößert. Der Wirkungsgrad der Atemmuskulatur ist demzufolge eher erniedrigt (28).

Erheblich wird die Ateminsuffizienz durch die Körperlage beeinflußt. Wie in Abb. 2 schematisch dargestellt ist, verrin-

PULMONALE INSUFFIZIENZ BEI ADIPOSITAS

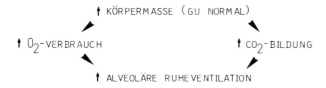

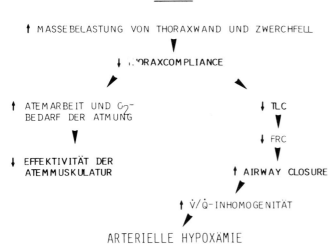

Abb. 1. Pathophysiologie der pulmonalen Insuffizienz bei krankhafter Übergewichtigkeit (Adipositas per magna). GU = Grundumsatz pro Körperoberfläche; TLC = Totalkapazität der Lunge; FRC = funktionelle Residualkapazität (28)

gern sich TLC und FRC im Liegen durch Zunahme des intraabdominellen Drucks erheblich, um bei Trendelenburgscher Lagerung (15° kopftief) nochmals abzusinken. Dadurch wird die Hypoxämie verstärkt, der Shunt nimmt zu. Die damit verbundene verstärkte Atemarbeit ist nur auf Kosten eines gesteigerten HZV zu leisten (18).

2.2 Narkosevorbereitung und -durchführung

Das präoperative Untersuchungsprogramm umfaßt die bei Risikopatienten üblichen Parameter. Neben dem selbstverständlichen EKG und Laborwerten sind Röntgenaufnahme des Thorax, Lungenfunktionsprüfung und arterielle Blutgasanalyse unerläßlich.

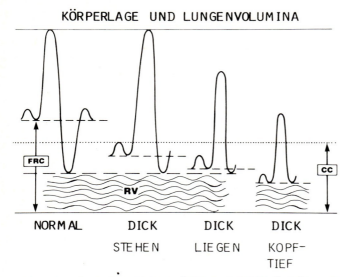

Abb. 2. Abhängigkeit der Lungenvolumina von der Körperposition und vom Gewicht. Die funktionelle Residualkapazität (FRC) ist bei Adipositas ("dick") erniedrigt. Im Liegen nimmt auch die totale Lungenkapazität (TLC) ab, und Kopftieflage verkleinert zusätzlich das Residualvolumen. CC = Closing capacity (28)

Die beiden letzteren sollten möglichst sowohl im Sitzen als auch im Liegen vorgenommen werden. Wie aus den Werten von Tabelle 7 entnommen werden kann, lassen sich manifeste Lungenfunktionsstörungen bei Patienten unter 50 Jahren nicht regelmäßig nachweisen; nur bei 2 % kamen schwere Grade vor. Auch eine manifeste Hypoxämie ist die Ausnahme. Hyperkapnie findet man nur bei zusätzlichen Lungenerkrankungen oder im höheren Alter. Häufig sind diabetische Stoffwechsellage und eine (durch intraoperative Probeexzision diagnostizierte) Leberverfettung. Niereninsuffizienz, Elektrolyt- oder Gerinnungsstörungen waren in diesem Krankengut seltene Befunde. Nach Hypokaliämien oder -chlorämien muß aber immer gefahndet werden.

Der Anatomie der Atemwege muß bei der körperlichen Untersuchung große Aufmerksamkeit gewidmet werden, weil sehr adipöse Patienten nicht selten Intubationsschwierigkeiten machen. Das liegt an einer verminderten Beweglichkeit des Kopfes und des Halses, besonders bei Überstreckung, einer eingeschränkten Beweglichkeit im Atlantookzipital- und im Temporomandibulargelenk, an breitem Unterkiefer und kurzem und dickem Hals. In zweifelhaften Fällen ist eine seitliche Röntgenaufnahme der Halsregion in Überstreckung anzufertigen (30). Wenn der Verdacht auf erschwerte Intubation besteht, sind entsprechende Vorsichtsmaßnahmen zu treffen.

Psychische Probleme, wie Antriebsarmut, vermindertes Selbstbewußtsein und vor allem Depressionsneigung, sind häufig (30). Das ist nach unserer Erfahrung im besonderen Maße bei Patien-

Tabelle 7. Befunde bei Patienten, die wegen Adipositas per magna operiert wurden (n = 437)

Geschlechtsverteilung	143 Männer
	294 Frauen
Alter	31 $\pm$ 8 Jahre
Größe	178 $\pm$ 7 cm (Männer)
	165 $\pm$ 6 cm (Frauen)
Gewicht	152 $\pm$ 27 kg (Männer)
	132 $\pm$ 25 kg (Frauen)
Relatives Übergewicht	95 $\pm$ 32 % (Männer)
	103 $\pm$ 41 % (Frauen)
Lungenfunktionsstörungen	
obstruktiv	37 %
restriktiv	3 %
kombiniert	4 %
Blutgasveränderungen	
Hypoxämie (P_aO_2 < 70 mm Hg)	16 %
Hyperkapnie (P_aCO_2 > 42 mm Hg)	7 %
Diabetes mellitus	
manifest	3 %
subklinisch	32 %
Leberverfettung	77 %
Operation	
Jejunoileostomie	265 Patienten
Magen-Bypass	172 Patienten

Tabelle 8. Technische Probleme der Anästhesie bei Patienten mit Adipositas per magna

Transport und Lagerung
Venöser Zugang (peripher und zentral)
Blutdruckmessung mit Manschettenverfahren
Arterielle Kanülierung
Sicherung freier Luftwege
Anatomie bei Regionalanästhesie

ten der Fall, die sich einer chirurgischen Therapie ihrer Adipositas unterziehen wollen. Diese Patienten dürfen keine Neuroleptika (Droperidol, Thalamonal) zur Prämedikation bekommen, weil diese oft akute Angstzustände mit Operationsphobie auslösen. Die intramuskuläre Applikation von Pharmaka muß mit besonderer Sorgfalt erfolgen, da bei Injektion ins Fettgewebe

Tabelle 9. Regeln für die Narkose bei Patienten mit Adipositas per magna

---

Keine Neuroleptika zur Prämedikation.

Oberkörper während Einleitung, Operation und Ausleitung so hoch wie möglich lagern, Kopftieflage vermeiden.

Aspirationsprophylaxe besonders wichtig.

Arterielle Blutgasanalyse und direkte Blutdruckmessung empfehlenswert, über 40 Jahre notwendig.

P_aO_2 muß größer als 70 mm Hg sein.

F_IO_2 muß mindestens 0,4 betragen.

PEEP verbessert Oxygenation wahrscheinlich nicht.

Methoxyfluran ist kontraindiziert, Halothan und Enfluran sind niedrig zu dosieren.

Relaxometrie empfehlenswert.

---

keine voraussagbaren Resorptionsverhältnisse vorliegen. Das gilt vor allem für stark lipophile Substanzen wie die meisten Benzodiazepine.

Die technisch-praktischen Probleme der Narkose sind nicht gering (25). Sie sind in Tabelle 8 zusammengefaßt und ergeben sich unmittelbar aus den anatomischen Gegebenheiten. Die Einleitung der Narkose soll möglichst bei erhöhtem Oberkörper (30°) erfolgen (Tabelle 9), um die FRC groß und die Atemarbeit klein zu halten. Zudem dient die Hochlagerung der Aspirationsprophylaxe. Adipöse sind nämlich diesbezüglich mehr als andere Patienten gefährdet, weil der intraabdominelle Druck, die Häufigkeit von Hiatushernien sowie die Menge und der pH des Magensaftes erhöht sind (10, 31).

Bei der Auswahl des Anästhesieverfahrens sind folgende Gesichtspunkte zu beachten. Regionalanästhesien sind aus anatomischen Gründen technisch schwierig, aber hinreichend sicher, wenn Blutdruckabfälle vermieden werden. Als Hauptindikation einer Katheterperiduralanästhesie muß die Verhütung schmerzbedingter FRC-Verminderungen und Sekretretentionen in der postoperativen Phase gelten. Routinemethode ist sicher meistens die Allgemeinanästhesie. Wenn auch nur die geringste Intubationsschwierigkeit zu erwarten ist, müssen zur Einleitung kurzwirkende Mittel verwendet werden. Ausreichende Präoxygenierung ist zwingend. Eine prinzipielle Überlegenheit irgendeines Narkoseverfahrens besteht nicht (30). Wir bevorzugen die NLA wegen ihrer geringen metabolischen Folgewirkungen (25). Dagegen ist die Biotransformation von Inhalationsanästhetika bei Adipösen beschleunigt, so daß Methoxyfluran sogar als kontraindiziert anzusehen ist. Halothan und Enfluran sollten eher niedrig dosiert werden (29, 35).

Infusionslösungen und intravenöse Narkosemittel werden beim stark Übergewichtigen nicht nach dem tatsächlichen Körpergewicht, sondern zunächst nach dem Broca-Indexwert (Körpergröße in cm minus 100) dosiert. Bei nicht ausreichender Wirkung kann dann die Dosis erhöht werden. Ähnliches gilt für die Narkosebeatmung. Ausgehend vom Broca-Indexwert (BI) wird ein Atemzugvolumen von 10 - 12 ml/kg BI und eine Beatmungsfrequenz von 14 - 16 Atemzügen/min eingestellt und dann beide Werte unter Berücksichtigung des Beatmungsdrucks anhand der Blutgasanalyse korrigiert.

Während der Operation gilt die Hauptsorge der Vermeidung von Hypoxämien. Voraussetzung dafür sind häufige Blutgasanalysen bei allen gefährdeten Patienten, d. h. bei solchen, die begleitende kardiopulmonale Erkrankungen haben, womit jenseits des 40. Lebensjahres immer zu rechnen ist. Die richtige Lagerung hat einen entscheidenden Einfluß (Tabelle 9). Flache oder gar Kopftieflagerung ist tunlichst zu vermeiden. Auch ein zu forsches Auseinanderziehen der Bauchdecken wirkt sich ungünstig auf den arteriellen PO_2 aus (26). Eine F_IO_2 von 40 % ist mindestens erforderlich, nicht selten sogar unzureichend (32). Ein PEEP von 10 - 15 cm H_2O soll die Oxygenation sogar verschlechtern, möglicherweise durch Abnahme des HZV und Umverteilung der Perfusion in nichtventilierte Areale (21).

Bei sorgfältiger Narkoseführung ist am Operationsende eine Extubation nach ähnlichen Kriterien wie bei Normalgewichtigen möglich. Voraussetzung ist sorgfältige Überprüfung von Vigilanz, Atemtätigkeit, Reflexaktivität und Motorik. Für letztere empfiehlt sich ein akkurates Überprüfen der Restrelaxation mit elektrophysiologischer Standardmethodik. Von den 437 Patienten, die bei uns wegen Adipositas per magna operiert wurden (Tabelle 7), wurden 87 % im Operationssaal, die restlichen 13 % im Mittel 3 h später extubiert. Nur 5 % mußten postoperativ nachbeatmet werden (im Mittel 4,3 h). In der postoperativen Betreuung steht wie schon intraoperativ die Vermeidung bzw. Behandlung jeglicher Hypoxämie im Vordergrund. Oberkörperhochlage, O_2-Gabe, Sekretmobilisation und gegebenenfalls CPAP-Anwendung sind die wichtigsten Maßnahmen.

3 Sonstige Erkrankungen

Die Bedeutung von selteneren Erkrankungen des Kohlenhydrat- oder Lipidstoffwechsels für die Anästhesie ist geringer. Aufmerksamkeit verdienen in erster Linie Erkrankungen, die Hypoglykämien auslösen, wie Inselzelladenome und -karzinome und die Hypophyseninsuffizienz. Wie bereits ausgeführt, besteht die Gefahr von Hypoglykämien darin, daß ihre Symptome durch die Narkose überdeckt werden. Dem ist nur durch häufige Blutzuckerbestimmungen zu begegnen. Insulinome sollten möglichst in Zentren operiert werden, in denen ein künstliches endogenes Pankreas eingesetzt werden kann (20). Hyperlipidämien spielen nur insofern eine Rolle, als sie gehäuft bei Arteriosklerosekranken vorkommen; dabei muß besonders an eine koronare Herzkrankheit gedacht werden.

Die Gicht als Krankheit des Harnsäurestoffwechsels ist eine typische Erkrankung des älteren und übergewichtigen Patienten mit erhöhtem kardiovaskulärem Risiko (14). Das zur Anfallstherapie der Gicht verwendete Colchizin soll nach tierexperimentellen Befunden den Anästhesiebedarf vermindern. Da perioperativ eine Fülle antidiuretischer Mechanismen (Nahrungs- und Flüssigkeitskarenz, vermehrte ADH- und Aldosteronsekretion) wirksam werden, muß für eine ausreichende Wasserdiurese gesorgt werden. Diuretika sind dagegen zu vermeiden, weil sie die renale Harnsäureelimination hemmen.

Literatur

1. ALBERTI, K. G. M. M., THOMAS, D. J. B.: The management of diabetes during surgery. Brit. J. Anaesth. 51, 693 (1979)

2. ALTHOFF, P.-H.: Endokrine Notfälle. In: Notfallmedizin. Klinische Anästhesiologie und Intensivtherapie (eds. F. W. AHNEFELD, H. BERGMANN, C. BURRI, W. DICK, M. HALMAGYI, E. RÜGHEIMER), Bd. 10, p. 191. Berlin, Heidelberg, New York: Springer 1976

3. BOWEN, D. J., NANCEKIEVILL, M. L., PROCTOR, E. A., NORMAN, J.: Peri-operative management of insulin-dependent diabetic patients. Use of continuous intravenous infusion of insulin-glucose potassium solution. Anaesthesia 37, 852 (1982)

4. BURWELL, C. S., ROBIN, E. D., WHALEY, R. D., BICKELMANN, A. G.: Extreme obesity associated with alveolar hypoventilation: a pickwickian syndrome. Amer. J. Med. 21, 811 (1956)

5. CLARKE, R. S. J.: The hyperglycaemic response to different types of surgery and anaesthesia. Brit. J. Anaesth. 42, 45 (1970)

6. DATTA, S., BROWN, W. U.: Acid-base status in diabetic mothers and their infants following general or spinal anesthesia for caesarean section. Anesthesiology 47, 272 (1977)

7. DOUGLAS, F. G., CHONG, P. Y.: Influence of obesity on peripheral airways patency. J. appl. Physiol. 33, 559 (1972)

8. ENZMANN, V.: Diabetes mellitus, Narkose und Operation. Anästh. Inform. 17, 117 (1976)

9. EWING, D. J., CLARKE, B. F.: Diagnosis and management of diabetic neuropathy. Brit. J. Med. 285, 916 (1982)

10. FOX, G. S.: Anaesthesia for short circuiting in the morbidly obese with reference to the pathophysiology of gross obesity. Canad. Anaesth. Soc. J. 22, 307 (1975)

11. HANSEN, G., DRABLOS, P. A., STEINERT, R.: Pulmonary complications, ventilation and blood gases after upper abdominal surgery. Acta anaesth. scand. 21, 211 (1977)

12. HEDLEY-WHYTE, J., BURGESS, G. E., FEELEY, T. W., MILLER, M. G.: Applied physiology of respiratory care, chapt. 25. Boston: Little, Brown 1976

13. IZENSTEIN, B. Z., DLUHY, R. G., WILLIAMS, G. H.: Endocrinology. In: To make the patient ready for anesthesia: medical care of the surgical patient (ed. L. D. VANDAM), p. 112. Menlo Park (Ca.), Reading (Ma.), London, Amsterdam, Don Mills (Ont.): Addison-Wesley 1980

14. JACKSON, S. H.: Genetic and metabolic disease: inborn errors of metabolism. In: Anesthesia and uncommon diseases: pathophysiologic and clinical correlations (eds. J. KATZ, L. B. KADIS), p. 1. Philadelphia, London, Toronto: Saunders 1973

15. KOSSMANN, B., VÖLK, E., SPILKER, D., MAIER, V., FEHM, H.-L.: Perioperative Glukoseregulation bei Operation eines aortobifemoralen Bypass unter Neuroleptanalgesie im Vergleich zu thorakaler Periduralanaesthesie. In: Regionalanaesthesie. Anaesthesiologie und Intensivmedizin (ed. J. B. BRÜCKNER), Bd. 148, p. 147. Berlin, Heidelberg, New York: Springer 1982

16. MILLER, J., WALTS, L. F.: Perioperative management of diabetes mellitus. In: Anesthesia and the patient with endocrine disease (ed. B. R. BROWN), p. 91. Philadelphia: Davis 1980

17. PASCH, Th., KAMP, H. D.: Anästhesie und Intensivtherapie. In: Chirurgie des exokrinen Pankreas (ed. Ch. GEBHARDT). Stuttgart, New York: Thieme (Im Druck)

18. PAUL, D. R., HOYT, J. L., BOUTROS, A. R.: Cardiovascular and respiratory changes in response to change of posture in the very obese. Anesthesiology 45, 73 (1976)

19. REES, G. A. D., HAYES, T. M., PEARSON, J. F.: Diabetes, pregnancy and anaesthesia. In: Obstetric anaesthesia and analgesia: safer practice. Clinics in obstetrics and gynaecology (ed. M. ROSEN), vol. 9, no. 2, p. 311. London, Philadelphia, Toronto: Saunders 1982

20. ROIZEN, M. F.: Preoperative evaluation of patients with diseases that require special preoperative evaluation and intraoperative management. In: Anesthesia (ed. R. D. MILLER), vol. 1, p. 21. New York, Edinburgh, London, Melbourne: Churchill Livingstone 1981

21. SALEM, M. R., DALAL, F. Y., ZYGMUNT, M. P., MATHRUBHUTHAM, M., JACOBS, H. K.: Does PEEP improve intraoperative arterial oxygenation in grossly obese patients? Anesthesiology 48, 280 (1978)

22. SCHERRER, P., STRIEBEL, J. P.: Die Beurteilung des Anästhesierisikos mit verschiedenen Parametern und deren Wertigkeit. Krankenhausarzt 56, 278 (1983)

23. SEELING, W., ALTEMEYER, K.-H., BERG, S., FEIST, H., SCHMITZ, J.-E., SCHRÖDER, M., AHNEFELD, F. W.: Die kontinuierliche thorakale Periduralanaesthesie zur intra- und postoperativen Analgesie. Anaesthesist 31, 439 (1982)

24. SEELING, W., FALK, H., GRÜNERT, A.: Ursachen, Erkennung und Behandlung von Störungen des Stoffwechsels, Wasser-Elektrolyt- und Säuren-Basen-Haushaltes nach Anästhesie und Operation. In: Aufwachraum - Aufwachphase. Eine anästhesiologische Aufgabe. Klinische Anästhesiologie und Intensivtherapie (eds. F. W. AHNEFELD, H. BERGMANN, C. BURRI, W. DICK, M. HALMAGYI, G. HOSSLI, E. RÜGHEIMER), Bd. 24, p. 182. Berlin, Heidelberg, New York: Springer 1982

25. TIEFEL, H.: Die Anästhesie bei adipösen Patienten. In: Die chirurgische Therapie von Adipositas und Hyperlipidämie (ed. B. HUSEMANN), p. 66. Baden-Baden, Brüssel: Witzstrock 1975

26. TSUEDA, K., PUGH, S. T., BOYAN, C. P.: Pattern of oxygenation during intestinal bypass for morbid obesity. Anesthesiology 45, 668 (1976)

27. VAUGHAN, R. W.: Definitions and risk of obesity. In: Anesthesia and the obese patient (ed. B. R. BROWN), p. 1. Philadelphia: Davis 1982

28. VAUGHAN, R. W.: Pulmonary and cardiovascular derangements in the obese patient. In: Anesthesia and the obese patient (ed. B. R. BROWN), p. 19. Philadelphia: Davis 1982

29. VAUGHAN, R. W.: Biochemical and biotransformation alterations in obesity. In: Anesthesia and the obese patient (ed. B. R. BROWN), p. 55. Philadelphia: Davis 1982

30. VAUGHAN, R. W.: Anesthetic management of the morbidly obese patient. In: Anesthesia and the obese patient (ed. B. R. BROWN), p. 71. Philadelphia: Davis 1982

31. VAUGHAN, R. W., BANER, S., WISE, L.: Volume and pH of gastric juice in obese patients. Anesthesiology 43, 686 (1975)

32. VAUGHAN, R. W., WISE, L.: Intraoperative arterial oxygenation in obese patients. Ann. Surg. 184, 35 (1976)

33. WALTEMATH, C. L., BERGMAN, N. A.: Respiratory compliance in obese patients. Anesthesiology 41, 84 (1974)

34. WATKINS, P. J.: Diabetic emergencies. Brit. med. J. 285, 360 (1982)

35. YOUNG, S. R., STOELTING, R. K., PETERSON, C., MADURA, J. A.: Anesthetic biotransformation and renal function in obese patients during and after methoxyflurane or halothane anesthesia. Anesthesiology 42, 451 (1975)

Pathophysiologie, Diagnose und Therapie der Myasthenia gravis

Von W. A. Nix, H. C. Hopf und G. Lüth

Die Myasthenia gravis ist eine ätiologisch unklare immunologische Erkrankung, bei der Antikörper gegen Acetylcholinrezeptoren zu einer schnellen Ermüdbarkeit und Parese der quergestreiften Muskulatur führen. Tageszeit und belastungsabhängige Muskelermüdung, die über Doppelbilder oder Ptose bis zu generalisierten Schwächen reichen, gestalten das klinische Bild sehr variabel. Krankheitsverlauf sowie bevorzugt befallene Muskelgruppen lassen eine orientierende Klassifizierung zu (11):

1   lokale okuläre Myasthenie
2 a leichte generalisierte Myasthenie mit okulären Symptomen
2 b mittelschwere Myasthenie mit leichten bulbären Symptomen
3   akute schwere Myasthenie mit bulbären Symptomen
4   schwere Myasthenie

Zahlenmäßig lassen sich etwa 15 - 20 % der Erkrankten in Gruppe 1 und 50 - 60 % in Gruppe 2 einordnen. Sonderformen der Erkrankung sind die kongenitale, die kongenital persistierende und die familiäre Myasthenie.

Die myasthene Muskelschwäche ist als Ausdruck einer gestörten Überleitungsstörung am neuromuskulären Übergang aufzufassen. Physiologisch ist, daß cholinergen Nerven Acetylcholin (ACh) als Transmitter dient und in Form von Quanten (ungefähr 1.000 ACh-Moleküle) aus Vesikeln in den synaptischen Spalt entlassen wird. Geht ACh an der Muskelendplatte eine Bindung mit einem ACh-Rezeptor ein, so bewirkt dies eine Membrandepolarisierung, die beim Überschreiten eines Schwellenwertes ein Aktionspotential bewirkt. Diese Vorgänge zeigen, daß sowohl präsynaptische, postsynaptische als auch Veränderung im synaptischen Spalt als Ursache einer Erregungsübertragungsstörung in Frage kommen (Tabelle 1).

Daß bei der Myasthenia gravis zirkulierende Immunkomplexe pathogenetisch wirksam sind und die Struktur der postsynaptischen Membran schädigen, ist heute unbestritten (3, 9). Zur Erhellung dieses Phänomens hat im Tiermodell die experimentelle Autoimmunmyasthenie wesentlich beigetragen. In welchem Ausmaß zellgebundene und humorale Immunität eine Rolle spielen, ist ebenso unklar wie die pathoätiologische Stellung der immunkompetenten Thymusdrüse. Schätzungsweise liegt bei nur 10 - 20 % der Myastheniepatienten eine normale Drüse vor, 10 - 40 % weisen ein Thymom auf. Unter den Immunkomplexen gelang es, myastheniespezifische, gegen Acetylcholinbindungsstellen gerichtete Antikörper zu isolieren (8). Damit läßt sich erklären, daß bei erkrankten Personen ein Verlust von über 80 % der verfügbaren Bindungsstellen auftreten kann (4).

Tabelle 1. Präsynaptische, postsynaptische Störungen sowie eine im synaptischen Spalt gelegene Störung können Ursache einer defekten Erregungsübertragung vom Nerven auf den Muskel sein

A. Präsynaptische Nervenmembran

1. Gestörte Impulsfortleitung
2. Gestörte ACh-Synthese
3. Verminderte Quantenfreisetzung pro Impuls
   (Botulismus, Eaton-Lambert-Syndrom)
4. Freisetzung defekter Transmitter

B. Synaptischer Spalt

1. Verlängerte Diffusionsstrecke
2. Hemmung der Cholinesterase (z. B. E 605)

C. Postsynaptische Muskelmembran

1. Verminderung der ACh-Rezeptoren
2. Besetzung der ACh-Rezeptoren
   kompetitiv nichtdepolarisierend irreversibel: α-Bungaratoxin
   kompetitiv nichtdepolarisierend reversibel: d-Tubocurarin
                                                 Pancuronium
   depolarisierend: Succinylcholin
   Sterische Behinderung der Rezeptoren durch Antikörper an der Membran
3. Veränderte Membranstruktur

An der normalen Endplatte (Abb. 1) liegen sich, nur durch einen schmalen Spalt getrennt, die vesikelfreisetzenden Zonen der präsynaptischen Nervenmembran und die postsynaptischen ACh-Rezeptoranhäufungen gegenüber. Depolarisation der präsynaptischen Membran bewirkt einen Kalziumeinstrom sowie Freisetzung von Quanten aus den Vesikeln. Bei repetitiver Depolarisierung weist das erste Endplattenpotential (EPP) eine höhere Amplitude als die darauffolgenden auf. Der erneute Amplitudenanstieg ist Ausdruck eines Steady state von Kalziumein- und -ausstrom sowie Vesikelverbrauch und -angebot (Abb. 2). Normalerweise ist das EPP viermal größer als die zur Auslösung eines Muskelaktionspotentials nötige Schwelle. Die myasthene Endplatte ist morphologisch verändert (Abb. 1). Der synaptische Spalt ist durch die Nivellierung des Membranreliefs verbreitert und die topographische Beziehung der präsynaptischen aktiven Zone zu den ACh-Rezeptoren gestört. Bei reduzierter ACh-Rezeptorenzahl ist ein Teil der Bindungsstellen durch Immunkomplexe gestört. In dieser Situation bewirkt eine ACh-Freisetzung Endplattenpotentiale mit deutlich reduzierter Amplitude (Abb. 3). Repetitive Nervenreizung läßt die Endplattenpotentialamplitude unter die kritische Schwelle absinken. Das über dem Muskel als Summe aller Einzelfasern abgeleitete Aktionspotential weist jetzt einen Amplitudenabfall auf. Temperaturerhöhung wie z. B. Fieber verstärkt diesen Effekt.

Bei der Diagnosesicherung kommt daher der <u>Stimulationselektromyographie</u> als Endplattenbelastungstest große Bedeutung zu. Am

Normale
neuromuskuläre Synapse

Myasthene
neuromuskuläre Synapse

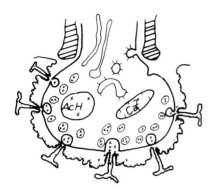
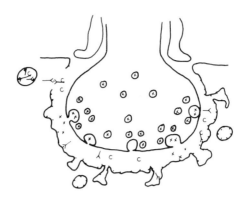

Abb. 1. Schematisiert ist die normale und myasthene neuromuskuläre Synapse dargestellt. Die Acetylcholin-(ACh)-Vesikel entlassen an der normalen Synapse die Transmittermoleküle auf die direkt gegenüberliegenden dicht gepackten ACh-Rezeptoren. Die Freisetzungsgeschwindigkeit aus den Vesikeln wird durch das Kalzium im Zytoplasma mitbestimmt, wobei die Mitochondrien eine wichtige Regelfunktion einnehmen. An der myasthenen Endplatte führen Antikörper (λ) gegen Acetylcholinrezeptoren in Verbindung mit Komplement (C) zur Membrandestruktion. Die verlängerte Diffusionsstrecke im synaptischen Spalt bewirkt eine erhöhte Inaktivierung von ACh. Eine verminderte Transmittermenge trifft somit auf verminderte und veränderte Rezeptorenstrukturen

geeignetsten erwies sich die Aufzeichnung des Summenaktionspotentials eines proximalen Muskels (M. orbicularis oculi oder M. deltoideus) bei 3-Hz-Reizung des zugehörigen Nerven. Ein Abfall des fünften Potentials gegenüber dem ersten um mehr als 10 % ist pathologisch (2). Der systemische oder regionale Kuraretest bei Kurareapplikation in subklinischer Dosierung verschärft die Testbedingung durch Blockierung von Rezeptoren (5). Die hohe Kurareempfindlichkeit myastheniekranker Patienten behält diesen Test dem erfahrenen Untersucher vor. Von praktischer Bedeutung ist jedoch, daß bisher symptomfreie Patienten nach Narkose und Relaxation als Zeichen einer Dekompensation erheblich verzögert "aufwachen" und spontan atmen.

Eine Verbesserung der neuromuskulären Übertragung ist Grundlage des leicht anzuwendenden Tensilon-Tests. Mit Hilfe dieses Acetylcholinesterasehemmers läßt sich 30 s nach i.v. Verabreichung von 1 ml eine Besserung der Endplattenfunktion und Muskelkraft beobachten. Zur Durchführung wird über einen gut gesicherten venösen Zugang zunächst eine Testdosis von 0,2 ml = 2 mg gespritzt. Seltene Überempfindlichkeiten äußern sich insbesondere durch die muskarinartigen Nebenwirkungen (siehe später). Die in einer gesonderten Spritze immer bereits vorbereiteten 0,5 mg Atropin dienen dann als Antidot. Verstreicht 1 min reaktionslos, werden die restlichen 8 mg Tensilon gespritzt.

Normale neuromuskuläre Synapse

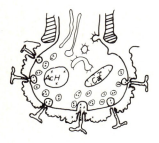
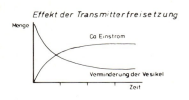
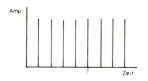
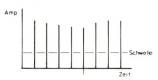

Abb. 2. Die zunächst in großer Zahl verfügbaren Vesikel werden bei repetitiver Reizung schnell aufgebraucht. Die Effektivität der Bereitstellung neuer Vesikel ist an einen erhöhten Kalziumspiegel im Zytoplasma gebunden. Bis zur Erlangung eines Gleichgewichts zwischen diesen beiden Vorgängen stellt sich für die ersten Reize einer Serie eine verminderte Transmitterfreisetzung ein. Dadurch sinkt die Amplitude des Endplattenpotentials kurzfristig ab. Da die kritische Schwelle zur Auslösung eines Aktionspotentials nicht unterschritten wird, ist die Muskelaktionspotentialamplitude unverändert

Ist die Diagnose gesichert, lassen sich bei etwa 80 % der Erkrankten Antikörper gegen ACh-Rezeptoren nachweisen, wobei deren Titer jedoch nicht mit der Schwere der Erkrankung parallel gehen muß. Ein weiterer wichtiger Bestandteil der Diagnostik ist die radiologische Darstellung der Thymusdrüse. Maligne oder benigne Thymome sind eine absolute, vergrößerte Drüsen eine relative Operationsindikation. Differentialdiagnostisch sind präsynaptische Syndrome (z. B. Eaton-Lambert-Syndrom) und Begleitkrankheiten, wie Hyperthyreose und Autoimmunprozesse, gleichfalls pharmakologisch induzierte Symptome (z. B. durch D-Penicillamine), auszuschließen.

Im Therapiekonzept gilt es folgende Punkte zu beachten:

1. eine postsynaptisch ausreichend hohe ACh-Konzentration zu erreichen,
2. die Anzahl verfügbarer Bindungsstellen am ACh-Rezeptor zu erhöhen,
3. die Produktion von endplattengerichteten Immunkomplexen zu vermindern,

Myasthene
neuromuskuläre Synapse

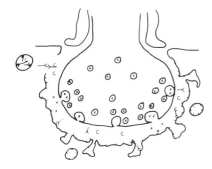
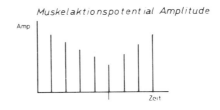
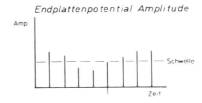

Abb. 3. An der myasthenen Endplatte sind die Endplattenpotentialamplituden gegenüber den normalen deutlich reduziert. Ein weiterer Abfall der Amplitude unter die kritische Schwelle verhindert ein Muskelaktionspotential. Als Folge einer repetitiven Reizung weist das Summenaktionspotential des Gesamtmuskels ein Amplitudendekrement auf

4. gegebenenfalls zu thymektomieren,
5. eine Krise frühzeitig zu erkennen.

Dem ersten Ziel dienen Acetylcholinesterasehemmer, wobei die in Tabelle 2 aufgeführten Präparate am gebräuchlichsten sind.

Durch die Stimulation von muskarin- oder nikotincholinergen Rezeptoren ergeben sich folgende Nebenwirkungen:

a) muskarinartige: Bauchkrämpfe, Schwitzen, erhöhte nasale und bronchiale Sekretion, Augentränen, Durchfall, Bradykardie, Myosis, Inkontinenz.
   Antidot: Atropin.

b) nikotinartige: Muskelkrämpfe, Muskelfaszikulieren oder Muskelschwäche.

Als ergänzende Maßnahme im Therapiekonzept, da nur gelegentlich anwendbar, läßt sich das zweite Ziel durch Plasmapherese erreichen (6, 7). Gelegentlich kann bereits 12 - 48 h nach der ersten Separation eine klinische Besserung beobachtet werden. Dieser Effekt kann damit erklärt werden, daß ein effektiver Austausch mit einer deutlichen Verminderung des ACh-Rezeptor-Antikörpertiters einhergeht (10). Sechs alternierende Plasma-

Tabelle 2. Die gebräuchlichsten Cholinesterasehemmer

Medikament	Handelsform	Applikationsfrequenz	Äquivalenzdose
Prostigmin	4 - 15 mg Tbl. 1 ml = 0,5 mg	3- bis 4stündlich 2- bis 3stündlich	0,5 mg i.v. = 15 mg oral oder 1,5 mg i.m.
Mestinon	1 ml Amp. = 1 mg 10 mg Tbl. 60 mg Tbl. 180 mg Drg.	2- bis 3stündlich 3- bis 4stündlich Retard-Form mit unsicherer Resorption 8- bis 10stündlich	1 mg i.v. = 30 mg oral
Mytelase	10 - 25 mg Tbl.	3- bis 6stündlich	1/3 der oralen Mestinondosis

pheresen über 12 Tage mit jeweils 2 l Plasmaaustausch haben sich aus unserer Sicht bewährt. Da chronische Formen kaum auf diese Therapie ansprechen, sind akute schwere Myasthenie sowie die therapierefraktäre myasthene Krise bevorzugte Indikationen. Bei allgemeiner Schwäche und zur Besserung der Atemfunktion kann auch prä- oder postoperativ die Plasmaseparation indiziert sein.

Dem dritten Ziel dienen immunsuppressive Maßnahmen. Neben Kortikosteroiden kommen zytotoxische Substanzen, wie Azathioprin und Cyclophosphamid, zur Anwendung.

Die individuelle Situation eines Patienten bestimmt die mit einer Thymektomie verbundenen prä- und postoperativen Maßnahmen. Die anästhesiologische Problematik findet sich an anderer Stelle detailliert erörtert (1, 12). Vor dem Eingriff genügt bei mittelschweren Fällen die übliche orale Abenddosis, schwere Fälle müssen parenteral substituiert werden. Postoperativ sollte bis zur Erlangung der Schluckfähigkeit die Medikation parenteral erfolgen. In jedem Fall ist bis dahin oder für mindestens 48 h eine intensive Überwachung notwendig. Häufig ist nach Thymektomie eine erhöhte Sensibilisierung gegenüber ACh zu beobachten. Postoperativ sollte daher bei ausreichendem Atemzugvolumen zunächst nur die Hälfte der präoperativen Dosis oral zugeführt werden. Im Falle des beatmungsbedürftigen Patienten ist die Medikation ebenso zunächst mit der äquivalenten parenteralen Dosis zu beginnen und bei Bedarf vorsichtig zu steigern.

Dem fünften Ziel dient eine sorgfältige Aufklärung des Patienten über seine Erkrankung. Plötzlicher Mehrbedarf an Anticholinesterase-Medikation oder Therapieresistenz können eine myasthene Krise hervorrufen. Therapeutische Dosen als auch Anticholinesterase-Überdosierung vermögen infolge ihrer Bindung an den ACh-Rezeptor und kurareähnlicher Wirkung eine cholinerge Krise zu provozieren. Rapider Kraftabfall sowie Ateminsuffizienz machen eine Intensivbehandlung unumgänglich. Die Fragen einer Medikamentenpause, Neueinstellung oder Plasmapherese müssen danach entschieden werden. Dem spontanen Auftreten einer Krise geht häufig ein fieberhafter Infekt voraus. Als weitere Ursache sind besonders myasthenieverstärkende Pharmaka zu beachten: Chinin, Chinidin, Procainamid, Lidocain, Aminoglykoside, Tetracycline oder unbedacht applizierte Kortikosteroide. Relativ kontraindiziert sind Myotonolytika. Diese Einschränkungen gelten nicht für die intensivpflegerische Situation mit ihren kontrollierten Bedingungen. Bakterielle Infekte lassen sich mit Cephalosporinen und Penicillinen gefahrlos behandeln.

Unter Berücksichtigung der vielfältigen therapeutischen Möglichkeiten stellen kritische Situationen bei myastheniekranken Patienten eine Herausforderung dar und verlangen nach intensiver interdisziplinärer Zusammenarbeit. Der Eigenart des Krankheitsbildes entsprechend müssen alle Maßnahmen auf den individuellen Krankheitsverlauf des einzelnen Patienten abgestimmt sein.

Literatur

1. CUNITZ, G.: Anästhesiologische Probleme. In: Myasthenia gravis (eds. G. HERTEL, H. MERTENS, K. RICKER, K. SCHIMRIGK), p. 217. Stuttgart: Thieme 1977

2. DESMEDT, J., BORENSTEIN, S.: Diagnosis of myasthenia gravis by nerve stimulation. Ann. N. Y. Acad. Sci. $\underline{274}$, 174 (1976)

3. ENGEL, A. G., LAMBERT, E., HOWARD, F.: Immune complexes (IgG and C_3) at the motor endplate in myasthenia gravis: ultrastructural and light microscopic localization and electrophysiologic correlation. Mayo Clin. Proc. $\underline{52}$, 267 (1977)

4. FAMBROUGH, D. M., DRACHMANN, D., SATYAMURTI, S.: Neuromuscular junction in myasthenia gravis: decreased acetylcholine receptor. Science $\underline{182}$, 293 (1973)

5. HERTEL, G., RICKER, K.: Der Curare-Test in der Diagnostik der Myasthenia gravis. Dtsch. med. Wschr. $\underline{102}$, 90 (1977)

6. KORNFELD, P., AMBINDER, E., MITTAG, T., BENDER, A., PAPATESTAS, A., GOLDBERG, I., GENKINS, G.: Plasmapheresis in refractory generalized myasthenia gravis. Arch. Neurol. $\underline{38}$, 478 (1981)

7. LIMBURG, P., THE, T., HUMMEL-TAPPEL, E., OOSTERHUIS, H.: Anti-acetylcholine receptor antibodies in myasthenia gravis. J. neurol. Sci. $\underline{58}$, 357 (1983)

8. LINDSTROM, I., SEYBOLD, M., LENON, V., WHITTINGHAM, D., DUANE, D.: Antibodies to acetylcholine receptors in myasthenia gravis. Neurology $\underline{26}$, 1054 (1976)

9. LINDSTROM, I.: Autoimmune response to acetylcholine receptors in myasthenia gravis and its animal model. In: Advances in immunology (eds. KUNKEL, DIXON), vol. 27, p. 33. New York: Academic Press 1979

10. NEWSOM-DAVIS, I., VINCENT, A., WARD, C., WILSON, S., PINCHING, A.: Plasmapheresis exchange: short and long-term benefits. In: Plasmapherins and the immunobiology of myasthenia gravis (ed. P. DAU), p. 199. Boston: Houghton Mifflin 1979

11. PERLO, V., POSKANZER, P., SCHWAB, R., VIETS, H., OSSERMAN, K., GENKINS, G.: Myasthenia gravis: Evaluation of treatment in 1355 patients. Neurology $\underline{16}$, 431 (1966)

12. WYLIE, W., CHURCHILL-DAVIDSON, H.: A practice of anaesthesia, 3rd ed., p. 909. Chicago: Year Book Medical Publishers 1972

Vorbereitung und Durchführung der Anästhesie bei Störungen der neuromuskulären Reizübertragung
Von S. Fitzal

Operative Eingriffe an Patienten mit Erkrankungen des neuromuskulären Systems stellen im anästhesiologischen Routinebetrieb ein relativ seltenes Ereignis dar. Gerade deshalb ist es schwierig, ausreichende persönliche Erfahrungen in der Narkoseführung und perioperativen Betreuung dieser Patienten zu gewinnen. Dabei ist das Schicksal dieser Patienten in hohem Maß von den Kenntnissen des Anästhesisten und dessen Geschick abhängig.

Bei neuromuskulären Störungen ist eine Reihe von Narkotika und Analgetika, vor allem aber Muskelrelaxanzien und auch andere, nicht unmittelbar mit dem gewählten Anästhesieverfahren in Zusammenhang stehende Pharmaka nur mit Einschränkungen anwendbar oder aber kontraindiziert. Daher sollten regionale Techniken vorrangig eingesetzt werden. Dies setzt jedoch eine gewisse Übung und Geschicklichkeit des Anästhesisten voraus. Ferner muß im Rahmen jedes operativen Eingriffs - auch bei optimaler anästhesiologischer Vorgangsweise - eine Verschlechterung der Symptomatik einkalkuliert werden, weshalb die Möglichkeit zur postoperativen intensivmedizinischen Betreuung bzw. postoperativen Beatmungstherapie in jedem Fall gegeben sein muß. Das laufende Behandlungsregime ist mit der jeweiligen Spezialabteilung abzusprechen und während der perioperativen Zeit neu zu evaluieren. In seltenen Fällen besteht sogar die Möglichkeit, daß die Diagnose einer neuromuskulären Erkrankung aufgrund des Auftretens intra- oder postoperativer Komplikationen erst vom Anästhesisten selbst gestellt wird.

Unter den verschiedenen Erkrankungen des neuromuskulären Systems (Tabelle 1) sollen einige, den Anästhesisten speziell interessierende Störungen herausgegriffen und zunächst folgende allgemeine Richtlinien aufgezeigt werden.

1. Wann immer möglich, sollen regionale Anästhesietechniken der Allgemeinnarkose vorgezogen werden. Hiervon ausgenommen sind jedoch entzündliche, neoplastische oder aber degenerative Prozesse des Rückenmarks. Wenngleich diese Erkrankungen keine absolute Kontraindikation für eine rückenmarksnahe Leitungsanästhesie darstellen, so sind mögliche medikolegale Probleme im Zusammenhang nachfolgender Verschlechterung des Zustandsbildes zu bedenken, auch wenn dieser Umstand in keinem unmittelbaren Zusammenhang mit der verwendeten Methode bzw. Durchführung derselben zu bringen ist. Ferner ist zu erwähnen, daß regionale Techniken durch die Pathologie der Erkrankung wesentlich erschwert sein können. Bei Durchführung einer Leitungsanästhesie sollten eher Lokalanästhetika aus der Amidgruppe verwendet werden, da Lokalanästhetika mit Esterbindungen z. B. zu Störungen der Muskelendplatten führen können. Zusätzlich

Tabelle 1. Störungen des neuromuskulären Systems

1. Störungen an der motorischen Endplatte:
   Vergiftungen (Botulismus, Magnesium, Biß oder Stich einiger
   Schlangen und Meerestiere)
   Myasthenia gravis

2. Erkrankungen der Muskulatur (Myopathien):
   Hereditäre Formen des myotonen Syndroms
   Symptomatische Myotonien
   Muskeldystrophien
   Familiäre periodische Paralyse
   Dermatomyositis

3. Erkrankungen, die zu Störungen der motorischen Neuronen führen:
   Zerebrale Schädigungen (spastische Tetra- und Hemiplegien,
   M. Parkinson, Epilepsie, Enzephalomyelitis, amyotrophe Lateralsklerose)
   Spinale Prozesse (Poliomyelitis, multiple Sklerose, Syringomyelie, traumatische und tumoröse Rückenmarksläsionen)
   Peripher neurale Prozesse (entzündliche und degenerative
   Polyneuritiden und Polyneuroradikulitiden, paraneoplastische Neuromyopathien, myasthenisches Syndrom)

---

wird empfohlen, mit möglichst geringen Mengen an Lokalanästhetika das Auslangen zu finden.

2. Ist die Durchführung einer Allgemeinanästhesie unumgänglich, so sollten in erster Linie Inhalationsanästhetika verabreicht werden. Intravenös applizierte Narkotika und Analgetika führen in den meisten Fällen zu einer deutlichen Verschlechterung der neuromuskulären Übertragung und sind daher, wenn überhaupt, nur in niedriger Dosierung anzuwenden. Da jedoch auch halogenierte Inhalationsanästhetika eine muskelrelaxierende Wirkung besitzen, sollen sie ebenfalls nur in geringen Konzentrationen verabreicht werden.

3. Die Vermeidung von Muskelrelaxanzien ist nicht für jede neuromuskuläre Störung eine Conditio sine qua non, jedoch sollen diese Pharmaka, wenn überhaupt, vorsichtig dosiert und das Ausmaß der neuromuskulären Blockade intraoperativ monitiert werden. Die frühzeitige Extubation und Vermeidung einer Nachbeatmung sind möglichst anzustreben, jedoch sollte man im Zweifelsfall nicht zögern, den Patienten bis zur vollständigen Wiederherstellung der neuromuskulären Funktion postoperativ zu beatmen, vor allem deshalb, da die respiratorischen Reserven dieser Patienten eingeschränkt sind.

4. Elektive Eingriffe sollten dann vorgenommen werden, wenn sich der Patient in gutem Allgemeinzustand befindet; ambulant durchgeführte Operationen sind abzulehnen. Präoperativ sind folgende Untersuchungen anzufordern: Lungenfunktionsprüfung, Blutgasanalyse und Röntgenaufnahme des Thorax, EKG (wegen einer möglichen Myokardmitbeteiligung), Urinstatus und eine kom-

plette hämatologische Analyse. Wegen des erhöhten Risikos postoperativer pulmonaler Komplikationen sind atemtherapeutische Maßnahmen sowohl prä- als auch postoperativ bei diesen Patienten besonders angezeigt.

Die meisten der zur Prämedikation verwendeten Pharmaka sind wegen möglicher atemdepressiver Nebenwirkungen zu vermeiden. Statt dessen ist die "Droge" der menschlichen Zuwendung (53) in verstärktem Maß einzusetzen.

5. Unabhängig vom gewählten Anästhesieverfahren müssen Herzfrequenz und arterieller Druck wegen häufiger Mitbeteiligung des Myokards und des Reizleitungssystems sowie besonders empfindlicher Reaktionen des autonomen Nervensystems durch lokalisierte oder diffuse Läsionen im Hirnstamm oder Rückenmark (55) besonders sorgfältig überwacht werden. Prä- und postoperativ durchgeführte spirometrische und blutgasanalytische Kontrollen geben Hinweise auf die Atemfunktion während des postoperativen Verlaufs. Die Überwachung der neuromuskulären Funktion ist nicht nur dann angezeigt, wenn Muskelrelaxanzien verwendet werden, sondern bei jedem operativen Eingriff unter Allgemeinanästhesie.

Spezielle Vorgangsweise

Störungen an der motorischen Endplatte: Myasthenia gravis

Bezüglich Pathogenese und Therapie dieser Erkrankung sei auf den vorhergehenden Beitrag hingewiesen. Neben den Akutmaßnahmen bei drohender oder manifester Krise werden anästhesiologische Maßnahmen bei myasthenischen Patienten in erster Linie für Thymektomien, seltener für geburtshilfliche und andere allgemeinchirurgische Eingriffe erforderlich. Für die präoperative Vorbereitung dieser Patienten gelten alle oben angeführten Richtlinien. Zusätzlich sollten Funktionstests der Schilddrüse durchgeführt werden, um eine häufig gleichzeitig bestehende Hypo- oder Hyperthyreose rechtzeitig zu diagnostizieren und zu behandeln. Letzten Erkenntnissen zufolge ist die Anticholinesterasetherapie während der perioperativen Zeit aufrechtzuerhalten, jedoch läßt die durch Bettruhe erzwungene verminderte Aktivität der Patienten eine Verringerung, in seltenen Fällen sogar Entzug der Medikation zu (Ruhebedarfsmedikation) (10, 34). Schon allein durch diese Maßnahme wird eine gewisse Relaxation der Muskulatur hervorgerufen, die aber nie so weit gehen soll, daß das Allgemeinbefinden des Patienten eingeschränkt ist. Die perorale Darreichungsform - nötigenfalls über eine nasogastrale Sonde - ist, mit Ausnahme bei Graviden (46), ebenfalls beizubehalten. Postoperativ sollte ein behutsamer Dosisaufbau mit Cholinesterasehemmern vorgenommen werden, beginnend mit einer minimalen Erhaltungsdosis.

Der Zeitpunkt der Extubation hängt unter anderem wesentlich vom Schweregrad der Erkrankung ab. Daher wären prognostische

Kriterien dafür, welche Patienten mit Sicherheit nachzubeatmen sind und welche nicht, von wesentlichem Nutzen. Solche Vorhersagekriterien wurden unter anderem von LEVENTHAL und Mitarbeitern (32) entwickelt, die Treffsicherheitsquote von 91 % konnte allerdings durch GRANT und JENKINS (23) nicht für alle operativen Eingriffe an Myasthenikern bestätigt werden. Nichtsdestoweniger muß bei langer Erkrankungsdauer, hoher Pyridostigmindosis ($\geq$ 750 mg/Tag), deutlich eingeschränkter Vitalkapazität (< 2,9 l) und bei Vorliegen bulbärer Symptomatik mit größter Wahrscheinlichkeit eine postoperative Nachbeatmung einkalkuliert werden.

Zur prämedikamentösen Sedierung kann Promethazin (Phenergan) verabreicht werden, auf andere Pharmaka, wie Barbiturate, Analgetika und Sedativa, muß wegen deren atemdepressiver Nebenwirkungen verzichtet werden. Von den meisten Autoren wird Thiopental zur Narkoseeinleitung empfohlen (10, 34, 61), eventuell ergänzt oder auch ersetzt durch Promethazin. Die zeitraubende und psychisch belastende Einleitung mit Inhalationsanästhetika (45) ist heute verlassen, ebenso wie die Wachintubation nach lokaler Oberflächenanästhesie (20). Die Intubation kann in den meisten Fällen ohne Anwendung eines Muskelrelaxans durchgeführt werden, da unter zwar fortbestehender, aber reduzierter Anticholinesterasetherapie und Ausfall der Morgendosis am Operationstag selbst die dafür nötige Muskelerschlaffung zumeist garantiert ist. Von manchen Autoren wird zwar gegenüber der Verabreichung von Suxamethonium in reduzierter Dosis kein Einwand erhoben (30, 39), die Wirkung depolarisierender Relaxanzien ist jedoch bei Myasthenikern nicht vorhersehbar. Erhöhte Resistenz oder aber überlange Wirkdauer, die Ausbildung eines Phase-II-Blocks, Herzrhythmusstörungen und Muskelzellschäden (10, 18) lassen die Anwendung von Suxamethonium fragwürdig erscheinen. Die Verabreichung von nichtdepolarisierenden Muskelrelaxanzien verbietet sich von selbst, die für den operativen Eingriff nötige Muskelerschlaffung wird durch den Zusatz von halogenierten volatilen Anästhetika erzielt.

Es ist unbestritten, daß bei diesen Patienten in erster Linie regionale Techniken bei Eingriffen an Extremitäten und des Unterbauches anzuwenden sind. Dafür weniger geeignet erscheinen bisher Eingriffe in der Oberbauchregion oder gar Thorakotomien. Für diese Regionen bietet sich die kombinierte Anwendung einer kontinuierlichen thorakalen Epiduralblockade mit oberflächlicher Inhalationsanästhesie an. Diese Methode wurde im eigenen Arbeitsbereich bei zwei Fällen mit Erfolg angewendet. Die Vorteile dieses Verfahrens liegen darin, daß Analgesie und Muskelrelaxation bis zur Höhe des blockierten Segments durch die rückenmarksnahe Leitungsanästhesie eintritt und zusätzlich Schlaf- und Reflexunterdrückung durch Anwendung von Lachgas und Halothan ermöglicht werden. Der bei Myasthenie nötigen Vorsicht vor Lokalanästhetika wird dadurch begegnet, daß Präparate mit Amidbindung verwendet werden, niedrige Blutspiegel durch eine minimale Beimischung von Adrenalin (1 : 300.000) zu erzielen sind und bei einer Thymektomie die Menge des Lokalanästhetikums durch eine segmentale thorakale Blockade ebenfalls einzusparen ist. Die benötigten Konzentrationen von Halothan sind bei dieser

Kombination äußerst gering (0,5 - 0,7 Vol.%). Weiters besteht
die Möglichkeit einer suffizienten postoperativen Schmerzthe-
rapie über den liegenden Epiduralkatheter, welche ohnedies
durch die Einschränkung im Gebrauch von Analgetika besonders
erschwert ist. Dadurch verbesserte Ventilation und Sekretabga-
be verringern das Risiko postoperativer pulmonaler Komplikationen; außerdem trägt die Schmerzbekämpfung wesentlich dazu
bei, einer Verschlechterung des myasthenischen Zustandsbildes
vorzubeugen. Zusätzlich ist zu erwähnen, daß die Motorik der
unteren Extremitäten und die Funktion von Blase und Rektum bei
der thorakalen Epiduralanästhesie erhalten bleiben.

Bei einer antibiotischen Abschirmung muß auf mögliche kurari-
forme Nebenwirkungen geachtet werden (51), die bei myasthenischen Patienten zu lebensbedrohlichen Zwischenfällen führen
können (29). Dies gilt neben Neomycin, Streptomycin, Gentami-
cin, Kanamycin, Polymyxin, Colistin, Tetracyclin und Lincomycin
(36) auch für hochdosierte Penicillingaben (16).

Die Anästhesieführung bei Patienten mit myasthenischem Syndrom
und karzinomatöser Neuropathie - beide zählen zu den peripher-
neuralen Störungen - ist grundsätzlich genauso zu handhaben wie
bei der Myasthenia gravis. Die Patienten mit myasthenischem
Syndrom, auch unter Eaton-Lambert-Syndrom (17) bekannt, weisen
Schwäche und Ermüdung vorwiegend in der proximalen Extremitäten-
muskulatur auf. Die Muskelschwäche ist häufig vergesellschaftet
mit einem kleinzelligen Bronchialkarzinom. Trotz einer Reihe
der Myasthenia gravis ähnlicher Symptome unterscheidet sich
diese Erkrankung in einigen wesentlichen Punkten (60), vor allem darin, daß diese Patienten kaum auf die Gabe von Cholin-
esteraseinhibitoren reagieren. In jüngerer Zeit konnte gezeigt
werden, daß 4-Aminopyridin in der Lage ist, die nerval evozierte
Acetylcholinfreisetzung im normalen Muskel zu verbessern (28).
Derselbe Effekt konnte auch beim Eaton-Lambert-Syndrom nachgewiesen werden (1).

Die von REISNER (44) beschriebenen paraneoplastischen Neuropathien treten ebenfalls gehäuft im Zusammenhang mit einem
Bronchuskarzinom, aber auch mit anderen Tumoren auf und sind
durch eine sensomotorische Symptomatik charakterisiert. Die
Muskelschwäche steht in keinem Verhältnis zum Schweregrad der
Grundkrankheit, d. h. das Ausmaß der erwarteten allgemeinen Ermüdung und Schwäche bei Karzinomkranken wird bei weitem über-
troffen. Auch hier tritt keine Verbesserung nach Gabe von Cholinesterasehemmern ein.

Erkrankungen der Muskulatur:

1. Myotones Syndrom
Dazu zählt eine Reihe degenerativer Erkrankungen der Muskulatur, speziell der Skelettmuskulatur (11, 15), welche durch eine abnorme Entspannungsverzögerung nach abgelaufener Muskel-
kontraktion charakterisiert sind (59). Es wurden drei Syndrome
beschrieben: Die Myotonia congenita, auch Thomsensche Erkrankung genannt, tritt bereits im Kindesalter auf, ebenso wie die

sehr selten vorkommende Paramyotonia congenita, welche nur
nach Kälteexposition nachweisbar ist. Da es bei beiden Erscheinungsformen zu keiner Muskeldystrophie oder aber Mitbeteiligung der glatten Muskulatur und des Herzmuskels kommt,
ist die Lebenserwartung dieser Patienten nicht eingeschränkt.
Die Myotonia dystrophica hingegen, auch bekannt als Myotonia
atrophica, Steinertsche oder Hoffmannsche Erkrankung, die häufigste und schwerste Form des myotonen Syndroms, führt durch
Zerstörung der Skelettmuskulatur, Veränderungen der glatten
Muskulatur, des Herzmuskels und des endokrinen Systems zu unaufhaltsamer Progression und schließlich unter den Erscheinungen schwerster respiratorischer und kardialer Insuffizienz zum
Tod (9, 19). Da beim myotonen Syndrom, speziell der Myotonia
dystrophica, mehrere Organe betroffen sind, können unter Allgemeinanästhesie verschiedenartige Komplikationen auftreten
(12).

Im Vordergrund steht die myotone Reaktion, die auch nach vollständiger mechanischer Durchtrennung oder klinischer Blockade
des Nerven bestehenbleibt (7). Sie tritt ebenfalls bei mechanischer Irritation, selbst nach Verabreichung von nichtdepolarisierenden Muskelrelaxanzien auf (22). Anhand der von MITCHELL
und Mitarbeitern (38) durchgeführten Untersuchungen konnten allerdings keine Unterschiede gegenüber Gesunden hinsichtlich der
mechanischen Reizbeantwortung unter dem Einfluß von d-Tubocurarin objektiviert werden. Gegen den Einsatz von Kurare und
dessen Analoga ist kein Einwand zu erheben (25, 43, 54), hingegen ist die Verwendung von depolarisierenden Muskelrelaxanzien absolut kontraindiziert. Nach Verabreichung von Suxamethonium können generalisierte myotone Kontraktionen auftreten, die
die Intubation und Ventilation des Patienten hochgradig erschweren oder sogar unmöglich machen (40, 54). Ebenso wurde vermutet,
daß unter Acetylcholinesterasehemmern myotone Reaktionen auftreten könnten (54), dies wurde jedoch durch die Untersuchungen von MITCHELL und Mitarbeitern (38) widerlegt.

KAUFMANN (27) ebenso wie BOURKE (6) beobachteten, daß bei an
Myotonie erkrankten Patienten hochgradige Atemdepression bzw.
Apnoe unter Thiopental auftrat und führten dies auf eine vermehrte Empfindlichkeit des Atemzentrums auf Barbiturate zurück.
Dies wurde auch von MITCHELL und Mitarbeitern (38) nicht nur
für Thiopental, sondern auch für andere Narkotika und Sedativa
bestätigt.

Ergänzungshalber wären symptomatische Myotonien zu erwähnen,
die im Zusammenhang mit verschiedenen allgemeinen Erkrankungen, wie Hyperthyreose, Glykogenspeicherkrankheiten, rheumatisch-entzündlichen Erkrankungen oder nach Applikation bestimmter Arzneimittel (Kortison) auftreten können. Für den Anästhesisten gelten dieselben Richtlinien wie bei den hereditären
Formen der Myotonie.

2. Muskeldystrophien
Unter einer Vielzahl verschiedener Dystrophieformen (vgl. 5)
seien nur einige bekanntere Syndrome genannt: Dystrophia musculorum pseudohypertrophica (Duchenne), Dystrophia faciosca-

pulohumeralis (Landouzy-Dejerine), Dystrophie der Arm- und
Schultermuskulatur (Erb), distale Myopathie (Gower). Es handelt sich dabei im wesentlichen um angeborene Störungen im Metabolismus der Muskulatur, die bereits im Kindes- oder frühen
Jugendalter auftreten. Häufig damit verbunden sind neben respiratorischen Störungen (37) kardiale Veränderungen im Sinn
von disseminierten Myokardnekrosen, weshalb myokardial depressiv wirkende Substanzen und Atropin eher zu vermeiden sind.
Die Verwendung von Suxamethonium ist kontraindiziert, da durch
Freisetzung von Myoglobin und Kalium aus der geschädigten Muskulatur schwerste Herzrhythmusstörungen auftreten können (35).
Gegen die Verabreichung geringer Dosen nichtdepolarisierender
Muskelrelaxanzien ist hingegen kein Einwand zu erheben. Das
Auftreten einer malignen Hyperthermie als mögliche Komplikation einer Allgemeinanästhesie bei Patienten mit Duchennescher
Muskeldystrophie muß eventuell in Betracht gezogen werden (8).

3. Dermatomyositis
Manche an dieser Erkrankung leidende Patienten zeigen eine
deutliche Schwäche der Muskulatur, die durch Cholinesterasehemmer gebessert werden kann (myasthenische Reaktion). Daher
sollten Muskelrelaxanzien mit Vorsicht angewendet werden.

4. Familiäre periodische Paralyse
Diese eher seltene Erkrankung ist entweder mit Hyper- oder Hypokaliämie verbunden, gelegentlich besteht auch Normokaliämie.
Es treten Attacken von Muskelschwäche oder Lähmung auf, die
durch psychischen Streß, Kälte, kohlenhydratreiche Mahlzeiten,
Infektion, Operation oder Unfall ausgelöst werden können (26).
Daher sollte bei der Anästhesieführung einer Minimierung von
Streß und Angst, normalen Serumkaliumwerten, der Vermeidung
eines Überangebots an Kohlenhydraten und einer Unterkühlung
erhöhte Aufmerksamkeit geschenkt werden. Über den Einfluß von
Anästhetika bei Vorliegen periodischer Lähmungen liegen bisher keine Daten vor. Es wird jedoch vermutet, daß während der
Lähmungsattacken eine erhöhte Sensitivität gegenüber nichtdepolarisierenden Muskelrelaxanzien besteht (10).

Erkrankungen, die zu Störungen der motorischen Neuronen führen

Zerebrale Schädigungen:

1. Epilepsie
Der an epileptiformen Krankheitsbildern erkrankte Patient ist
bestimmten Anästhetika gegenüber vulnerabel. Durch Methohexital (Brevimytal) können Konvulsionen provoziert werden (47);
BARON (3) berichtete über drei Patienten, die nach Anwendung
von Propanidid (Epontol) typische epileptische Anfälle bekamen,
ferner wurden Konvulsionen unter Althesin beobachtet (56).
Ketamin ist bekannt dafür, Exzitationen im zentralen Nervensystem auszulösen (31, 58), und unter Enfluran können epileptiforme EEG-Muster provoziert werden. Nicht unbedeutend ist außerdem die genaue Information über Art und Einstellung der Anti-

epileptikatherapie, da z. B. unter Phenytointherapie eine erhöhte Sensibilität gegenüber d-Tubocurarin beschrieben wurde (24).

2. M. Parkinson
Bei der idiopathischen Form ist ein Verlust an Dopamin in den Basalganglien nachzuweisen. Aber auch Medikamente, wie Phenothiazin, Reserpin und Butyrophenon, können ähnliche klinische Erscheinungsbilder auslösen. Die bei dieser Erkrankung allgemein durchgeführte Therapie mit Lävodopa sollte für den anästhesiologischen Eingriff nicht eingestellt werden, da es sonst zu einer lebensbedrohlichen akinetischen Krise kommen kann.

3. Amyotrophe Lateralsklerose
Bei dieser Erkrankung kommt es zu einer selektiven Degeneration der Vorderhornzellen im Rückenmark, der motorischen Anteile in der Medulla und des Pyramidaltrakts. Progressive muskuläre Atrophie und progressive Bulbärparalyse sind verschiedene Manifestationen dieser neuromuskulären Störung. Es besteht eine erhöhte Sensibilität gegenüber nichtdepolarisierenden und depolarisierenden Relaxanzien.

Spinale Prozesse: Multiple Sklerose

Unter einer Reihe von relativ unbekannten Demyelinisierungsprozessen ist die multiple Sklerose (MS; Encephalomyelitis disseminata) als wichtigster Vertreter dieser Erkrankungen hervorzuheben. Erste Symptome, wie Muskelschwäche, Sehstörungen, Taubheitsgefühl und Parästhesien, treten meist in jungen Jahren auf. Der schubweise Verlauf mit Exazerbationen und Remissionen kann mehr als 20 Jahre dauern. Die Ätiologie ist nach wie vor ungeklärt, der Verlauf der Erkrankung ist durch keine Therapie wesentlich beeinflußbar (vgl. Übersichtsarbeiten bei 13 und 42).

Im Schrifttum sind kaum Angaben über die Effekte von Narkotika, Analgetika oder Muskelrelaxanzien bei an MS erkrankten Patienten zu finden. Verschiedene Beobachtungen - zumeist handelt es sich um Fallberichte - sind uneinheitlich und wenig überzeugend. Die meisten Autoren sind der Ansicht, daß jede Form von Streß zu vermeiden wäre, da dieser zu einer Verschlechterung der Symptomatik führen könnte (4, 42). Für diese Behauptung fehlen jedoch stichhaltige Beweise. BASKETT und ARMSTRONG (4) vermuteten, daß eine Verschlechterung des Zustandsbildes nach Gabe von Thiopental auftreten könnte, diese Behauptung blieb jedoch nicht unwidersprochen (21, 50). Auffällig ist jedoch, daß eine postoperativ auftretende Zunahme der MS-Symptomatik meist mit einer intra- oder postoperativen Temperatursteigerung verbunden war. Hyperpyrexie, auch geringen Ausmaßes, scheint also ein wichtiger Faktor im Zusammenhang mit einer Exazerbation der MS zu sein (14). Ferner liegen Berichte darüber vor, daß die Durchführung einer Spinalanästhesie bei diesen Patienten von neuen Schüben gefolgt sein kann (2, 52). Eine mögliche Erklärung dafür wäre, daß der Demyelinisierungsprozeß zu einer erhöhten Empfindlichkeit des Rückenmarks auf mögliche neurotoxische Effekte des Lokalanästhetikums führen könnte (57).

WARREN und Mitarbeiter (57) sind daher der Meinung, daß eine Epiduralanästhesie bei diesen Patienten von geringeren Risiken begleitet sei, jedoch auch hier ist darauf zu achten, daß die Liquorkonzentration des verwendeten Lokalanästhetikums eine kritische Grenze nicht überschreitet und daher mehrmals aufeinanderfolgende Injektionen in den Epiduralraum zu vermeiden sind.

Faßt man diese Berichte zusammen, so sind folgende Richtlinien für die Durchführung einer Anästhesie bei Patienten mit MS zu geben: Prämedikation mit Diazepam oder anderen Diazepinabkömmlingen, Narkoseeinleitung mit einem Sauerstoff-Stickoxydul-Gemisch und Halothan, ergänzt durch Diazepam. Wenn nötig, können geringe Mengen nichtdepolarisierender Muskelrelaxanzien verabreicht werden. Die Körpertemperatur sollte sorgfältig monitiert und Abweichungen von der Norm korrigiert werden. Bei Durchführung rückenmarksnaher Leitungsanästhesien sollte eine Epiduralanalgesie gewählt werden (Single-shot-Methode).

Peripher neurale Prozesse (Polyneuropathien): akute Polyneuroradikulitis (Guillain-Barré-Syndrom)

In der klassischen Form kommt es zu progredient verlaufenden, aufsteigenden symmetrischen Parästhesien und Lähmungen, deren Prognose in den meisten Fällen gutartig ist, nur bei der rasch aufsteigenden Form mit Landry-artigem Bild (Quadriplegie und Hirnnervenbeteiligung) äußerst ernst zu beurteilen ist. Als Ursache dürften virale Antigene zu einem Demyelinisierungsprozeß verschiedener Nerven führen (48, 49). Dadurch, daß der pathologische Prozeß auch das autonome Nervensystem betrifft, kommt es zu inadäquater Aktivität des sympathischen und/oder parasympathischen Nervensystems. Die autonome Dysfunktion manifestiert sich klinisch im Sinn hypertensiver Episoden mit Tachyarrhythmien und erhöhtem Herzzeitvolumen oder aber orthostatischer Hypotension. Daher ist bei anästhesiologischen Eingriffen anhand sorgfältigen kontinuierlichen Monitorings von EKG, arteriellem und zentralvenösem Druck auf Kreislaufreaktionen und auf prompten und adäquaten Volumenersatz bei Blutverlust zu achten. Schwere Beeinträchtigungen des Kreislaufs sind unter Barbituraten und Phenothiazinen beschrieben worden (33, 41), ebenso nach Anlegen einer Spinalanästhesie (41), da die pharmakologisch induzierte Sympathikusblockade mangels fehlender kompensierender Vasokonstriktion in nicht blockierten Arealen zu venösem Pooling bzw. inadäquatem venösem Rückfluß führen kann. Bei Auftreten hypertensiver Krisen und Tachyarrhythmien sind Alpha- und Betablocker einzusetzen.

Literatur

1. AGOSTON, S., VAN WEERDEN, T., WESTRA, P., BROEKERT, A.: Effects of 4-aminopyridine in Eaton Lambert syndrome. Brit. J. Anaesth. 50, 383 (1978)

2. BAMFORD, C., SIBLEY, W., LAGUNA, J.: Anaesthesia in multiple sclerosis. Canad. J. neurol. Sci. 5, 41 (1978)

3. BARON, D. W.: Propanidid in epilepsy. Anaesthesia 29, 445 (1974)

4. BASKETT, P. J., ARMSTRONG, R.: Anaesthetic problems in multiple sclerosis. Are certain agents contraindicated? Anaesthesia 25, 397 (1970)

5. BECKMAN, R.: Klinik und Therapie der Muskeldystrophien. Internist 13, 108 (1972)

6. BOURKE, T. D., ZUCK, D.: Thiopentone in dystrophia myotonica. Brit. J. Anaesth. 29, 35 (1957)

7. BROWN, G. L., HARVEY, A. M.: Congenital myotonia in the goat. Brain 62, 341 (1939)

8. BROWNELL, A. K. W., PAASUKE, R. T., ELASH, R. T., FOWLOW, S. B., SEAGRAM, C. G. F., DIEWOLD, R. J., FRIESEN, C.: Malignant hyperthermia in Duchenne muscular dystrophy. Anesthesiology 58, 180 (1983)

9. CHURCH, S. C.: The heart in myotonia atrophica. Arch. intern. Med. 119, 176 (1967)

10. CHURCHILL-DAVIDSON, H. C.: A practice of anaesthesia, p. 921. London: Lloyd-Luke 1978

11. COCCAGNA, G., MANTOVANI, M., PARCHI, C., MIRONI, F., LUGARESI, E.: Alveolar hypoventilation and hypersomnia in myotonic dystrophy. J. Neurol. Neurosurg. Psychiat. 38, 977 (1975)

12. DALAL, F. Y., BENNETT, E. J., RAJ, P. P., LEE, D. G.: Dystrophia myotonia: a multisystem disease. Canad. Anaesth. Soc. J. 19, 436 (1972)

13. DALE, E., McFARLIN, M., McFARLAND, H. F.: Multiple sclerosis. New Engl. J. Med. 307, 1183 (1982)

14. DAVIS, F. A.: Pathophysiology of multiple sclerosis and related clinical implications. Modern Treatment 7, 890 (1970)

15. DESNOYERS, Y.: A propos de la dystrophica myotonique. Canad. Anaesth. Soc. J. 16, 372 (1969)

16. DRAXLER, V.: Akutes Atemnotsyndrom durch hochdosiertes Penicillin bei einem Fall von Myasthenia gravis. Anaesthesist 22, 505 (1973)

17. EATON, L. M., LAMBERT, E. H.: Electromyography and electric stimulation of nerves in diseases of motor unit: observations on myasthenic syndrome associated with malignant tumors. JAMA 161, 1117 (1957)

18. FEIST, H. W.: Anästhesie und Muskelkrankheiten. Anästh. Inform. 2, 45 (1973)

19. FLORA, G. C.: Differential diagnosis of myotonia. Postgrad. Med. 41, 152 (1967)

20. FOLDES, F. F., McNALL, P. G.: Myasthenia gravis: a guide for anesthesiologists. Anesthesiology 23, 837 (1962)

21. FROST, P. M.: Anaesthesia and multiple sclerosis. Anaesthesia 26, 104 (1971)

22. GESCHWIND, N., SIMPSON, J. A.: Procaine amide in the treatment of myotonia. Brain 78, 81 (1955)

23. GRANT, R. P., JENKINS, L. C.: Prediction of the need for postoperative mechanical ventilation in myasthenia gravis: Thymectomy compared to other surgical procedures. Canad. Anaesth. Soc. J. 29, 112 (1982)

24. HARRAH, M. D., WAY, W. Z., KATZUNG, B. G.: The interaction of d-tubocurarine with anti-arrhythmic drugs. Anesthesiology 33, 406 (1970)

25. HOOK, R., ANDERSON, E. F., NOTO, P.: Anesthetic management of a parturient with myotonia atrophica. Anesthesiology 43, 689 (1975)

26. HORTON, B.: Anesthetic experiences in a family with hypokalemic familial periodic paralysis. Anesthesiology 47, 308 (1977)

27. KAUFMANN, L.: Anaesthesia in dystrophia myotonica: a review of the hazards of anaesthesia. Proc. roy. Soc. Med. 53, 183 (1960)

28. KIM, Y. I., GOLDNER, M. M., SANDERS, D. B.: Facilitatory effects of 4-aminopyridine on normal neuromuscular transmission. Muscle and Nerve 3, 105 (1980)

29. KOLB, R., KRENN, J.: Schwere Atemdepressionen nach intrabronchialer Verabreichung von Neomycin bei einem Fall von Myasthenia gravis pseudoparalytica. Anaesthesist 19, 186 (1970)

30. LEE, J. A., ATKINSON, R. S.: A synopsis of anaesthesia. Bristol: Wright 1973

31. LEES, D. E., MacNAMARA, T.: Ketamine-induced hyperthermia. Postictal or malignant. Anesthesiology 47, 390 (1977)

32. LEVENTHAL, S. R., ORKIN, F. K., HIRSH, R. A.: Prediction of the need for postoperative mechanical ventilation in myasthenia gravis. Anesthesiology 53, 26 (1980)

33. LICHTENFELD, P.: Autonomic dysfunction in the Guillain-Barré syndrome. Amer. J. Med. 50, 772 (1971)

34. LOPES SOARES, E.: Anaesthetic management of patients with myasthenia gravis. Proc. IV Europ. Congress of Anaesthesiology, Madrid, p. 324 (1974)

35. MACKALL, L. L.: Anesthetic complications in patients with Duchenne's muscular dystrophy. Anesthesiol. Rev. 9, 31 (1982)

36. MILLER, R. D.: Factors affecting the action of muscle relaxants. In: Muscle relaxants. Monographs in anaesthesiology (ed. R. L. KATZ), vol. 3, p. 163. New York: American Elsevier 1975

37. MILNE, B., ROSALES, J. K.: Anesthetic considerations in patients with muscular dystrophy undergoing spinal fusion and Harrington Rod insertion. Canad. Anaesth. Soc. J. 29, 250 (1982)

38. MITCHELL, M. M., ALI, H. H., SAVARESE, J. J.: Myotonia and neuromuscular blocking agents. Anesthesiology 49, 44 (1978)

39. OYAMA, T.: Thymus and myasthenia gravis. In: Anesthetic management of endocrine disease. Anaesthesiologie und Wiederbelebung, Bd. 75. Berlin, Heidelberg, New York: Springer 1973

40. PATERSON, I. S.: Generalised myotonia following suxamethonium. Brit. J. Anaesth. 34, 340 (1962)

41. PEREL, A., REEHES, A., DAVIDSON, J. T.: Anaesthesia in the Guillain-Barré syndrome. Anaesthesia 32, 257 (1977)

42. POSER, S.: Neue Entwicklungen in der Forschung über die Multiple Sklerose. Nervenarzt 50, 611 (1979)

43. RAVIN, M., NEWMARK, Z., SAVIELLO, G.: Myotonia dystrophica - an anesthetic hazard. Two case reports. Anesth. Analg. 54, 216 (1975)

44. REISNER, H.: Die paraneoplastischen Neuromyopathien. Wien. klin. Wschr. 85, 801 (1973)

45. REMES, I.: Anaesthesieprobleme bei Myasthenia gravis. Proc. 4. Int. Fortbildungskurs für klin. Anaesthesiologie, p. 41 (1969)

46. ROLBIN, S. H., LEVINSON, G., SHNIDER, S. M., WRIGHT, R. G.: Anesthetic considerations for myasthenia gravis and pregnancy. Anesth. Analg. 57, 441 (1978).

47. ROSE, J. G. M., BOURNE, J. G., GOLDMAN, V.: Methohexitone and epilepsy. Brit. dent. J. 126, 203 (1978)

48. SAMANTRAY, S. K., JOHNSON, S. C., MATHAI, K. V., PULIMOOD, B. M.: Landry-Guillain-Barré-Strohl syndrome. A study of 302 cases. Med. J. Aust. 2, 84 (1977)

49. SHERMATA, W., COLBY, S., LUSKY, G., COSGROVE, J. B. R.: Cellular hypersensitisation to peripheral nervous antigens in Guillain-Barré syndrome. Neurology (Minneap.) 25, 833 (1975)

50. SIEMKOWICZ, E.: Multiple sclerosis and surgery. Anaesthesia 31, 1211 (1976)

51. STEINBEREITHNER, K.: Synergistische Wirkung bestimmter Antibiotika mit Muskelrelaxantien vom Curaretyp. In: Curare, p. 57. Basel, Stuttgart: Schwabe 1967

52. STENUIT, J., MARCHAND, P.: Les sequelles de Rachi-Anaesthesie. Acta neurol. belg. 68, 626 (1968)

53. TARNOW, J.: Prämedikation. In: Die intravenöse Narkose. Klinische Anästhesiologie und Intensivtherapie (eds. F. W. AHNEFELD, H. BERGMANN, C. BURRI, W. DICK, A. DOENICKE, M. HALMAGYI, G. HOSSLI, E. RÜGHEIMER), Bd. 23, p. 82. Berlin, Heidelberg, New York: Springer 1981

54. THIEL, R. E.: The myotonic response to suxamethonium. Brit. J. Anaesth. 39, 815 (1967)

55. THORNTON, J. A.: Neurological and muscular disorders. In: General anaesthesia (eds. T. C. GRAY, J. F. NUNN, J. E. UTTING), 4. Aufl., p. 867. London: Butterworths 1980

56. UPPINGTON, J.: Epileptiform convulsion with Althesin. Anaesthesia 28, 546 (1973)

57. WARREN, T. M., DATTA, S., OSTHEIMER, G. W.: Lumbar epidural anesthesia in a patient with multiple sclerosis. Anesth. Analg. 61, 1022 (1982)

58. WINTERS, W. D., MORI, K., SPOONER, C. E., BAUER, R. O.: The neuro-physiology of anesthesia. Anesthesiology 28, 65 (1967)

59. WINTERS, J. L., McLAUGHLIN, L. A.: Myotonia congenita. J. Bone Jt Surg. A 52, 1345 (1970)

60. WISE, R. P.: A myasthenic syndrome complicating bronchial carcinoma. Anaesthesia 17, 488 (1962)

61. WISE, R. P.: Muscle disorders and the relaxants. Brit. J. Anaesth. 35, 558 (1963)

Vorbereitung und Durchführung der Anästhesie bei Prädisposition zur malignen Hyperthermie

Von B. Grote

Die Pathophysiologie, Klinik und Therapie der malignen Hyperthermie (MH) ist in den letzten drei Jahren in mehreren Übersichtsarbeiten ausführlich beschrieben worden. Der Schwerpunkt der Arbeit von GRONERT (4) liegt bei den pathophysiologischen Mechanismen und biochemischen Manifestationen des Krankheitsbildes. Die jüngste Arbeit von BRITT (1) enthält unter anderem eine Analyse von 678 Fällen von maligner Hyperthermie. Schließlich vermittelt die Übersicht von SCHULTE-SASSE und EBERLEIN (11) die erste umfangreiche und durch vollständige Auswertung der einschlägigen Literatur bis Ende 1982 auch aktuellste Information in deutscher Sprache.

Obwohl der heutige Wissensstand über die maligne Hyperthermie einige Fragen offen läßt, darf das Krankheitsbild in seinen wesentlichen Zügen damit als bekannt vorausgesetzt werden. Trotz der Seltenheit des Syndroms muß das entsprechende Grundwissen wegen der fatalen Komplikationen von jedem Anästhesisten verlangt werden. Die in den letzten 20 Jahren zunehmende Kenntnis hat die Früherkennung mit Sicherheit gefördert und die Überlebensrate in Nordamerika von weniger als 20 % (1966) auf 91 % (1979) gesteigert (1).

Die anästhesiologische Betrachtung der malignen Hyperthermie hat sich an folgenden Punkten zu orientieren:
1. Kenntnis der triggernden Substanzen und Mechanismen.
2. Suche nach Risikofaktoren aus Eigen- und Familienanamnese während der präoperativen Visite.
3. Rechtzeitiges Erkennen der akuten Krise an ihren Symptomen.
4. Adäquate Behandlung der manifesten Erkrankung.
5. Alternative Narkoseverfahren bei Prädisposition zur malignen Hyperthermie.

1. Kenntnis der triggernden Substanzen und Mechanismen

Tabelle 1 enthält die als Auslösereiz für die MH gesicherten und vermuteten Substanzen in der Reihenfolge ihrer praktischen Bedeutung. Häufigste und stärkste Triggersubstanzen sind neben allen potenten Inhalationsanästhetika (darunter besonders Halothan) die depolarisierenden Relaxanzien. In den letzten Jahren wurde in Analogie zum Streßsyndrom des Schweines auch beim Menschen in wenigen Fällen der "Streß" als Auslösereiz erkannt. Dafür sprechen Einzelbeobachtungen bei relativ sicheren Narkoseverfahren und die Entdeckung MH-artiger Symptome in bestimmten Familien nach körperlicher oder seelischer Belastung.

Besondere Beachtung verdient die Triggerung durch Phenothiazine, da sie sowohl zur Prämedikation als auch zur Therapie fieberhafter Zustände benutzt werden.

Tabelle 1. Triggerung einer MH durch folgende Substanzen und Mechanismen

---

Alle potenten Inhalationsanästhetika
Depolarisierende Relaxanzien
Ketamin
Phenothiazine
Trizyklische Antidepressiva, MAO-Hemmer, Psychopharmaka
Streß
Alkohol?
Vitamin E?
Lokalanästhetika vom Amidtyp?

Zur Kombination von Regionalanästhesie und gesicherter MH liegen nur ungenügende klinische Erfahrungen vor. BRITT (1) nennt ohne nähere Angaben mindestens 12 Fälle von MH bei Spinal- oder Periduralanästhesie; soweit in dieser Zahl nicht schon enthalten, gibt es sechs Berichte mit näheren Angaben. Dabei wurde in drei Fällen ein Lokalanästhetikum vom Amidtyp verwendet. Nur bei einer Spinalanästhesie, nicht aber bei zwei Periduralanästhesien wurden MH-Symptome beobachtet. Die anderen drei Zwischenfälle beziehen sich auf Spinalanästhesien mit Substanzen vom Estertyp. Die überwiegende Ablehnung von Lokalanästhetika des Amidtyps geht auf die in-vitro-Beobachtung von BIANCHI und anderen zurück, daß Lokalanästhetika vom Estertyp im Gegensatz zu denen vom Amidtyp die koffeininduzierte Freisetzung von Kalzium aus dem sarkoplasmatischen Retikulum hemmen. Daraus wurde eine Kontraindikation für Lokalanästhetika vom Amidtyp bei MH abgeleitet. Immerhin läßt GRONERT (4) die sparsame Verwendung dieser Substanzen z. B. im zahnklinischen Bereich zu. Inzwischen konnte in zwei Untersuchungen mit dem Tiermodell der MH nachgewiesen werden, daß Lidocain und Bupivacain in den für Regionalanästhesie typischen Konzentrationen keine Symptome auslösen (6, 13). MH-Krisen bei Regionalanästhesie sind darum kaum einer bestimmten Substanz, als vielmehr ungenügender Sedierung anzulasten. Nur aus einem Fallbericht kann auf eine Triggerung durch N_2O geschlossen werden. GRONERT und MILDE (5) konnten vor kurzem zeigen, daß N_2O im Schweinemodell keine MH verursacht. In Verbindung mit der häufigen Anwendung von Lachgas als Bestandteil alternativer Narkoseverfahren kann darum N_2O heute als Triggersubstanz ausgeschlossen werden.

2. Suche nach Risikofaktoren in der präoperativen Visite aus Eigen- und Familienanamnese

Einfache, nichtinvasive Routineverfahren zum Ausschluß einer MH sind nicht bekannt. Nur die Kombination von Anamnese mit CK-Erhöhung und aufwendigen in-vitro-Untersuchungen (Halothan-Kontraktions-Test, ATP-Depletion-Test) kann die Diagnose einer MH in hohem Maß, wenn auch nicht 100%ig sichern. Zur Wertigkeit dieser sogenannten Screeningtests sei auf die Übersichtsarbeiten verwiesen (siehe auch 9, 12). Darum hat die präoperative Befragung nach bestimmten Symptomen (Tabelle 2) nach wie vor

Tabelle 2. Risikofaktoren

CK-Erhöhung (bei ca. 70 % der MH-Träger)
Nahe Verwandtschaft mit MH-Trägern
Todesfälle bei Narkosen in der Familie
Ungeklärtes Fieber bei früheren Narkosen
Fieberschübe bei Aufregung und körperlicher Anstrengung
Erkrankungen des Muskel- oder Bindegewebes

Achtung:
Negative Tests, unauffällige Anamnese und frühere Narkosen mit Triggersubstanzen schließen eine MH-Krise nicht aus!

---

eine gewisse Bedeutung. Den genetischen Zusammenhängen entsprechend ist die Anamnese nur bei einem Drittel bis der Hälfte von MH-Patienten positiv (7); eine intensive Familiendiagnostik mit Screeningtests führt dann aber in 80 % zur Entdeckung weiterer MH-Träger. Hierin liegt die wesentliche praktische Bedeutung dieser diagnostischen Verfahren. Für die Narkoseführung sind sie insofern ohne Konsequenzen, als bei jedem Verdacht auf MH alternative Narkoseverfahren angewendet werden müssen. Die Kombination von mehrmaligen CK-Erhöhungen im Serum unter Ruhebedingungen mit positiver Familien- oder Eigenanamnese ist hochgradig verdächtig auf MH. Allerdings schließen negative Tests, unauffällige Anamnese und frühere Narkosen mit Triggersubstanzen ohne Komplikationen eine MH-Krise nicht aus. Nicht selten wurden mehrere, im Einzelfall bis 12 Narkosen bis zum Ausbruch einer MH toleriert.

3. Rechtzeitiges Erkennen der akuten Krise an ihren Symptomen

In einer Analyse von 678 MH-Fällen (1) ist das häufigste Frühsymptom eine Tachykardie (Tabelle 3), die sich zwar meist in einem massiven Frequenzanstieg in kurzer Zeit äußert, insgesamt aber nur ein unspezifisches Warnzeichen ist. Ein ernstzunehmendes und in der Regel zeitlich erstes Symptom ist die Rigidität der Gesichts- und/oder Körpermuskulatur, die bei 79 % der Patienten auftritt und häufig durch schwierige oder unmögliche Intubation auffällt. Da die MH auch in nichtrigider Form auftritt, ist Muskelrigidität nicht immer vorhanden. Das Phänomen kommt auch als isolierte Nebenwirkung von Succinylcholin ohne Bezug zur MH vor. Auf keinen Fall sollte die erschwerte Intubation nach normaler Gabe von Succinylcholin zur Nachinjektion der Substanz führen. Fieber ist ein vergleichsweise seltenes Frühsymptom, da kontinuierliche Temperaturmessung bisher keine Routinemaßnahme ist. Das Hautkolorit zeigt häufig zunächst eine flush-artige Verfärbung und geht dann über Marmorierung in ausgeprägte Zyanose über. Beim spontan atmenden Patienten fällt oft eine Tachypnoe mit großen Zugvolumina auf. Beim kontrolliert Beatmeten könnte ein kontinuierliches endexspiratorisches CO_2-Monitoring zu einem wichtigen Hilfsmittel in der Frühdiagnostik der MH werden. Beobachtungen dazu liegen bisher nicht vor. Dagegen sind Verfärbung und Heißwerden des Atemkalks sicher relativ späte Anzeichen der metabolischen Entgleisung.

Tabelle 3. Symptome der akuten Krise

Häufigkeit in den ersten 30 min der Narkose

Tachykardie	90 %
Tachypnoe	83 %
Rigidität	79 %
Instabiler Blutdruck	79 %
Fieber	73 %
Zyanose	69 %
	(Nach BRITT, 1982)

Achtung:
Variable Ausprägung der Einzelsymptome.
MH-Krise unter Umständen um Stunden nach Exposition mit Triggersubstanzen verzögert!

Tabelle 4. Laborbefunde bei MH-Krisen

Azidose (respiratorisch/metabolisch)
Anstieg von CK, GOT, GPT, LDH, K, BZ
Myoglobinurie
Verbrauchskoagulopathie

Tabelle 5. Differentialdiagnose der MH

Tachykardie, Tachypnoe, Hyperkapnie oder Fieber durch
- Volumenmangel
- Hypoventilation
- ungenügende Narkosetiefe
- Endokrinopathien (Thyreotoxikose, Phäochromozytom)
- externe Aufheizung
- septischer Schub
- pyrogenhaltige Infusionen
- zentrale Fehlsteuerung der Temperatur durch Hirnläsion
- Psychopharmaka

Bei einer Krise kommt es zunächst zu ausgeprägter Hypertension, die dann in Hypotension übergeht und über Bradykardie oder massive Tachyarrhythmie im Kreislaufkollaps münden kann. Die einzelnen klinischen Symptome sind bei einer MH-Krise, besonders bei abortiven Verläufen und kurzer Exposition mit Triggersubstanzen, sehr variabel ausgeprägt. Sie können auch erst nach 1 h Narkose oder gar erst im Aufwachraum und vereinzelt noch später erstmals auftreten.

Der wichtigste Laborbefund ist eine vorwiegend metabolische Azidose (Tabelle 4), die begleitet wird von nicht obligat massiven Anstiegen von CK, GOT, GPT, LDH, Kalium und Blutzucker im Serum. Durch die Muskelzellschädigung wird Myoglobin freigesetzt und färbt den Urin tiefbraun. Eine schwere Spätkompli-

Tabelle 6. Sofortmaßnahmen bei Auftreten einer malignen Hyperthermie

1. Zuführen der Triggersubstanzen beenden
2. Austausch des Narkosegerätes oder wenigstens der Schläuche und Entfernen des Vapors
3. Atemminutenvolumen auf das 3- bis 4fache erhöhen ($F_IO_2 = 1,0$)
4. Dantrolen i.v. 1 mg/kg KG, anschließend fraktioniert Gabe weiterer Dantrolendosen
   Gesamtdosis bei durchschnittlich 2,5 mg/kg KG
5. Natriumbikarbonat 2 - 3 mval/kg vor Ergebnis der ersten Blutgasanalyse; weitere Pufferung nach metabolischem Status

---

kation ist die Verbrauchskoagulopathie. Einzelne oder mehrere Symptome der MH können auch durch andere Ursachen erklärt werden (Tabelle 5). MH-ähnliche klinische Bilder wurden mehrfach bei Thyreotoxikose beobachtet, besonders aber nach verschiedenen Psychopharmaka. Im letzteren Fall besteht möglicherweise Identität mit dem MH-Syndrom.

4. Adäquate Behandlung der manifesten Erkrankung

Durch Früherkennung und damit kurze Exposition von Triggersubstanzen werden massive und damit irreversibel massive Stoffwechselentgleisungen seltener (1). Die schnellstmögliche Einleitung von Sofortmaßnahmen (Tabelle 6) ist darum besonders wichtig. Die Zuführung von Triggersubstanzen muß augenblicklich beendet werden. Dazu gehört der Austausch des Narkosegerätes gegen einen unbenutzten Apparat oder der Ersatz der Atemschläuche durch möglichst fabrikneue Exemplare und die Entfernung des Vapors vom Narkosegerät. Die Gummilöslichkeit besonders von Halothan und die Leckage handelsüblicher Vaporen in Nullstellung verursacht nämlich eine meßbare Kontamination des Narkosesystems (10). Die Vorsichtsmaßnahme erscheint angebracht, da untere Triggerkonzentrationen nicht bekannt sind. Durch mehrfache Erhöhung des Atemminutenvolumens werden potente Inhalationsanästhetika schneller aus dem Patienten entfernt und vor allem adäquat auf die massive Stoffwechselsteigerung in der MH-Krise reagiert.

Zum frühestmöglichen Zeitpunkt muß die therapeutische Ausgangssituation durch Anfordern personeller Verstärkung und Beschaffung von Dantrolen aus dem zentralen Depot verbessert werden.

Therapieversuche mit Procain gelten inzwischen als überholt, da die in vitro gemessene effektive Dosis in vivo erst im toxischen Bereich wirksam würde und ein sicherer therapeutischer Erfolg im Schweinemodell nicht bewiesen werden konnte. Ebenso umstritten sind Glukokortikoide. Dagegen gelang im Tierversuch der Nachweis, daß Dantrolen eine MH-Krise erfolgreich beendet bzw. verhindert. Dies gilt offensichtlich auch für den Menschen. Bis zum Frühjahr 1983 war Dantrolen bei 25 publizierten MH-Krisen

Tabelle 7. Unterstützende Therapiemaßnahmen

---

1. Oberflächenkühlung
2. Intraarterielle Kanüle, mehrere i.v. Zugänge, Blasenkatheter
3. Diurese von 1,5 bis 2 ml/kg KG/h anstreben (Myoglobinurie!)
4. Heparinisierung (Prophylaxe einer Verbrauchskoagulopathie)
5. Prophylaxe weiterer Krisen durch i.v. oder orale Gabe von Dantrolen (Tagesdosis etwa 10 mg/kg KG)

---

15 - 30 min nach einer mittleren Gesamtdosis von 2,5 mg/kg KG therapeutisch wirksam. Die Substanz beeinflußt die neuromuskuläre Endplatte nicht, sondern ist ein direkt wirksames Muskelrelaxans, indem es die Freisetzung von Kalzium unter anderem aus dem sarkoplasmatischen Retikulum ins Myoplasma der Muskelzellen vermindert.

Die metabolische Azidose wird anfangs durch Blindpufferung, später entsprechend der Blutgasanalyse gezielt ausgeglichen. Von den unterstützenden Therapiemaßnahmen (Tabelle 7) wird die Oberflächenkühlung durch die routinemäßige Anwendung von Dantrolen möglicherweise an Bedeutung verlieren. Dagegen sind forcierte Diurese und Heparinisierung nach wie vor wichtig, um die Spätkomplikationen des Nierenversagens bzw. der Verbrauchskoagulopathie möglichst zu verhindern.

Tabelle 8. Monitoring bei maligner Hyperthermie

EKG

Temperatur

Blutdruck und Herzfrequenz

Endexspiratorische CO_2-Konzentration

Blutgasanalysen in kurzen Abständen

Laborkontrollen: Serum: Kalium, Kalzium, Gerinnungsstatus, CK, Laktat, Myoglobin
Urin: Myoglobin

Beobachtung des Patienten für mindestens 48 h auf einer Intensivstation

---

Die Überwachung von MH-Patienten (Tabelle 8), auch nach Behandlung der akuten Krise mit Dantrolen hat gezeigt, daß ein Aufflackern der Symptome bis 48 h später möglich ist. Die intensive Beobachtung dieser Patienten muß daher mindestens für diesen Zeitraum auf einer Intensivstation fortgesetzt werden und durch prophylaktische Gabe von Dantrolen (i.v. oder oral) ergänzt werden.

Tabelle 9. Vorbereitung zur Narkose von MH-gefährdeten Patienten

---

1. Orale Prämedikation mit Dantrolen
   (Dantamacrin) 4 mg/kg KG pro Tag in drei bis vier Einzeldosen
   Nebenwirkungen: Übelkeit, Erbrechen, Muskelschwäche, Müdigkeit
2. Starke Sedierung (Benzodiazepine, Barbiturate, eventuell kombiniert mit Morphin)
3. Dantrolen i.v. in unmittelbarer Bereitschaft
4. Monitoring von EKG, Blutdruck, Herzfrequenz, Temperatur, endexspiratorischer CO_2-Konzentration,
   Labor nach klinischem Erscheinungsbild

---

5. Alternative Narkoseverfahren bei Prädisposition zur MH (Tabelle 9)

Weil es absolut sichere Narkoseverfahren für MH-Patienten nicht gibt, wurde die prophylaktische Gabe von Dantrolen in einer Dosierung von 4 mg/kg KG pro Tag, verteilt auf drei bis vier Einzeldosen empfohlen (4). Da aber alternative Narkoseverfahren ziemlich sicher sind, läßt sich über die Notwendigkeit dieser Maßnahmen streiten, jene Patienten vielleicht ausgenommen, bei denen eine Triggerung durch Streß bekannt oder wegen ausgeprägter Ängstlichkeit möglich erscheint. Als Nebenwirkung trat in bisher 19 Fallberichten Übelkeit, Erbrechen, Müdigkeit und Muskelschwäche auf. Präoperativ erhöhte CK-Spiegel fielen unter dieser Therapie ab.

Wegen der schwer steuerbaren Plasmakonzentration von Dantrolen nach oraler Applikation einer Einzeldosis (Variation der Maximalkonzentration zwischen 1 und 12 h) und einer Plasmahalbwertszeit von etwa 6 h (Variation 4 - 22 h) (8) sind protektive Plasmakonzentrationen am ehesten durch eine fraktionierte Gabe über 24 h zu erreichen. Die Problematik einer Prämedikation mit Dantrolen wird durch den Fallbericht von FITZGIBBONS (3) eindrucksvoll belegt. Trotz Prophylaxe mit ca. 3 mg/kg KG pro Tag über 48 h mit den typischen Zeichen von Muskelschwäche kam es bei Beachtung aller Vorsichtsmaßnahmen und Neuroleptanästhesie zu einer akuten Krise, die dann allerdings durch i.v. Infusion von Dantrolen beherrscht werden konnte.

Die Prämedikation (keine Phenothiazine) sollte stark sedieren. Dantrolen i.v. muß unmittelbar zur Verfügung stehen. Neben dem üblichen Routinemonitoring muß eine kontinuierliche Temperaturmessung durchgeführt werden. Bei kontrollierter Beatmung ist die Überwachung der endexspiratorischen CO_2-Konzentration wünschenswert. Laboruntersuchungen sollten abhängig vom klinischen Erscheinungsbild durchgeführt werden. Eine intraarterielle Blutgasanalyse muß jederzeit möglich sein; das Legen einer entsprechenden Kanüle braucht aber nur bei längeren Eingriffen zu erfolgen.

Für die Durchführung der Narkose (Tabelle 10) muß ein Narkosegerät verwendet werden, das nicht durch Inhalationsanästhetika

Tabelle 10. Durchführung der Narkose bei MH-gefährdeten Patienten

---

1. Narkosegerät ohne Vapor und mit neuen Schläuchen
2. Relativ sichere Narkosesubstanzen:
   Barbiturate
   Opiate
   Benzodiazepine
   Pancuronium
   N_2O
Achtung: Auslösung einer malignen Hyperthermie nicht ausgeschlossen
3. Regionalanästhesie vermeiden
   Triggerung durch Streß möglich
Vermeide: Herzglykoside
          Kalzium
          Sympathikomimetika
          Atropin
          Lidocain

---

kontaminiert ist. Als relativ sichere Narkosesubstanzen gelten allgemein Barbiturate, Opiate, Benzodiazepine, Pancuronium und N_2O. Mit diesen Substanzen liegen die größten Erfahrungen bei MH-gefährdeten Patienten vor, z. B. im MH-Forschungszentrum in Leeds (2). Die Auslösung einer MH unter oder durch diese Narkoseverfahren ist allerdings nicht ausgeschlossen. Entsprechende Fallberichte sind aber sehr selten. Wegen Überlappung oder Identität der MH-Symptome durch Neuroleptika mit denen durch die klassischen Triggersubstanzen muß Dehydrobenzperidol zurückhaltend bewertet werden.

Die Durchführung einer Regionalanästhesie bei MH-Patienten bietet keine Vorteile gegenüber einer Vollnarkose mit alternativen Narkoseverfahren, da sie häufiger mit MH-Krisen verbunden ist. Möglicherweise spielt dabei Streß als Triggermechanismus eine wichtige Rolle.

Intravenöse Injektionen von Herzglykosiden, Kalzium, Sympathikomimetika, Atropin und Lidocain sind zu vermeiden, da diesen Substanzen eine additiv negative Wirkung bei MH zugesprochen wird. Dagegen wurde die Anwendung von Verapamil bei entsprechender Indikation mehrfach empfohlen.

Für Training und optimale Durchführung der Behandlung von MH-Patienten wurde von SCHULTE-SASSE und EBERLEIN ein übersichtliches Therapieschema zusammengestellt, das im handlichen Kleinformat oder als Poster von der Fa. Röhm Pharma bezogen werden kann und in keinem Operationssaal fehlen sollte.

Literatur

1. BRITT, B. A.: Malignant hyperthermia: A review. In: Handbook of experimental pharmacology (eds. G. V. R. BORN, A. FARAH, H. HERKEN, A. D. WELCH), vol. 60, p. 547. Berlin, Heidelberg, New York: Springer 1982

2. CAIN, P. A., ELLIS, F. R.: Anaesthesia for patients susceptible to malignant hyperpyrexia. Brit. J. Anaesth. 49, 941 (1977)

3. FITZGIBBONS, D. C.: Malignant hyperthermia following preoperative oral administration of dantrolene. Anesthesiology 54, 73 (1981)

4. GRONERT, G. A.: Malignant hyperthermia. Anesthesiology 53, 395 (1980)

5. GRONERT, G. A., MILDE, J. H.: Hyperbaric nitrous oxide and malignant hyperthermia. Brit. J. Anaesth. 53, 1238 (1981)

6. HARRISON, G. G., MORRELL, D. F.: Response of MHS swine to i.v. infusion of lignocaine and bupivacaine. Brit. J. Anaesth. 52, 385 (1980)

7. McPHERSON, E., TAYLOR, C. A.: The genetics of malignant hyperthermia: evidence for heterogenity. Amer. J. med. Genet. 11, 273 (1982)

8. MEYLER, W. J., MOLS-THÜRKOW, H. W., WESSELING, H.: Relationship between plasma concentration and effect of dantrolene sodium in man. Europ. J. clin. Pharmacol. 16, 203 (1979)

9. MORTIER, W., BIESEL, C.: Pharmacological in-vitro studies in malignant hyperthermia in childhood. Brain Dev. 4, 347 (1982)

10. ROBINSON, J. S., THOMPSON, J. M., BARRATT, R. S.: Inadvertant contamination of anaesthetic circuits with halothane. Brit. J. Anaesth. 49, 745 (1977)

11. SCHULTE-SASSE, U., EBERLEIN, H. J.: Die maligne Hyperthermie. Anaesthesist 32, 141 (1983)

12. SPORN, P.: Maligne Hyperthermie. Ergebnisse von Familienuntersuchungen in Österreich. Wien. klin. Wschr. 93 (Suppl. 132), 3 (1981)

13. WINGARD, D. W., BOBKO, S.: Failure of lidocaine to trigger porcine malignant hyperthermia. Anesth. Analg. 58, 99 (1979)

Vorbereitung und Durchführung der Anästhesie bei Patienten mit Suchtkrankheiten

Von E. Freye

Drogensüchtige, die operiert werden müssen, stellen für den Anästhesisten insofern ein Problem dar, als es in Abhängigkeit von dem Suchtstoff zu Wechselwirkungen mit dem Anästhetikum kommen kann. Hierbei repräsentieren Alkoholiker den größten Prozentsatz, gefolgt von den Bromureidsüchtigen. Letztere nehmen hauptsächlich Kombinationspräparate ein, wobei Barbiturate, Methaqualon und Diphenhydramin in den meisten Fällen nachweisbar sind (Tabelle 1). Ähnliche Kombinationen können auch bei der Ingestion von Schmerzmitteln auftreten, wo Phenacetin und Kodein mit Barbituraten gemischt auftreten (Tabelle 2).

Während bei den oben genannten Suchtstoffen eine physische und psychische Abhängigkeit sowie Toleranzentwicklung auftreten (6), weisen Süchtige von Stimulanzien, wie Amphetaminen, Kokain und Halluzinogenen (Marihuana, LSD), nur eine psychische Abhängigkeit auf.

An letzter Stelle stehen in Deutschland (in Amerika an erster Stelle) die Opioidsüchtigen, die neben Heroin (Diacetylmorphin), Morphin und Pethidin (Dolantin) auch gemischt wirkende Opioid-Agonisten-Antagonisten, wie Pentazocin (Fortral) oder Tilidin (Valoron), einnehmen.

Bevor auf die Besonderheiten von Patienten mit Suchtkrankheiten eingegangen werden soll, sind vorerst zwei Begriffe zu klären, die besonders für die Erkennung von Süchtigen von Bedeutung sind:
1. der Mißbrauch und
2. die Sucht.

Ad 1: Der Mißbrauch stellt den Konsum einer Substanz dar, wobei der ursprüngliche Zweck nicht mehr verfolgt wird und die Abweichung sowohl in qualitativer als auch quantitativer Weise erfolgt.

Ad 2: Die Sucht ist charakterisiert durch vier Merkmale:
a) der übermäßige und unwiderstehliche Zwang zur Droge;
b) zur Erreichung der Wirkung muß die Dosis gesteigert werden, es entsteht eine Toleranz;
c) wird die Substanz nicht zugeführt, kommt es zu Entzugserscheinungen;
d) es kommt schließlich zum Persönlichkeitsverfall, weil die Substanz und der durch sie erlebte Rausch zum Mittelpunkt des Lebens wird.

Bei Operationen von Suchtpatienten handelt es sich in den meisten Fällen um intraabdominelle Eingriffe nach traumatischer Einwirkung (Schlag, Schuß, Stich) sowie penetrierende Brustkorb-

Tabelle 1. Die von Süchtigen am meisten verwendeten Hypnotika stellen eine Kombination mehrerer Pharmaka dar

Internationaler Freiname	Handelsname	Bemerkungen	Internationaler Freiname	Handelsname	Bemerkungen
a) Glutethimid	Doriden		**d) Bromureide**		
b) Methaqualon			in Monopräparaten:		
in Monopräparaten:	Normi-Nox		Carbromal	Adalin	
	Optinoxan			Mirfudorm	
	Pro Dorm		Acecarbromal	Abasin	
	Revonal		Bromisoval	Bromural	
				Somnurol	
in Kombinationen:	Biosedon		in Kombinationen:		
	Diudorm	enthält u. a. Glutethimid	(Auswahl)	Betadorm	enthält Diphenhydramin
	Eatan N			Dolestan	enthält Diphenhydramin
	Esdesan				
	Mandrax	enthält u. a. Diphenhydramin		Doroma	
				Halbmond	enthält Diphenhydramin
	Normi-Nox Comp	enthält u. a. Meprobamat		Hoggar N	enthält Diphenhydramin
	Nyktogen	enthält Meprobamat und Bromisoval		Hyluval	
				Lagunal	
	Rebuso	enthält u. a. Bromureide		Melivaletten	
				Nervophyll	enthält Barbiturate
	Savedorm				
	Sedanoct			Nocturetten	enthält Diphenhydramin
	Somnibel				
	Somnosan	enthält u. a. Bromureid		Nyktogen	enthält Meprobamat und Methaqualon
	Staurodorm Neu			Plantival plus	enthält Diphenhydramin
	Tomed				
	Toquizon	enthält Diphenhydramin		Rebuso	enthält Methaqualon
				Rejam-forte	
c) Bromide				Sekundal	
in Monopräparaten:				Somnosan	enthält Methaqualon
Calcium-bromolactobionat	Calcibronat			Staurodorm Neu	enthält Methaqualon
Glutaminsäure-Magnesiumsalz-hydrobromid	Psicosoma			Tempidorm	enthält Barbiturate
	Psychoverlan			Vitanerton	enthält u. a. Bromid und Barbital
in Kombinationen:	Belladonna-Valobonin				
	Eusedon	enthält u. a. Barbiturat	**e) Chloralhydrat**	Chloraldurat rot	
	Nervobromin A			Chloraldurat blau	
	Nervo. opt	enthält u. a. Barbiturat		Chloralhydrat-Rectiole (Dentinox)	
	Neuro-Fides				
	Neurophan		**f) Paraldehyd DAB**		
	Valobonin		**g) Diphenhydramin**	Dabylen	
			in Kombination mit Novonal	Novo-Dolestan	

Tabelle 2. Die von Süchtigen verwendeten Analgetika sind in den meisten Fällen eine Kombination aus einem Barbiturat, Kodein und Phenacetin

Internationaler Freiname	Handelsname
a) Pentazocin	Fortral
b) Tilidin	Valoron
c) Kombinationen (hierbei sind nur die Substanzen erwähnt, von denen eine potentiell abhängigkeitserzeugende Wirkung bekannt ist)	

Handelsname	Barbiturate	Kodein	Phenacetin	andere
Baralgin comp.		+		
Cibalen	+	+		
Contraneural		+	+	
Dolo-Buscopan	+	+		
Doloma		+	+	
Dolo-Visano		+		Diphenhydramin und Meprobamat
Dolviran	+	+	+	
Fortalidon	+	+		
Gelonida		+	+	
Lonarid	+	+		
Rosimon	+		+	
Treupel		+	+	
Antineuralgicum Compretten			+	Koffein
Neuralgin			+	Koffein
Quadronal			+	Koffein
Thomapyrin			+	Koffein
Vivimed			+	Koffein

verletzungen. Des weiteren werden aber auch oberflächliche Verbrennungen versorgt, die sich der Süchtige beim Einschlafen mit einer brennenden Zigarette zugezogen hat. An dritter Stelle steht die Notsectio bei heroin- bzw. alkoholsüchtigen Frauen.

Vor jeder Prämedikation ist es von zentraler Bedeutung, den Typus der Sucht einzuschätzen, wobei direkte Angaben zu dem Suchtstoff in den allerseltensten Fällen zu erhalten sind. Folgende Fragen sollten, wenn möglich, geklärt werden:
1. Besteht eine momentane Abhängigkeit? Wenn ja, worauf?
2. Wann wurde das Suchtmittel zum letzten Mal genommen?
3. Welche Medikamente wurden im Krankenhaus zusätzlich verabreicht?

Ist der Patient momentan von keiner Droge abhängig, wird wie üblich prämediziert, d. h. Atropin, Dolantin, Atosil bzw. alternativ Valium. Bei ehemals Opioidsüchtigen sind Opioide zu vermeiden. Statt dessen sind Tranquilizer, wie z. B. Valium, ein Barbiturat oder ein Antihistaminikum angezeigt. Ist der Patient heroinabhängig und hatte in den vier letzten Stunden keinen "Stoff", sollte Methadon (maximal 40 mg) oder Morphin (Morphin-Thilo) verabreicht werden. Beim Alkohol-Barbiturat-Süchtigen ist Paraldehyd, Pentobarbital (Nembutal) oder Chlordiazepoxid (Librium) indiziert. Wegen der Kreuzabhängigkeit bzw. Kreuztoleranz ist eine Differenzierung bei der Alkohol-Barbiturat-Gruppe nicht notwendig. Die alleinige Atropingabe ist bei Patienten mit Atem- und Kreislaufdepression, vor einer Sectio und bei Patienten, die erst kürzlich ein Opioid zu sich genommen haben, indiziert.

Ziel der Prämedikation ist hierbei, ein sich eventuell entwickelndes Abstinenzsyndrom so lange zu unterdrücken, bis mit dem protrahierten Entzug unter klinischen Bedingungen begonnen werden kann. Letzteres ist jedoch immer vor einer Operation anzustreben, es sei denn, es liegt eine Notoperation vor.

Die Eingruppierung der zur Sucht führenden Drogen erfolgt nach dem jeweiligen Mißbrauchpotential, i. e.:
1. Substanzen, die zu schwerer psychischer und physischer Abhängigkeit führen (alle ZNS-Depressiva), wie z. B. Opioide, Alkohol, Barbiturate und alle nicht-barbiturathaltigen Sedativa.
2. Substanzen, die eine starke psychische bei fraglicher physischer Abhängigkeit entwickeln, wie z. B. gemischte Opioid-Agonisten-Antagonisten (Fortral, Lorfan).
3. Stoffe, die nur eine psychische Abhängigkeit verursachen, wie z. B. alle ZNS-Stimulantia (Kokain, Preludin, Tradon).

Entsprechend ihrer Häufigkeit sollen im folgenden die Suchtstoffe abgehandelt werden, wobei es gilt, die Symptome der Intoxikation als Hinweis für den Suchtstoff zu erfassen, um dadurch eine etwaige Abstinenzsymptomatik, die sich in der Folgezeit entwickeln könnte, rechtzeitig zu vermeiden. Weiterhin gilt es, die durch den Suchtstoff anfallenden Wirkungen auf eine Narkose zu berücksichtigen.

Der Alkoholsüchtige (Tabelle 3)

Die Einleitungsphase:
Da bei Alkoholsüchtigen in den meisten Fällen eine Enzyminduktion vorliegt, muß mit einer erhöhten Einleitungsdosis gerechnet werden. Beim chronisch Süchtigen kann aufgrund einer gestörten Leberfunktion (alkoholische Leberzirrhose) eine Hypalbuminämie vorliegen, die wegen der verringerten Proteinbindung des Einleitungshypnotikums sogar eine Reduktion der Dosierung bewirken kann. Weiterhin ist zu berücksichtigen, daß beim chronischen Alkoholiker eine Gastritis oder Ösophagitis mit Elektrolytstörungen, Mangelernährung sowie eine Megaloblastenanämie vorliegen können. Der akut Alkoholisierte ist auf jeden Fall wie ein Patient mit "vollem Bauch" zu behandeln, da durch eine verzögerte Magen-Darm-Passage die übliche 6-Stunden-Karenz nicht zur Magenentleerung ausreicht (12). Wegen der möglichen Leberzellschädigung ist an eine Störung der Gerinnungsfaktoren II, V, VII, IX, X, XIII zu denken (4), wobei die Bestimmung der

Tabelle 3. Der Alkoholsüchtige: Sucht- und Abstinenzsymptome. Besonderheiten bei der Narkose

Symptome bei Intoxikation	Dämmerzustand oder aggressiv Ataxie, Inkoordination, Nystagmus, lallende Sprache, mnestische Störung, Somnolenz, Sopor, Koma
Abhängigkeitsentwicklung	Stark (physisch und psychisch)
Abstinenzsymptome	Unruhe, Inappetenz, Verwirrung, Tremor, Halluzinationen, Verkennung der Umgebung, Hyperhidrosis, Suggestibilität, grobschlägiger Tremor, Ataxie, Tachykardie, Erbrechen, Parästhesien, Wadenkrämpfe, Durchgangssyndrom, "Grand-mal"-Anfälle, Wernickesche Enzephalopathie
Besonderheiten bei der Narkose	Hypalbuminämie, Megaloblastenanämie, Hyperhydrierung, Elektrolytstörung (Gastritis), Leberzirrhose (Laborwerte!), Myokardiopathie (Thiaminmangel), Gerinnungsstörung (Leberschaden), "voller Magen" bei akuter Intoxikation
	Kreuztoleranz zu Barbituraten, deswegen Psychosedativa
	Sicherheitsbreite für Herz-Kreislauf verringert

Transaminasen, des Bilirubins, der Gamma-GT, des Blutbilds und des Albumins Hinweise auf eine mögliche Leberfunktionsstörung gibt (16, 18).

Daß in vielen Fällen eine Dosiserhöhung des Einleitungsanästhetikums nicht notwendig ist, unterstreichen Untersuchungen von GIUFFRIDA et al. (8), die zur Narkoseeinleitung bei 123 Patienten zwischen 100 und 400 mg Thiopental benötigten; nur bei 11 Süchtigen waren Dosen von 400 - 600 mg für die Einleitung der Narkose notwendig. Neben einer möglichen Enzyminduktion, die eine höhere Dosierung zur Narkoseeinleitung notwendig macht, kann ein Leberzellschaden, insbesondere eine Hypalbuminämie eine Dosisverringerung bewirken. Insbesondere der letzte Punkt ist wichtig, da die therapeutische Breite der Anästhetika durch eine alkoholische Kardiomyopathie stark eingeschränkt sein kann (nach tierexperimentellen Ergebnissen bis zu 40 %) (14).

Barbiturate sind aus diesem Grund bei Vorliegen einer Anämie oder Hypotonie und bei einer notwendigen Sectio vorsichtig einzusetzen; neuere Einleitungspräparate aus der Gruppe der Hypnotika (z. B. Etomidat) sollten vorgezogen werden.

Tabelle 4. Die Halothankonzentrationen im ZNS und Myokard, die unter zusätzlicher Alkoholintoxikation (219 - 242 mg/dl) zu Atemstillstand und Herzversagen führen (Nach 19)

	Narkose	Atemstillstand	Herzversagen
Kontrollgruppe	27,8 ± 0,6	63,6 ± 2,3	81,6 ± 1,2
Akute Intoxikation	12,2 ± 0,9*	49,5 ± 1,7*	45,4 ± 0,9*
Chronische Intoxikation im Entzug	38,1 ± 0,6*	64,7 ± 1,5	84,3 ± 1,8
Chronische Intoxikation im Entzug mit akuter Reintoxikation	26,8 ± 1,4	61,3 ± 1,5	61,5 ± 5,1*

* Statistisch signifikant zur Kontrollgruppe

Narkoseunterhaltung:
Zum größten Teil wird die Narkose mit Inhalationsanästhetika durchgeführt. Die in vielen Fällen günstigere Leitungsanästhesie ist aufgrund der mangelnden Kooperation der Patienten in den meisten Fällen jedoch nicht durchführbar. Da beim Süchtigen, insbesondere beim Alkoholiker, eine Leberzellschädigung angenommen werden muß, sollten halogenierte Kohlenwasserstoffe, insbesondere Halothan und Methoxyfluran wegen der möglichen Lebernekrose zugunsten von Ethrane bzw. Isofluran (10) vermieden werden. Zu berücksichtigen ist, daß bei akuten Intoxikationen schon eine partielle Narkose vorliegt und somit geringere Dosen des Anästhetikums notwendig werden. Zu letztem Punkt liegen insbesondere Studien von WOLFSON (19) vor, wonach die akute Alkoholgabe zu einer Verringerung der für die Narkose notwendigen Halothandosierung führt (Tabelle 4). Bei der chronischen Intoxikation ist dagegen eine höhere Halothankonzentration notwendig. Zu berücksichtigen ist bei der akuten Intoxikation die therapeutische Breite des Myokards, die signifikant geringer ist, d. h. bereits eine niedrigere Konzentration von Halothan als in der Kontrollgruppe induziert ein Herzversagen.

Die alkoholische Kardiomyopathie ist besonders im Entzug zu berücksichtigen, da die therapeutische Breite ebenfalls signifikant verringert ist. Wegen eines vergrößerten Verteilungsvolumens, insbesondere bei Patienten mit Zirrhose (5), wird dagegen signifikant mehr Kurare bzw. Pancuronium (1) benötigt. Umgekehrt wird in der postoperativen Phase durch eine verlängerte terminale Eliminationszeit die Wirkdauer ungewöhnlich lang sein.

Postoperative Phase:
Hierbei ist besonders das Abstinenzsyndrom zu berücksichtigen, das sich in Form des Alkoholdelirs manifestiert und einen vital bedrohlichen Charakter annehmen kann. Es ist im allgemeinen durch folgende Symptome charakterisiert:

1. grobschlägiger Tremor (Hände, Zunge, Kopf),
2. Schwitzen,
3. Tachykardie,
4. Hyperreflexie,
5. Übelkeit, Erbrechen,
6. generalisierte "Grand-mal"-Anfälle.

Diese Anfälle sind sofort zu behandeln, da im Status eine Letalität bis zu 30 % besteht.

Das Delir dauert gewöhnlich zwei bis fünf Tage und endet mit einem langen, tiefen Schlaf (Terminalschlaf).

Zur Therapie des Entzugs hat sich Clomethiazol (Distraneurin) bewährt. Folgende Diagnostik und Therapie sind durchzuführen:
1. Überwachung von Atmung, Herz und Kreislauf,
2. Kontrolle der Elektrolyte und eventuell Substitution,
3. Flüssigkeitszufuhr,
4. Antibiotikaprophylaxe wegen einer Pneumoniegefahr,
5. kardiale Stützung (Kardiomyopathie!).

Distraneurin wird anfänglich in einer Dosierung von 80 - 100 ml der 0,8%igen Lösung (Tagesmaximum 1.000 ml) gegeben, wodurch eine sedierende, antikonvulsive und hypnotische Wirkung erreicht wird. Die Tropfenzahl ist so einzustellen, daß ein Schlafzustand resultiert, aus dem der Patient jederzeit weckbar ist. Wegen der Gefahr des "Umsteigens" sollte das Clomethiazol nicht über den akut bedrohlichen Zustand hinweg angewendet werden.

In folgenden Fällen ist statt Distraneurin Haldol 5 - 10 mg i.v. indiziert:
1. wenn in der Anamnese eine Abhängigkeit von Clomethiazol vorliegt,
2. wenn Therapieversagen mit Clomethiazol bekannt ist,
3. wenn das Alkoholdelir mit starken paranoid-halluzinogenen Sinnestäuschungen gekoppelt ist (Ungeziefer, Mäuse, sich bewegende Tiere, illusionäre Verkennung der Umgebung),
4. wenn eine Ateminsuffizienz vorliegt.

Der Barbituratsüchtige (Tabelle 5)

Da in den meisten Fällen eine Kombination mehrerer Substanzen vorliegt (barbiturat- und nicht-barbiturathaltige Sedativa), ist es von Bedeutung, die Symptome einer Intoxikation zu kennen, um ein eventuell sich entwickelndes Abstinenzsyndrom rechtzeitig zu therapieren.

Die Symptome sind in der Tabelle 5 zusammengefaßt, wobei Ataxie, Nystagmus, Diplopoe, Strabismus, eine Hypo- bis Areflexie sowie ein "Eingenebeltsein" mit Atemdepression und Hypotonie vorherrschen.

Mit der Gewöhnung an Barbiturate kommt es auch zu einer Abnahme der Wirksamkeit von Einleitungsanästhetika und gasförmigen Anästhetika, bedingt durch eine beschleunigte Oxidation durch Lebermikrosome. Die geringere Wirksamkeit von Pentobarbital und

Tabelle 5. Der Barbituratsüchtige: Sucht- und Abstinenzsymptome. Besonderheiten bei der Narkose

Symptome bei Intoxikation	Atemdepression
	Hypotonie
	Inkoordination, Ataxie
	Nystagmus, Diplopoe
	Strabismus
	Hypo- bis Areflexie
	Akkomodationsstörung
	"Eingenebeltsein", reizbar
	Gedächtnisschwäche
	Euphorie-Depression
	Paranoide Ideenflucht
Abhängigkeitsentwicklung	Stark (psychisch und physisch)
Abstinenzsymptome	Nach 30 - 48 h
	Kopfschmerzen
	Zittern, Unruhe
	Erbrechen
	Schlaflosigkeit
	"Grand-mal"-Anfall
Besonderheiten bei der Narkose	Toleranz gegenüber Anästhetika, Sicherheitsbreite für Herz-Kreislauf verringert

Hexobarbital weist auf eine schnelle Entgiftung durch eine Steigerung der Fermentaktivität der Lebermikrosomen (Enzyminduktion) hin (Abb. 1) (3).

Besteht durch eine Leberzirrhose jedoch eine enzymatische Inaktivität der Lebermikrosomen oder wurde vorher Chlorpromazin oder Haloperidol gegeben, so ist die Elimination und Wirkungsdauer von Anästhetika verlängert (Abb. 2).

Da bei dieser Gruppe von Süchtigen aufgrund der Toleranz in den meisten Fällen mehr Anästhetikum benötigt wird, ist daran zu denken, daß die Sicherheitsmarge für das Herz-Kreislauf-System verringert ist; ein eventuell entstehendes Kreislaufversagen muß durch eine engmaschige intraoperative Überwachung erkannt werden.

Die postoperative Phase ist auch hier wieder durch ein eventuell sich entwickelndes Abstinenzsyndrom gefährdet, wobei die Symptome in der 30. bis 48. Stunde nach Absetzen der Substanzen auftreten und mit folgenden Erscheinungsbildern beginnen: Kopfschmerzen, Zittern, Unruhe und Erbrechen.

Auch hier kann es zum "Grand-mal"-Anfall kommen, der eine vital bedrohliche Situation darstellt und sofort zu kupieren ist. Hierzu wird ein Barbiturat in einer Dosis intravenös verabreicht, die gerade zur Unterbrechung des Status führt. Auch Librium oder Valium bzw. Paraldehyd und Pentobarbital werden empfohlen (13).

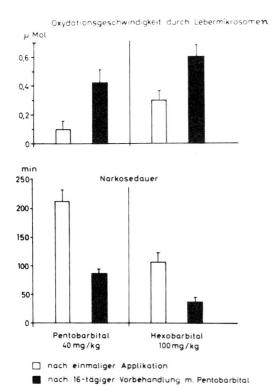

Abb. 1. Versuche an weiblichen Ratten; nach 16tägiger Vorbehandlung mit Pentobarbital (40 mg/kg täglich) ist eine narkotische Wirkung des Pentobarbitals (Nembutal) und Hexobarbitals (Evipan) deutlich abgeschwächt. Der oxidative Abbau der betreffenden Barbiturate durch isolierte Lebermikrosomen ist nach der Gewöhnung signifikant beschleunigt (Nach 15; auszugsweise dargestellt)

Im Anschluß an das Abstinenzsyndrom ist auch hier der protrahierte Entzug unter klinischer Überwachung indiziert. Es wird in solchen Fällen Pentothal als Elixier in steigender Dosis verabreicht, bis Zeichen einer leichten Intoxikation (siehe Tabelle 5) auftreten. Anschließend wird nach ein bis zwei Tagen mit einer Reduktion der Dosis begonnen, wobei die Dosis um 10 % pro Tag verringert wird. Bei Zeichen von Zittern und Unruhe wird die Dosis beibehalten, bis die Symptome sistieren. Der komplette Entzug dauert meist zwei bis drei Wochen.

Der Opioidsüchtige (Tabelle 6)

Die Symptome einer akuten Intoxikation sind charakterisiert durch Atemdepression, Hypotension, Bradykardie und Miosis, wobei die Abstinenzsymptomatik sowohl intra- als auch postoperativ auftreten kann und dann die sofortige Injektion eines schnell wirkenden Opioids notwendig wird (z. B. Morphin 10 mg i.v.).

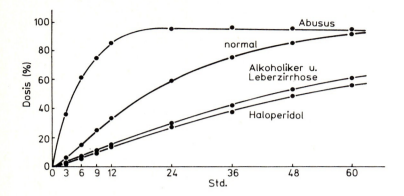

Abb. 2. Verschieden schnelle Elimination des Doriden bei Menschen: Ausscheidung einer Dosis von 250 mg radioaktiv markiertem Doriden im Harn. Abusus: 4 Jahre lang täglich 1,0 - 2,5 g Doriden. Alkoholiker: Jahrelang 3 l Wein täglich plus Doriden 250 - 500 mg; 1 1/2 Jahre lang mit Leberzirrhose. Haloperidol: 3 mg täglich sechs Monate lang (Nach 17; auszugsweise dargestellt)

Tabelle 6. Der Opioidsüchtige: Sucht- und Abstinenzsymptome. Besonderheiten bei der Narkose

Symptome bei Intoxikation	Atemdepression, Hypotonie Bradykardie, Miosis, Obstipation, Tremor, Sedierung, Koma
Abhängigkeitsentwicklung	Stark (physisch und psychisch)
Abstinenzsymptome	Nach 4 h bis zu 10 Tage Mydriasis, Piloerektion, Zittern, Muskel- und Knochenschmerzen, Tachykardie, Tachypnoe, Unruhe, Erbrechen, Anorexie
Besonderheiten bei der Narkose	Hepatitis (Leberwerte beachten) Schlechte Venen! Keine Kreuztoleranz zu volatilen Anästhetika. In der Prämedikation bei "Ehemaligen" kein Opioid verwenden!

Eine intraoperativ sich entwickelnde Abstinenzsymptomatik kann sich in Form eines plötzlichen Blutdruckabfalls manifestieren, der durch eine Opioidapplikation schnell behoben werden kann.

Eine nach dem Eingriff sich entwickelnde Abstinenzsymptomatik mit Mydriasis, Piloerektion, Zittern, Muskel- und Knochenschmerzen sowie einer Tachykardie bedingen den protrahierten Entzug

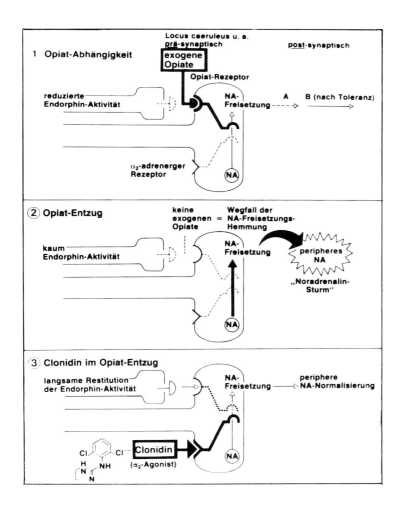

Abb. 3. Unterschiede in der Wirkweise von Opioiden und Clonidin

unter klinischer Überwachung. Zur Differenzierung eines Opioidentzugssyndroms und mentaler bzw. emotionaler Aberrationen, die öfters bei Süchtigen anzutreffen sind, stellt die Pupillenweite ein wichtiges Kriterium dar: Keine Mydriasis und warme Haut weisen auf ein fehlendes Abstinenzsyndrom hin. Während der protrahierte Entzug unter Methadon bzw. Morphintherapie vorgenommen wird, erfolgt die Therapie der Abstinenzsymptome neuerdings mit Clonidin (Catapresan, 0,005 mg/kg Körpergewicht). Der Wirkeffekt mit dieser Substanz ist wohl so zu erklären, daß es bei Opiatabhängigkeit zu einer Dauerbesetzung der Opiatbindestellen durch exogene Opioide und einer reaktiven Endorphinunterfunktion bei gleichzeitiger Hemmung zentral-exzitatorischer Neurone kommt. Eine sich entwickelnde Opiattoleranz führt aber zu einer schrittweisen reaktiven Restitution der durch das Neuron freigesetzen Noradrenalintransmitter. Im Opiatentzug fällt nun nicht nur die Besetzung der Opiatrezeptoren, sondern auch die relative Hemmung

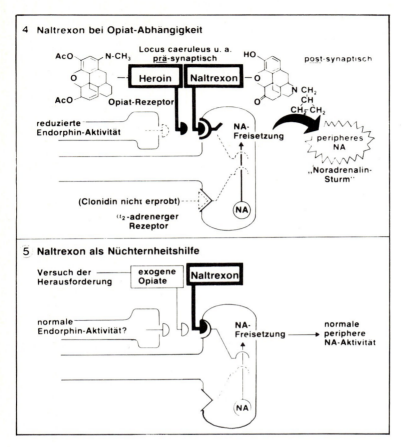

Abb. 4. Der Opiatantagonist Naltrexon, ein Abkömmling des Naloxons, würde beim Süchtigen ein akutes Abstinenzsyndrom provozieren; er dient nur zur Dauerbesetzung der Opiatbindestellen, um nach dem Entzug den Rückfall bei einem eventuellen erneuten "Schuß" zu verhindern

dieser Neurone und damit der Noradrenalinfreisetzung fort; es kommt zu einer überschießenden Noradrenalinausschüttung (postinhibitorischer Overshoot). Die Folgen der Freisetzung von Noradrenalin (Noradrenalinsturm) führen zum größten Teil in das Opiatentzugssyndrom. Clonidin als reiner α_2-Agonist ist nun in der Lage, ohne Besetzung der Opiatrezeptoren die Noradrenalinfreisetzung zu normalisieren und somit einen großen Teil der Opiatentzugssymptome zu hemmen (Abb. 3).

Die Effektivität einer solchen Therapie konnte sowohl am Tier als auch am Menschen nachgewiesen werden, wobei im Opiatentzug die Ausscheidung des Katecholaminstoffwechselprodukts 3-Methoxy-4-hydroxy-phenylaethylenglykol ansteigt und sie unter Clonidin beim Menschen wieder abfällt (11).

Tabelle 7. Der Amphetamin-Kokain-Süchtige: Sucht- und Abstinenzsymptome. Besonderheiten bei der Narkose

Symptome bei Intoxikation	EEG-"Arousal" (Weckreaktion) Euphorie Schlafbedürfnis verringert Inappetenz Konzentration gesteigert Gedankenassoziation gesteigert Arbeitslust vermehrt Tachykardie, Nervosität Angst Paranoide Ideen Auditorische, visuelle und taktile Halluzinationen ("Kokainwanzen")
Abhängigkeitsentwicklung	Fehlt (physisch)
Abstinenzsymptome	Für zwei bis drei Tage tiefer Schlaf, anschließend Hyperphagie, Apathie, Depression
Besonderheiten bei der Narkose	Akute Intoxikation: Freisetzung von Noradrenalin führt zu Rhythmusstörungen und erhöhtem Narkosebedarf
	Chronische Verwendung: Noradrenalinentspeicherung führt zu vermindertem Narkosebedarf

Als Langzeittherapeutikum wird Naltrexon eingesetzt (Abb. 4), welches den Opiatrezeptor aufgrund seiner intensiven Bindung kontinuierlich besetzt, so daß ein erneut injiziertes Opioid nicht zur Euphorie führen kann (sogenannte Nüchternheitshilfe (2)).

Der Amphetamin- und Kokainsüchtige (Tabelle 7)

Für die Narkose ist hierbei zu berücksichtigen, daß ein erhöhter Bedarf an Anästhetika vorliegt, da diese Substanzen aufgrund ihrer sympathikomimetischen Wirkung mit folgender erhöhter zentraler Noradrenalinfreisetzung einen vigilanzsteigernden Effekt haben. Nur nach chronischem Genuß dieser das ZNS stimulierenden Substanzen ist ein verringerter Narkosebedarf anzunehmen, da es dann zu einer Entleerung der zentralen Noradrenalinspeicher kommt (Tabelle 7).

Die Abstinenzerscheinungen nach Amphetaminen bzw. nach Kokainabusus bedürfen keiner therapeutischen Maßnahme, da diese Phase von einem tiefen Schlaf mit einer Dauer von zwei bis drei Tagen charakterisiert ist und somit nur eine Überwachung notwendig

Tabelle 8. Zum "Schnüffeln" mißbrauchte Produkte

Klebstoffe
Klebstoffverdünner
Farben
Lacke
Lackverdünner
Nitroverdünner
Trichloräthylen
Fleckentferner
Nagellackentferner
Wachslöser
Schnellreinigungs-Lösemittel
Feuerzeugbenzin
Kfz-Benzin
Haarsprays
Deodoranzien
Möbelpoliktursprays
Schuhsprays
Klarlacksprays
Fensterreinigungssprays
Insektizide
Luftduschen
Desinfektionsmittel

---

wird. Die anschließende Phase der Hyperphagie wird gefolgt von Apathie und Depression, wobei suizidale Gedanken auftreten können.

Süchtige von Schnüffelstoffen (Tabelle 8)

Von geringer Bedeutung, besonders bei Jugendlichen jedoch ausgeprägt, ist das Inhalieren von Schnüffelstoffen, wobei die Inhalation der Lösungsmitteldämpfe über einen kleinen Plastiksack erfolgt, der fest über Mund und Nase gepreßt wird. Hierbei kommen unterschiedliche aromatische Kohlenwasserstoffe zur Anwendung (Tabelle 8 und 9).

Die akuten Symptome der Intoxikation können die Zeichen einer abgekürzten Inhalationsnarkose aufweisen, wobei es zu einer verlangsamten Motorik und Sprache, Mydriasis, Nystagmus und einer Enthemmung kortikaler Funktionen kommt. Überdosierungen resultieren in Somnolenz, Sopor bzw. Koma. Für die Anästhesie ist hierbei von Bedeutung, daß beim akzidentellen bzw. beim suizidalen Einnehmen solcher Zellgifte ein hepatorenales Syndrom eintreten kann bzw. kardial eine Sensibilisierung auf Katecholamine mit folgenden Rhythmusstörungen zu berücksichtigen ist.

Aufgrund der fehlenden Abhängigkeitsentwicklung sind Abstinenzsymptome nur in Form einer stetigen Suche nach der Substanz charakterisiert.

Tabelle 9. Symptome der Intoxikation und Abstinenzerscheinungen. Besonderheiten bei der Narkose

Symptome bei Intoxikation	Ataxie, Tremor, langsame Motorik, lallende Sprache, Nystagmus, Mydriasis emotionale Enthemmung, optische und akustische Halluzinationen, Dämmerzustand (abgekürzte Inhalationsnarkose), Somnolenz, Sopor, Koma
Abhängigkeitsentwicklung	Fehlt (physisch)
Abstinenzsymptome	Psychisch (Drug craving)
Besonderheiten bei der Narkose	Verbrennungen nach Explosion der Dämpfe (Funkenflug beim Rauchen) Neuropathien (Guillain-Barré-Polyradikulitis) Hepatorenales Syndrom (Toluol-Inhalation führt zu Hämaturie, Proteinurie, Hypokaliämie, distal tubuläre Azidose, Fanconi-Syndrom)
	Rhythmusstörungen, da Sensibilisierung auf Katecholamine

Folgende Punkte sind zusammenfassend bei einem Süchtigen, der für die Narkose vorgesehen ist, zu berücksichtigen:
1. Identifizierung des Süchtigen und der zur Sucht führenden Droge.
2. Schwierige Einleitungsphase (aggressiver Patient).
3. Toleranzentwicklung auf Anästhetika (Kreuztoleranz).
4. Eingeschränkte Sicherheitsbreite für Herz und Kreislauf.
5. Verlängerte terminale Eliminationszeit (Leberschaden).
6. Entzugssyndrom intra- und postoperativ erkennen und therapieren.
7. Kontrollierter protrahierter Entzug, wenn möglich vor der Operation.

Literatur

1. BARAKA, A., GABALI, F.: Correlation between tubocurarine requirements and plasma protein pattern. Brit. J. Anaesth. 40, 89 (1968)

2. CHARNEY, D. S., RIORDAN, C. E., KLEBER, H. D., MURBURG, M., BRAVERMAN, P., STERNBERG, D. E., HENINGER, G. R., REDMOND, D. E.: Clonidine and naltrexone. A safe, effective and rapid

treatment of abrupt withdrawal from methadone therapy. Arch. gen. Psychiat. 39, 1327 (1982)

3. CONNEY, A. H., DAVISON, C., GASTEL, R., BURNS, J. J.: Adaptive increase in drug-metabolizing enzymes induced by pentobarbital and other drugs. J. Pharmacol. exp. Ther. 130, 8382 (1960)

4. CORRIGAN, J. J.: Diagnosis and therapy of coagulopathies in patients with liver disease. In: Anesthesia and the patient with liver disease (ed. B. R. BROWN), p. 4. Philadelphia: Davis 1981

5. DONALDSON, P., AGOSTAN, S., HENGEL, D., et al.: Pancuronium pharmacokinetics in patients with liver cirrhosis. Brit. J. Anaesth. 50, 1131 (1978)

6. ESSIG, D. F.: Addiction to nonbarbiturate sedative and tranquilizing drugs. Clin. Pharmacol. Ther. 5, 334 (1964)

7. GOLDSTEIN, D. B., GOLDSTEIN, A.: Possible role of enzyme inhibition and regression in drug tolerance and addiction. Biochem. Pharmacol. 8, 48 (1961)

8. GIUFFRIDA, J. G., BIZZARI, D. V., SAURE, A. C., SHAROFF, R. L.: Anesthetic management of drug abusers. Anesth. Analg. 49, 272 (1970)

9. HAN, Y. H.: Why do chronic alcoholics require more anesthesia? Anesthesiology 30, 341 (1969)

10. JOHNSTONE, R. E., KULP, M. S., SMITH, T. C.: Effects of acute and chronic ethanol administration on isoflurane requirement in mice. Anesth. Analg. 54, 277 (1975)

11. KEUP, W.: Clonidin im Opiat-Entzug. Münch. med. Wschr. 124, 148 (1982)

12. KONDO, T., MAGEE, D. F.: The action of intravenous ethanol on gastric secretion. Proc. Soc. exp. Biol. (N. Y.) 60, 1240 (1967)

13. LONG, R. E., PENNA, R. F.: Drugs of abuse. J. Amer. pharmaceutic Ass. 58, 12 (1968)

14. RAMSEY, H., HAAG, H. B.: The synergism between the barbiturate and ethyl alcohol. J. Pharmacol. exp. Ther. 88, 313 (1946)

15. REMMER, H.: Die Ursache der Gewöhnung an oxidable Barbiturate. Naunyn-Schmiedeberg's Arch. Pharmacol. 244, 311 (1963)

16. SAPIRA, J. D., JASINSKI, D. R., GORODETZSKY, C. W.: Liver disease in narcotic addicts. The role of the needle. Clin. Pharmacol. Ther. 9, 725 (1963)

17. SCHMID, K. F., CORNU, IMHOF, P., KEBERLE, H.: Die biochemische Deutung der Gewöhnung an Schlafmittel. Schweiz. med. Wschr. 7, 235 (1963)

18. SIMPSON, R.: Drug therapy in patients with liver disease. In: Anesthesia and the patient with liver disease (ed. B. R. BROWN), p. 69. Philadelphia: Davis 1981

19. WOLFSON, B.: Alcohol and anesthesia. ASA Refresher Course 1982

Zusammenfassung der Diskussion zum Thema:
"Fettsucht und Störungen des Kohlenhydratstoffwechsels"

FRAGE:
Die juvenile Adipositas ist heute ein nicht seltener Befund. Kommt diesem Symptom ein Krankheitswert zu, müssen wir bei diesen Patienten mit einem erhöhten perioperativen Risiko rechnen?

ANTWORT:
Entscheidend ist nicht so sehr das Gewicht des Patienten, sondern die durch das Übergewicht hervorgerufenen sekundären Schäden. Bei jedem Adipösen stellt die Flüssigkeits- und Kochsalzretention aufgrund eines normalerweise erhöhten Aldosteronspiegels das Problem dar. Hypertonie und Hypoxämie sind häufig zu erhebende Befunde, die insgesamt dann wiederum zu einem erhöhten kardialen Risiko führen.

Nach Angaben von SHAPIRO (8) ist die Häufigkeit postoperativer respiratorischer Komplikationen bei übergewichtigen Patienten doppelt so hoch wie bei normalgewichtigen. Allerdings kann aus der von ihm als Referenz zitierten Arbeit von HANSEN et al. (3) ein solcher quantitativer Schluß nicht gezogen werden, sondern nur entnommen werden, daß respiratorische Komplikationen nach Oberbaucheingriffen bei Adipositas viel häufiger als bei Normalgewicht auftreten (Siehe auch bei 1, 2, 6).

Die Befunde von PASCH lassen dagegen bei übergewichtigen Patienten, die wegen ihrer Fettsucht operiert werden, perioperativ statistisch keine erhöhte Komplikationsrate erkennen. Dies schließt keinesfalls aus, daß es in Einzelfällen z. B. zu respiratorischen Problemen kommt. Bei der Interpretation der Befunde gibt PASCH jedoch selbst zu bedenken, daß bei diesen Patienten von vornherein größere therapeutische Anstrengungen unternommen werden, da jeder mit Komplikationen rechnet.

Bei der Beantwortung der Frage hilft die Aussage von BERGMANN weiter, der das anästhesiologische Risiko allgemein als Produkt aus Betreuungsaufwand und Komplikationsrate definiert. Der Betreuungsaufwand wiederum setzt sich zusammen aus Umfang der Überwachung und Ausmaß der Therapie. Vereinfacht ausgedrückt bedeutet das, daß ein erhöhtes Anästhesierisiko auch dann vorliegt, wenn eine niedrige Komplikationsrate nur durch einen erhöhten Betreuungsaufwand zu erreichen ist. Dies ist bei Adipösen zweifellos der Fall.

FRAGE:
Im Rahmen der Therapie adipöser Patienten wird heute unter anderem die Gabe von Betasympathikolytika empfohlen. Kann bzw. muß diese Therapie perioperativ fortgesetzt werden?

ANTWORT:
Wenn der Patient auf die kontinuierliche Therapie mit Betasympathikolytika angewiesen ist, sollte sie auch perioperativ fortgeführt werden. Daß dies möglich ist, beweisen die Erfahrungen aus kardiochirurgischen Zentren, bei denen die Patienten auch am Operationstag noch Betasympathikolytika erhalten. Die Gefahr einer Hypoglykämie, auf die in der Literatur hingewiesen wurde (4), scheint durch die Verwendung von Betasympathikolytika mit intrinsischer Aktivität vermindert zu sein (5, 7).

FRAGE:
Die Dosierung der Medikamente wird üblicherweise bezogen auf kg KG angegeben. Dies würde bei adipösen Patienten eine zum Teil exzessive Erhöhung der üblichen Dosierung bedeuten. Will man dies vermeiden, erhebt sich die Frage, auf welche Größe die Medikamentendosierung dann bezogen werden soll - Sollgewicht, Idealgewicht, Körperoberfläche?

ANTWORT:
THOMPSON hat für mehrere kardiovaskulär wirksame Medikamente nachgewiesen, daß eine Dosierung nach Realgewicht nahezu immer zu Überdosierungen führt. Die primäre Dosierung sollte demnach immer bezogen auf das Sollgewicht erfolgen. Diese Empfehlung gilt auch für die Medikamentenapplikation bei Kindern.

Soweit die Medikamente intravenös gegeben werden, können sie nach Wirkung appliziert werden. Nach den Erfahrungen von PASCH liegt der Bedarf selten höher als bei normalgewichtigen Patienten.

Auch bei der Infusionsmenge hat es sich bewährt, nicht auf das Realgewicht zu dosieren, sondern auf das Sollgewicht, bezogen auf die Körpergröße.

Ähnliches gilt für die Beatmungsgrößen intraoperativ, hier empfiehlt PASCH ein Atemzugvolumen von 10 - 12 ml/kg bei einer Atemfrequenz von 12 - 14/min, wobei diese primäre Einstellung selbstverständlich intraoperativ überprüft werden muß. Die klinische Erfahrung zeigt, daß bei der Verwendung von Inhalationsanästhetika zu Beginn eine etwas höhere Konzentration als üblich notwendig ist, daß sie jedoch bereits frühzeitig vor Ende der Operation abgeschaltet werden müssen, da es noch lange Zeit zu einer Freisetzung aus den großen Fettdepots kommt.

FRAGE:
Soll ein übergewichtiger Patient versuchen, vor einem geplanten operativen Eingriff durch eine Fastenkur abzumagern?

ANTWORT:
Die klinischen Erfahrungen zeigen, daß Patienten nach einer längeren Fastenperiode hämodynamisch und metabolisch sehr instabil sind, d. h. besonders intraoperativ Probleme bieten.

Eine Abmagerungskur präoperativ sollte deswegen nur dann vorgenommen werden, wenn das Übergewicht selbst Komplikationen bedingt, z. B. einen exzessiven Hypertonus. Auch dann sollte nicht direkt im Anschluß an die Fastenkur operiert werden.

FRAGE:
Welches sind die hauptsächlichen Risikofaktoren bei Vorliegen einer diabetischen Stoffwechsellage in bezug auf den perioperativen Verlauf?

ANTWORT:
Hier sind alle Störgrößen zu nennen, die sich aus dem absoluten oder relativen Insulinmangel ableiten lassen; für den Anästhesisten sind sicherlich von Bedeutung die Verschiebungen der Osmolalität, die Hypokaliämie und natürlich alle Störungen, die sich aus dem chronischen Verlauf der Erkrankung ergeben.

FRAGE:
Ergeben sich aus dem Befund eines Diabetes mellitus hinsichtlich der Durchführung der Narkose Besonderheiten?

ANTWORT:
Die bei uns üblicherweise verwendeten Medikamente zur Narkoseeinleitung und Durchführung haben kaum einen Einfluß auf den Zuckerstoffwechsel. Angiopathien und vegetative Neuropathien sind zu beachten und bei der Auswahl des Narkoseverfahrens im Einzelfall zu berücksichtigen.

FRAGE:
Welches Vorgehen empfiehlt sich heute bei Patienten mit latentem oder manifestem Diabetes mellitus?

ANTWORT:
Ist Insulin notwendig, so sollte es intraoperativ intravenös (eventuell in Kombination mit Glukose) appliziert werden, um eine exakte Dosierung zu ermöglichen. Es hat sich gezeigt, daß durch die kontinuierliche Zufuhr von Insulin der Insulinbedarf wesentlich gesenkt werden kann und daß Blutzuckerspitzen nicht mehr so häufig wie früher auftreten; die Ausgangsdosierung liegt normalerweise bei etwa 0,5 bis 1 Einheit Insulin pro Stunde. Bei insulinpflichtigem Diabetes mellitus und großen Operationen sollte Insulin in einer Dosierung gegeben werden, die etwa doppelt so hoch wie die normale Inkretionsrate liegt, d. h. etwa 2 bis 4 Einheiten pro Stunde. Dies erfordert selbstverständlich eine stündliche Blutzuckerbestimmung.

Bei kurzdauernden Eingriffen kann durchaus weiterhin empfohlen werden, die Hälfte der sonst üblichen Tagesdosis an Insulin präoperativ (s.c. oder i.m.) zu applizieren. Gleichzeitig mit der Insulinapplikation sollte eine Elektrolytlösung mit einem 5- bis 10%igen Glukoseanteil infundiert werden.

Bei der Entscheidung, ob Insulin subkutan, intramuskulär oder kontinuierlich intravenös appliziert werden soll, wird einmal die Größe und Dauer des operativen Eingriffs eine Rolle spielen, zum andern selbstverständlich der präoperative Zustand des Patienten hinsichtlich seines Diabetes mellitus und anderer Vorerkrankungen. In allen Zweifelsfällen wird die intravenöse kontinuierliche Insulinzufuhr vorzuziehen sein. Unabhängig davon steht in der Bestimmung des Blutzuckers jederzeit eine Kontrollmöglichkeit zur Verfügung.

FRAGE:
Die Höhe des Blutzuckers ist leicht zu bestimmen und vergleichsweise einfach einzustellen. Welcher Blutzuckerwert soll intraoperativ angestrebt werden?

ANTWORT:
In der perioperativen Phase sollte prinzipiell gelten, daß der Blutzuckerwert bei Diabetikern eher etwas höher als normal als zu niedrig eingestellt wird. D. h. daß Werte zwischen 150 und 200 mg/dl angestrebt werden sollen. Eine Hypoglykämie erscheint in dieser Phase wesentlich problematischer als ein leicht erhöhter Blutzuckerwert.

FRAGE:
Wie oft soll bei einem insulinpflichtigen Diabetiker intra- und postoperativ der Blutzucker bestimmt werden?

ANTWORT:
Prinzipiell empfiehlt sich, bei Diabetikern direkt präoperativ einen Blutzuckerwert zu bestimmen. Bei unkomplizierten kurzdauernden Eingriffen wird die erste Blutzuckerkontrolle postoperativ ausreichend sein; bei längerdauernden Eingriffen empfiehlt sich die stündliche Kontrolle.

Speziell ist noch auf den Sonderfall der Graviden mit Diabetes mellitus hinzuweisen. Präpartal muß bei der Mutter Insulin ausreichend dosiert werden, damit es beim Neugeborenen aufgrund eines entstehenden Hyperinsulinismus nicht zu schweren Hypoglykämien kommt. Postpartal geht der Insulinbedarf der Mutter wegen des Wegfalls antiinsulinärer Hormone deutlich zurück. In dieser Phase muß Insulin zurückhaltend dosiert werden, um Hypoglykämien bei der Mutter zu vermeiden. Hier kann nur eine engmaschige Kontrolle des Blutzuckers gefährliche Schwankungen vermeiden.

<u>Neuromuskuläre Reizübertragung und Muskelstoffwechsel</u>

FRAGE:
Gibt es klinische Symptome, die an das Vorliegen einer Myasthenia gravis denken lassen müssen?

ANTWORT:
Solange die Symptome unspezifisch sind, wird dies sehr schwer sein (z. B. allgemeine Abgeschlagenheit, vermehrte Müdigkeit). Der Verdacht sollte immer dann geäußert werden, wenn der Patient über Doppelbilder klagt, Schwierigkeiten beim Anheben der Oberlider angibt und Schluckstörungen auftreten. Speziell sei darauf hingewiesen, daß die Ptose häufig nur einseitig auftritt. Da die Symptome meistens sehr unspezifisch sind, wird sich im Verdachtsfalle immer eine Untersuchung durch den Spezialisten empfehlen, d. h. durch den Neurologen oder den Pädiater.

FRAGE:
Ergibt sich bei Vorliegen einer Myasthenia gravis eine Erhöhung des Narkoserisikos?

ANTWORT:
Es ist nicht zu erwarten, daß aufgrund der Myasthenia gravis intraoperativ besondere Risiken auftreten. Der Patient sollte jedoch präoperativ darauf hingewiesen werden, daß postoperativ respiratorische Störungen auftreten können, die eine Nachbeatmung notwendig machen. Ein einfacher Test über das Ausmaß der Muskelschwäche ist mit dem Hochhalten der Arme möglich. Kann der Patient seine Arme nur sehr kurz hochhalten, sollte mit dem Neurologen präoperativ abgesprochen werden, inwieweit der Zustand des Patienten kurzfristig durch eine Plasmapherese oder durch eine Kortikoidtherapie gebessert werden kann. Bei der Kortikoidgabe ist jedoch zu beachten, daß es initial zu einer Verschlechterung des Krankheitsbildes kommen kann. In Ausnahmefällen wird auch die Gabe von Imurek zu diskutieren sein, von der jedoch keine sofortige Wirkung zu erwarten ist. Generell sollte die Atemmechanik des Patienten präoperativ überprüft werden und sichergestellt sein, daß der Patient postoperativ 48 h kontinuierlich überwacht wird, um eventuell auftretende respiratorische Störungen rechtzeitig zu erkennen. In jedem Fall muß verhindert werden, daß durch eine eingeschränkte respiratorische Leistung eine Pneumonie entsteht, die dann den Zustand des Patienten rapid verschlechtern kann.

Prinzipiell sollte davon ausgegangen werden, daß auch bei den okulären Formen der Myasthenia gravis in der postoperativen Phase die Gefahr der respiratorischen Insuffizienz besteht.

FRAGE:
Welche klinische Bedeutung hat der Nachweis von Antikörpern bei der Diagnose und der Therapie der Myasthenia gravis?

ANTWORT:
Gelingt der Nachweis von Antikörpern, so ist die Diagnose einer Myasthenia gravis sehr viel wahrscheinlicher. Finden sich keine Antikörper, so ist die Abgrenzung zu myasthenen Syndromen wesentlich schwieriger. Dies gilt z. B. für Rheumatiker,

die mit d-Penicillamin behandelt werden. Diese Patienten haben keine Antikörper gegen die Acetylcholinrezeptoren. Hier wird die Änderung der Therapie zu einem Abklingen der Symptome führen. Prinzipiell gilt, daß der Nachweis von Antikörpern nicht zu einem erhöhten Anästhesierisiko führt. Die Höhe des Antikörperspiegels korreliert nicht mit der Schwere der Erkrankung. Liegt eine myasthene Krise vor oder hat der Patient bereits präoperativ eine schlechte Atemfunktion, so soll auch bei einem niederen Antikörpertiter in jedem Falle eine Plasmapherese durchgeführt werden. Entscheidend scheint die relative Abnahme des Antikörpertiters zu sein.

FRAGE:
Wie ist heute die Indikation zur Thymektomie bei Myasthenia gravis zu sehen?

ANTWORT:
Die Stellung des Thymus im Krankheitsgeschehen ist weiterhin nicht eindeutig geklärt. Die Diskussion um die Thymektomie verläuft dementsprechend weiterhin kontrovers. Die Indikation zur Thymektomie stellt sich immer dann unzweifelhaft, wenn es sich um ein malignes oder um ein sehr großes, benignes Thymom handelt. Fraglich ist, ob ein Thymusrest oder eine kleine Thymusdrüse exstirpiert werden müssen. Im allgemeinen wird heute der Standpunkt vertreten, daß eine konservative Therapie ein bis zwei Jahre durchgeführt werden soll; bessert sich der Zustand des Patienten nicht, sollte er thymektomiert werden.

FRAGE:
Welche Muskelrelaxanzien können bei der Myasthenia gravis angewandt werden?

ANTWORT:
Es empfiehlt sich, auf die Verwendung nichtdepolarisierender Muskelrelaxanzien zu verzichten. Die klinische Erfahrung zeigt, daß ihr Einsatz praktisch nicht erforderlich ist. Sollten sie dennoch notwendig sein, werden sie in wesentlich geringerer Dosierung eingesetzt. Der Relaxationsgrad sollte mit Hilfe eines neuromuskulären Monitorings kontrolliert werden, um Überdosierungen und überlange Erholungszeiten zu vermeiden. In jedem Fall - also auch dann, wenn keine muskelrelaxierenden Substanzen intraoperativ angewendet werden - soll eine entsprechende postoperative Überwachung bzw. die Möglichkeit einer Nachbeatmung sichergestellt sein.

Nach der Thymektomie nimmt der Bedarf an Cholinesterasehemmern in den meisten Fällen stark ab, d. h. die Gefahr der Überdosierung ist hier zu beachten.

FRAGE:
Welche differentialdiagnostischen Möglichkeiten stehen bei Störungen der neuromuskulären Übertragung nach Anwendung von Muskelrelaxanzien zur Verfügung?

ANTWORT:
Durch die Verwendung eines Nervstimulators ist es relativ problemlos, eine neuromuskulär bedingte Störung zu diagnostizieren und sie von anderen Ursachen der Hypoventilation abzugrenzen. Zur differentialdiagnostischen Abklärung, ob es sich um einen kompetitiven oder Depolarisationsblock handelt, eignet sich am besten die Train-of-four-Stimulation. Ist auch eine überhängende Wirkung eines Analgetikums oder Anästhetikums ausgeschlossen, kann an das Vorliegen einer neuromuskulären Erkrankung gedacht werden. Paraneoplastische Neuropathien, Bronchialkarzinome sind ebenso zu nennen wie medikamentös induzierte neuromuskuläre Störungen.

Restblockadezustände vom kompetitiven Typ können gezielt mit Hilfe von Cholinesterasehemmern antagonisiert werden. Allerdings ist zu beachten, daß die neuromuskuläre Überleitung auch bei anderen neuromuskulären und muskulären Erkrankungen, insbesondere bei Myopathien, gestört sein kann. In diesen Fällen führt die Anwendung von Cholinesterasehemmern zu einer Verschlechterung der muskulären Funktion. Eine Ateminsuffizienz sollte bei solchen Patienten daher durch Beatmung behandelt werden.

FRAGE:
Neuromuskuläre Erkrankungen gehören zu den Syndromen, bei denen es nach Anwendung von Succinylcholin zu einer überschießenden Kaliumfreisetzung aus der Muskulatur kommt, und zwar dann, wenn die Muskelfasermembran Veränderungen aufweist. Gibt es Angaben, bei welchen dieser neuromuskulären Erkrankungen Succinylcholin aus diesem Grund eher vermieden werden sollte?

ANTWORT:
Bei den Muskeldystrophien kommt es zu Veränderungen der elektrischen Eigenschaften der Zellmembran und zu Funktionsstörungen des sarkoplasmatischen Retikulums. Durch diesen Membraneffekt kann es nach Gabe von depolarisierenden Relaxanzien zu einer überschießenden Kaliumfreisetzung aus der Muskulatur kommen, die zu gefährlichen Herzrhythmusstörungen führen kann, insbesondere dann, wenn die Herzmuskulatur ebenfalls befallen ist. Ferner sollte Succinylcholin bei sämtlichen Formen der Myotonie vermieden werden, da es zu Kontrakturen der erkrankten Muskelpartien kommen kann.

Maligne Hyperthermie

FRAGE:
In der Literatur wird über maligne Hyperthermie meistens im Zusammenhang mit einer Narkose berichtet, außerdem scheint sie vorwiegend im jugendlichen Alter aufzutreten. Sind hierfür Gründe bekannt?

ANTWORT:
Aus den Statistiken geht eindeutig hervor, daß die maligne Hyperthermie häufiger im Kindes- und jugendlichen Alter auftritt als bei Erwachsenen. Eine Erklärung hierfür konnte bisher nicht gegeben werden. Das gehäufte Auftreten der malignen Hyperthermie in Verbindung mit einer Narkose wird damit erklärt, daß es bei der Narkose zu einer Veränderung des Membranpotentials der Zellwand kommt. Dies trifft für Muskelrelaxanzien ebenso zu wie für Inhalationsanästhetika. Es muß offen bleiben, inwieweit der Grad einer Depolarisation Einfluß auf die Häufigkeit des Auftretens einer malignen Hyperthermie hat.

FRAGE:
Gibt es abortive Formen der malignen Hyperthermie?

ANTWORT:
Die Hyperthermie wurde bisher immer als das Leitsymptom dieses Krankheitsbildes bezeichnet. In einer Literaturübersicht über 678 Fälle wurde Fieber nur in 73 % als Symptom registriert. Diese Aussage bezieht sich jedoch auf eine Temperaturerhöhung innerhalb der ersten 30 min Narkose. Es muß davon ausgegangen werden, daß im weiteren Verlauf eine Temperaturerhöhung in allen Fällen aufgetreten wäre, wenn nicht sofort gezielte Maßnahmen eingeleitet worden wären.

FRAGE:
Welchen Stellenwert hat das intraoperative Temperaturmonitoring bei Kindern?

ANTWORT:
Die frühesten Symptome einer malignen Hyperthermie - Tachykardie und Tachypnoe - sind vieldeutig, die Tachypnoe wird durch die Beatmung häufig auch noch überspielt. Ein wichtiges Kriterium ist das Auftreten einer erhöhten Muskelrigidität; beweisend ist jedoch die Kombination mit einem raschen Temperaturanstieg. Aus diesem Grund sollte eine kontinuierliche Temperaturüberwachung bei allen Kindern vorgenommen werden.

Da bekannt ist, daß eine maligne Hyperthermie auch mit einer Latenz von mehreren Stunden nach einer Narkose auftreten kann, ist es günstig, wenn eine Temperaturüberwachung auch in den nächsten 6 h erfolgt.

FRAGE:
Welche diagnostischen Maßnahmen sollen ergriffen werden, wenn der Verdacht auf eine maligne Hyperthermie besteht?

ANTWORT:
Besteht der begründete Verdacht, sollte als erstes eine Blutgasanalyse abgenommen werden. Liegt hier keine gemischte Azi-

dose vor, kann primär abgewartet werden. Häufig ist ein Temperaturanstieg durch andere Ursachen bedingt, z. B. durch eine zu lange Nüchternperiode, durch eine Atropingabe oder eventuell auch einmal durch einen überheizten OP-Saal. Wertvolle Hinweise liefert auch die Messung des endexspiratorischen CO_2-Partialdrucks, der sich bei dem Krankheitsbild häufig erhöht findet.

FRAGE:
Welche Narkoseform bzw. -mittel sind nach den heutigen Erkenntnissen bei Patienten mit einer erhöhten Prädisposition für eine maligne Hyperthermie zu empfehlen?

ANTWORT:
Eine verbindliche Antwort hierauf ist nicht möglich. Zu divergierend sind die Berichte in der Literatur. Zur Zeit kann die Verwendung von Benzodiazepinen, Fentanyl und Pancuronium empfohlen werden. Von McGAIN und ELLIS wurden weiterhin Barbiturate und Lachgas als vergleichsweise unproblematisch bezeichnet.

Literatur

1. ALEXANDER, J. K., AMAD, K. H., COLE, V. W.: Observations on some clinical features of extreme obesity with particular reference to cardio-respiratory effects. Amer. J. Med. 32, 512 (1962)

2. ALEXANDER, J. K., DENNIS, E. W.: Circulatory dynamics in extreme obesity. Circulation 20, 662 (1959)

3. HANSEN, G., DRABLØS, P. A., STEINERT, R.: Pulmonary complications, ventilation and blood gases after upper abdominal surgery. Acta anaesth. scand. 21, 211 (1977)

4. KOTLER, M. N., BERMAN, L., RUBENSTEIN, A. H.: Hypoglycemia precipitated by propranolol. Lancet 1966 II, 1389

5. LOHMANN, F. W.: Die Beeinflussung des Stoffwechsels durch Beta-Rezeptorenblocker. Klin. Wschr. 59, 49 (1981)

6. PUTNAM, L., JENICEK, J. A., ALLEN, C. R.: Anesthesia in the morbidly obese patient. Sth. med. J. (Bgham. Ala.) 67, 1411 (197

7. SCHLÜTER, K. J., PETERSEN, K.-G., AELLIG, W. H., RIEBAUD, H.-CH., WEHRLI, A., KERP, L.: Hormonale Veränderungen unter Betarezeptorenblockade in der Hypoglykämie. Therapiewoche 32, 3591 (1982)

8. SHAPIRO, B. A.: Evaluation of respiratory function in the perioperative period. 30th Annual Refresher Course Lectures, no. 222. Amer. Soc. Anesthesiol. 1979

Hypophysenvorderlappen- und -hinterlappeninsuffizienz. Diagnose und Therapie, perioperative Probleme

Von O. A. Müller

Das umfangreiche Thema zwingt zur Beschränkung, vor allen Dingen auch deswegen, um den speziellen perioperativen Problemen gerecht zu werden. Die vom Hypophysenvorderlappen gesteuerten Zieldrüsen werden in ihrer Bedeutung für die anästhesiologische Betreuung von Patienten zum Teil (Schilddrüse, Nebennierenrinde) in anderen Beiträgen gesondert abgehandelt. Daher zunächst zu den Störungen des Hypophysenhinterlappens.

Es soll daran erinnert werden, daß der Hypophysenhinterlappen für seine Hormone Vasopressin und Oxytocin lediglich der Speicherungsort ist, während der Bildungsort der Hypothalamus ist; die Hormone gelangen durch neurosekretorische Bahnen über den Hypophysenstiel in den Hypophysenhinterlappen (10). Eine Störung in diesem Bereich kann zum Krankheitsbild des Diabetes insipidus mit polyurisch-polydiptischem Syndrom führen (10, 11). In der Tabelle 1 findet sich eine Einteilung der verschiedenen Formen des Diabetes insipidus. Je nach der primären Ursache unterscheidet man eine zentrale und eine renale Form. Unter den Ursachen des zentralen Diabetes insipidus ist die idiopathische Form, d. h. ein Mangel an antidiuretischem Hormon ohne Erfassung einer morphologischen Störung oder einer weiteren funktionellen Störung in diesem Bereich, auch heute noch die häufigste Ursache, nämlich in mehr als der Hälfte der Fälle (10). Die häufigsten Ursachen unter den symptomatischen Formen machen Metastasen sowie neurochirurgische Eingriffe im Hypothalamus-Hypophysen-Bereich und traumatisch bedingte Formen aus. Seltener sind Infiltrationen im Rahmen anderer Grunderkrankungen, z. B. hämatologischer Systemerkrankungen. Die primären Hypophysenadenome gehen in der Regel niemals mit einem Diabetes insipidus einher; ein Diabetes insipidus kann diagnostisch richtungsweisend sein für ein primär suprasellläres Geschehen. Der nach neurochirurgischen Maßnahmen in diesem Bereich postoperativ zu beobachtende Diabetes insipidus ist oftmals passager und am ehesten durch eine Beeinflussung des Hypophysenstiels zu erklären.

Die notwendigen diagnostischen Maßnahmen beim Verdacht auf das Vorliegen eines Diabetes insipidus sind in der Tabelle 2 zusammengestellt.

Zunächst einmal muß eine genaue Bilanzierung erfolgen, um festzustellen, ob überhaupt eine Polyurie vorliegt, d. h. mehr als 2 l/die ausgeschieden werden. Eine ergänzende Maßnahme stellt die Bestimmung von Elektrolyten und Hämatokrit dar, um mit diesen Bestimmungen grobe Verschiebungen der intravasalen Flüssigkeitsverteilung zu erfassen. Da die Bestimmung des antidiuretischen Hormons auch heute noch problematisch ist und erniedrigte von normalen Spiegeln nicht zu unterscheiden sind,

Tabelle 1. Ursachen des Diabetes insipidus (Aus 11)

	zentral			renal	
symptomatisch		idiopathisch			symptomatisch
neurologische Ursachen	nicht neurologische Ursachen		renale Ursachen		nicht renale Ursachen
Tumoren Metastasen Traumen Entzündungen u. a.	hämatologische, granulomatöse, degenerative u. a. Prozesse		interstitielle, glomeruläre, obstruktive Nephropathien akutes Nierenversagen Zystennieren u. a.		Elektrolytveränderungen Medikamente Systemerkrankungen u. a.

Tabelle 2. Diagnostik bei Verdacht auf Diabetes insipidus (Aus 11)

Bilanzierung
Durstversuch
Vasopressinsubstitution
Carter-Robbins-Test
ADH-Bestimmung im Plasma
Ergänzende Untersuchungen
(Röntgen, Neurologie, Ophthalmologie etc.)

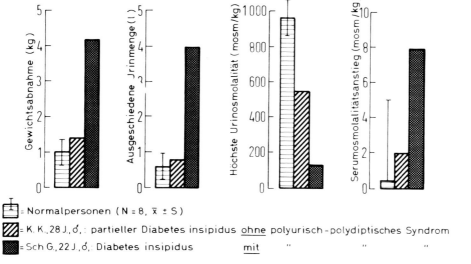

Abb. 1. Durstversuch: Bei Normalpersonen steigt die Urinosmolalität bei gleichbleibender Serumosmolalität und geringer Gewichtsabnahme bzw. kleinem Urinvolumen. Bei partiellem Diabetes insipidus ohne polyurisch-polydiptisches Syndrom ist der inadäquate Anstieg der Urinosmolalität der deutlichste Befund. Bei komplettem Diabetes insipidus findet sich praktisch kein Anstieg der Urinosmolalität bei deutlichem Anstieg der Serumosmolalität mit hohem Urinvolumen und beträchtlicher Gewichtsabnahme

ist man weiterhin auf die seit langen Jahren eingeführte und bewährte Funktionsdiagnostik (5, 10, 11) angewiesen, falls nicht eine eindeutige Polyurie mit einer eindeutigen Ursache (z. B. bei einem frisch an der Hypophyse operierten Patienten) eine weitere Diagnostik sowieso überflüssig macht. Ein exakt durchgeführter Durstversuch mit Erfassung der Urinmenge und des Gewichtsverlusts des Patienten sowie der Messung von Serum- und Urinosmolalität ist diagnostisch sehr aussagekräftig (5). In der Abb. 1 sind die typischen Befunde beim Durstversuch zusammengestellt. Nur selten ist die Diagnose auch durch den Durst-

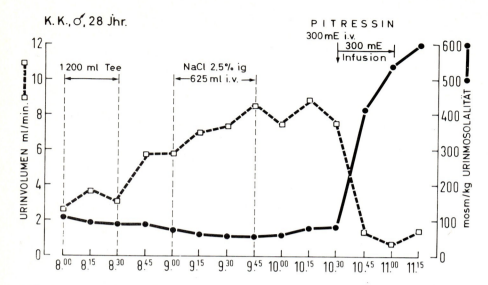

Abb. 2. Carter-Robbins-Hickey-Hare-Test bei einem Patienten mit zentralem Diabetes insipidus. Nach Erreichen eines deutlichen Urinflusses durch Flüssigkeitszufuhr führt die Infusion von 2,5%iger NaCl-Lösung nicht zur Antidiurese, das Urinvolumen steigt sogar noch an, und es fällt die Urinosmolalität. Dagegen wird durch ADH-Gabe (Pitressin) ein Abfall des Urinvolumens und ein Anstieg der Urinosmolalität erzielt, was die zentrale Genese des Diabetes insipidus beweist

versuch nicht exakt zu stellen (5, 10, 11), so daß sehr viel umständlichere Funktionstests, wie der Carter-Robbins-Hickey-Hare-Test erforderlich werden (Beispiel in Abb. 2).

Die ergänzenden Untersuchungen bei einem gesicherten Diabetes insipidus (Tabelle 2) zielen einmal auf eine anatomisch faßbare Ursache des Diabetes insipidus, zum anderen müssen die übrigen hypothalamischen bzw. hypophysären Partialfunktionen (7) untersucht werden (Tabelle 7).

Die Therapie des zentralen Diabetes insipidus ist in Tabelle 3 zusammengestellt. Sie besteht neben der Flüssigkeits- und Elektrolytbilanzierung in einer Substitutionstherapie mit Adiuretin. Es gibt heute Derivate, die einerseits eine längere Halbwertszeit haben, andererseits sehr praktikabel intranasal verabreicht werden können, so daß eigentlich sämtliche übrigen früheren Therapieformen (11) überflüssig geworden sind. Es wird heute nahezu ausschließlich ein injizierbares, aber auch über die Nasenschleimhaut applizierbares Derivat von Arginin-Vasopressin, das DDAVP (z. B. Minirin), eingesetzt. Es müssen zwischen 0,05 und 0,2 ml, die 5 - 20 µg dieses Adiuretinderivats entsprechen, ein- bis zweimal täglich intranasal verabreicht werden. Bei intravenöser Verabreichung reichen in der Regel zweimal 2 - 4 µg dieses Präparats aus.

Tabelle 3. Therapie des zentralen Diabetes insipidus

Flüssigkeit nach Bilanzierung (eventuell Blasenkatheter), gegebenenfalls Kaliumsubstitution

Minirin <u>intranasal</u> 0,05 - 0,2 ml ein- bis zweimal täglich (entsprechend ein- bis zweimal 5 - 20 µg)

<u>parenteral</u> ein- bis zweimal täglich 2 - 4 µg i.v.

Spezielle perioperative Probleme: Ein vorbestehender manifester Diabetes insipidus sollte bekannt sein und der Patient einen Risikoausweis (Beispiel in Abb. 7) bei sich tragen. Zum anderen kann aber ein solches Krankheitsbild bei Schädel-Hirn-Traumen und im Rahmen von Operationen, die den Hypothalamus-Hypophysen-Bereich beeinträchtigen, auftreten. Insbesondere bei komatösen bzw. narkotisierten Patienten droht also akute Gefahr. Über eine genaue Bilanzierung mit Messung von Ein- und Ausfuhr sowie Messung von Elektrolyten und Hämatokrit kann das Ausmaß der Störung rasch und sicher erfaßt werden. Eine bereits eingeleitete und bewährte Therapie eines bekannten Diabetes insipidus sollte keinesfalls geändert werden. Gegebenenfalls kann bei bewußtseinsgestörten Patienten die entsprechende Dosis intranasal verabreicht werden. Sollte dieser Zugangsweg nicht möglich sein, muß die Therapie intermittierend intravenös durchgeführt werden. Die perioperative Betreuung eines Patienten mit einem Diabetes insipidus bereitet bei Kenntnis des Krankheitsbildes keine größeren Schwierigkeiten und sollte reibungslos gelingen. Eine Notfallsituation mit größeren therapeutischen Problemen tritt eigentlich nur dann auf, wenn ein vorbekannter Diabetes insipidus nicht oder zuwenig beachtet wird, d. h. die Substitutionstherapie vergessen wird bzw. eine ungenügende Überwachung des Elektrolyt- und Wasserhaushalts erfolgt.

Es gibt Patienten mit einem funktionellen Ausfall des Durstzentrums, d. h. mit einer chronischen Hyperosmolarität mit Adipsie (10). Auch sei auf die zerebrale Hypernatriämie hingewiesen (10, 11). Es handelt sich in jedem Fall um eine zentrale Störung der Osmoregulation, meist ohne Polyurie und mit inadäquat niedriger ADH-Sekretion. Diese Krankheitsbilder sollten bereits präoperativ durch die erhöhten Natriumspiegel bei fehlender Polyurie erfaßt werden und die Bilanzierung während der perioperativen Betreuung entsprechend erfolgen.

Die Abb. 3 zeigt schematisch den Hypophysenvorderlappen mit seinen verschiedenen Zellarten und den übergeordneten Regulationsprinzipien. Alle Hypophysenvorderlappenhormone stehen unter primär stimulierendem Einfluß des Hypothalamus (10), d. h. bei Hypophysenstieldurchtrennung fallen sie ab. Lediglich das Prolaktin steht unter einem mehr hemmenden Einfluß des Hypothalamus, so daß bei Hypophysenstieldurchtrennung ein Prolaktinanstieg zu finden ist. Eine Zusammenstellung pathologisch-anatomisch faßbarer Ursachen für Krankheitsbilder im Hypothalamus-Hypophysenbereich gibt die Tabelle 4. Neben den primären HVL-Adenomen muß an Kraniopharyngeome, Sella-nahe

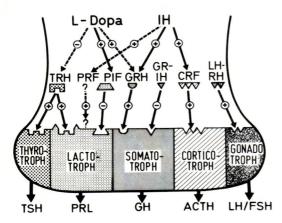

Abb. 3. Regulation der Sekretion der Hypophysenvorderlappenhormone (Schematische Darstellung aus 7)

Tumoren, wie Meningeome, andere Hirntumoren, wie Pinealome und Dysgerminome, sowie an Metastasen gedacht werden. Granulome können zur HVL-Insuffizienz, eventuell mit Diabetes insipidus, führen. Regressive Veränderungen und Entzündungen, Autoimmunprozesse sowie Entwicklungsstörungen und Traumen sind weitere Ursachen.

In der Tabelle 5 ist angegeben, inwieweit ein Mangel der Hypophysenvorderlappenhormone bzw. ein Exzeß eine praktisch-klinische Bedeutung für eine mehr oder weniger akute perioperative Situation haben kann. Hierbei muß festgestellt werden, daß den Gonadotropinen und dem Prolaktin in diesem Zusammenhang keine wesentliche Bedeutung zukommt, da Krankheiten mit Störungen dieser Funktionen, solange sie nicht die anderen hypophysären Achsen beeinflussen, nicht zu aktuellen perioperativen Problemen führen. Sollten allerdings im Rahmen einer Operation bzw. der perioperativen Betreuung klinische Symptome für das Vorliegen eines Hypogonadismus zufällig erfaßt werden, so muß nach Beherrschung des aktuellen Krankheitsbildes um so mehr eine diesbezügliche diagnostische Abklärung erfolgen. Es muß auch darauf hingewiesen werden, daß in der Regel die Störungen der Gonadenfunktion ein erstes und frühes Zeichen einer Hypophysenvorderlappeninsuffizienz, unabhängig von der Ursache, sein können, so daß klinisch noch nicht faßbare Störungen der Hypothalamus-Hypophysen-Nebennierenrinden-Funktion bzw. der Schilddrüsenfunktion vorliegen könnten, die ein akutes therapeutisches Eingreifen im Einzelfall notwendig machen.

Im Einzelfall kann auch ein Wachstumshormonmangel durch die Beeinflussung der Glukosehomöostase mit Neigung zur Hypoglykämie eine Bedeutung haben. Die Mehrproduktion des Wachstumshormons kann dagegen nicht nur wegen der oftmals begleitenden diabetischen Stoffwechsellage, sondern auch wegen der multiplen Organschädigungen, z. B. Kardiomyopathie, ein therapeutisches Problem darstellen. Auf die extrem seltenen, TSH-produ-

Tabelle 4. Pathologisch-anatomische Ursachen hypothalamisch-hypophysärer Krankheitsbilder (Aus 10)

Tumoren	HVL-Adenome
	Kraniopharyngeome
	Sella-nahe Tumoren (Meningeom, Epidermoid, Teratoid, Chondrom, Chordom, Ependymom des 3. Ventrikels, Neurofibromatose u. a.)
	Hirntumoren (selten, Pinealom, Metastasierung auf dem Liquorweg)
	Metastasen (Mammakarzinom, Bronchialkarzinom, Hypernephrom, malignes Melanom, Infiltrate hämatologischer Erkrankungen)
Granulome	Hand-Schüller-Christian
	Sarkoidose (Morbus Boeck)
	Tuberkulom, Gumma
	Primäre maligne Lymphome des Gehirns
Entzündungen	Hypophysitis
	Meningitis (akute, purulente, tuberkulöse, luetische u. a.)
	Enzephalitis
Regressive Veränderungen	Altersveränderungen, Amyloid, Nekrosen (Morbus Sheehan), Zirkulationsstörungen
Entwicklungs-störungen	Zysten, Hypoplasie
Trauma	Neurochirurgische Eingriffe, offene Verletzungen (gedeckte Traumen? Commotio?)

zierenden Hypophysentumoren mit Hyperthyreose soll in diesem Zusammenhang nicht eingegangen werden.

Die spezielle endokrinologische Funktionsdiagnostik bei hypothalamisch-hypophysären Prozessen ist trotz der Verbreitung der entsprechenden Bestimmungsmethoden sicherlich weiterhin die Aufgabe eines endokrinologisch versierten Spezialisten. Die richtungsweisende klinische Symptomatik für eine solche Verdachtsdiagnose begegnet aber praktisch allen Klinikern der verschiedensten Fachdisziplinen. Es ist also eine entsprechende Weichenstellung im Einzelfall zum Ausschluß oder Beweis einer solchen Diagnose erforderlich. Auf die Klinik der hypophysären Funktionsstörungen (7) kann hier im einzelnen nicht eingegangen werden. In der Tabelle 6 sind die Symptome der diagnostisch und therapeutisch so bedeutsamen Nebennierenrindeninsuffizienz-Krise zusammengestellt.

Tabelle 5. Praktisch-klinische Bedeutung des Mangels bzw. eines Exzesses der verschiedenen Hypophysenvorderlappenhormone in einer akuten perioperativen Situation

	ACTH	TSH	LH/FSH	PRL	GH
Exzeß	+	(+)	–	–	+
Mangel	+	+	–	–	(+)

Tabelle 6. Symptome der Nebennierenrindeninsuffizienz-Krise

Extreme Adynamie, Muskelschmerzen
Hypotension
Erbrechen, abdominelle Schmerzen (DD: Peritonitis!)
Exsikkose, Oligurie, Anurie
Zerebrale Krampfanfälle
Bewußtseinsstörung, Koma (terminal)
Hypothermie, final in Fieber übergehend.

Dazu Leitsymptom des Morbus Addison: Hyperpigmentation.
Bei sekundärer NNR-Insuffizienz eventuell andere Zeichen der
HVL-Insuffizienz (z. B. Hypogonadismus)

Die Diagnostik der Hypophysenvorderlappenfunktion hat sich durch den Einsatz der radioimmunologischen Bestimmungsmethoden der einzelnen Hormone und entsprechender Funktionstests für den Patienten so vereinfacht, daß diese Untersuchungen ohne allzu große Belastung größtenteils auch ambulant durchgeführt werden können. Das gilt auch für die neuroradiologische Diagnostik seit der Einführung der Schädelcomputertomographie. In der Tabelle 7 sind die verschiedenen Angriffspunkte endokrinologischer Methoden zur Untersuchung hypothalamisch-hypophysärer Erkrankungen zusammengefaßt. Die Messung des basalen Hormonspiegels hat vor allen Dingen für die Zieldrüsen des Hypophysenvorderlappens, also für Nebennieren, Schilddrüse und Gonaden, eine wichtige Funktion. Die endgültige Diagnose wird aber in der Regel erst durch ergänzende Stimulations- bzw. Suppressionstests möglich sein, wobei die Faustregel gelten kann, daß bei Verdacht auf Unterfunktion ein Stimulationstest eingesetzt wird bzw. bei Verdacht auf Überfunktion ein Suppressionstest. In den letzten Jahren haben sich Kombinationstests bewährt (8, 13), z. B. TRH-, LHRH-, kombiniert mit ACTH- bzw. TRH- und LHRH-Test, kombiniert mit einem Insulin-Hypoglykämie-Test. Ein in seiner Bedeutung noch gar nicht abschätzbarer diagnostischer Fortschritt ist zu erwarten, da es jetzt möglich geworden ist, die Releasing-Hormone für das ACTH und für das Wachstumshormon, also den Corticotropin releasing factor und den Growth hormone releasing factor, diagnostisch einzusetzen (6, 14), nachdem diese Releasing-Hormone 1981 bzw. 1982 bezüglich ihrer Aminosäuresequenz endgültig aufgeklärt worden sind und damit synthetisierbar (1, 12) geworden sind. Die Abb. 4 zeigt die Ergebnisse eines CRF-Stimulationstests bei Patienten mit ver-

Tabelle 7. Angriffspunkte und Wirkungsbereich endokrinologischer Methoden zur Untersuchung hypothalamisch-hypophysärer Erkrankungen (Aus 10)

	ACTH (β-LPH)	TSH	LH, FSH	GH	Prolaktin
1. Basale Hormonspiegel Bestimmung der (glandotropen) HVL-Hormone					
Bestimmungen der peripheren Hormone	Kortisol (Tagesrhythmus)	Thyroxin Trijodthyronin	Testosteron Östrogene Progesteron	Somatomedin A und C IGF I und II	–
2. Stimulationstests Stimulation der Achse Hypothalamus-HVL-periphere Drüse	Insulin-Hypoglykämie	–	Clomifen	Insulin-Hypoglykämie Arginin	Insulin-Hypoglykämie Metoclopramid
Entzug peripherer Hormone = Stimulation von Hypothalamus-HVL	Metopiron	Antithyreoidale Substanzen	–	–	–
Stimulation des HVL durch hypophyseotrope Hormone	Lysin-Vasopressin (als CRH)	TRH	LHRH	(ACTH) TRH und LHRH*	TRH
Stimulation der peripheren Drüsen durch glandotrope Hormone	ACTH-Belastung	TSH-Belastung	hCG-Belastung	–	–
3. Suppressionstests Hypothalamus-HVL	Dexamethason	T$_3$-Suppression	–	Orale Glukosebelastung	Nomifensin Bromocriptin DOPA

* Nur bei Akromegalie

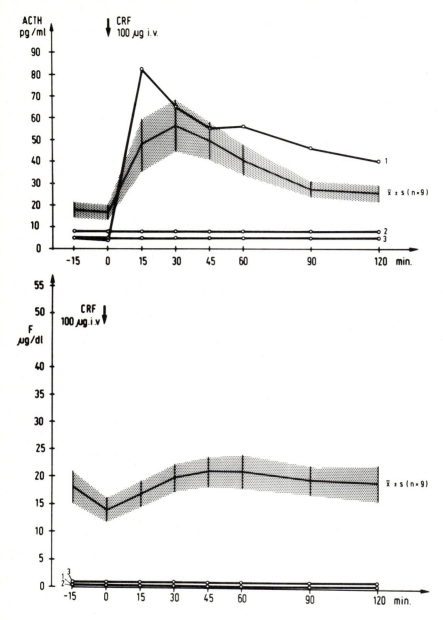

Abb. 4. CRF-Stimulationstest mit 100 µg i.v. bei Patienten mit verschiedener Ursache eines ACTH-Mangels. Einzelheiten im Text

schiedenen Formen eines ACTH-Mangels, nämlich einmal ein isolierter ACTH-Mangel (Patient 2), zum anderen ein Sheehan-Syndrom (Patient 3). Bei beiden Patienten findet sich keinerlei Reaktion von ACTH und Kortisol auf die Gabe des Releasing-Faktors, während bei einem weiteren Patienten mit einem in seiner

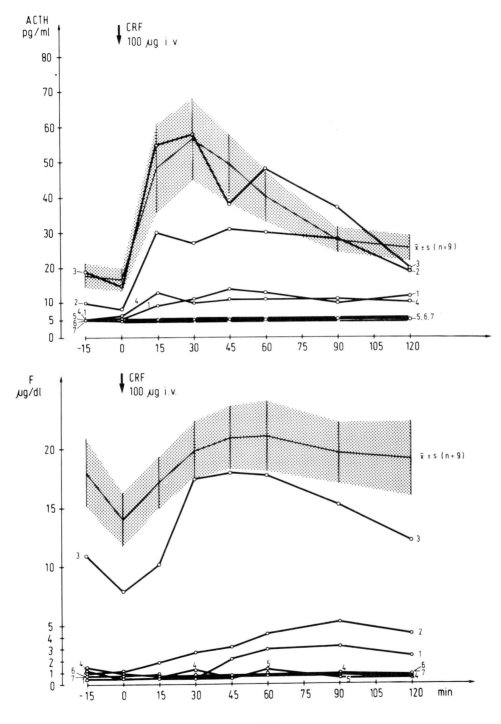

Abb. 5. (Legende siehe Seite 114)

Abb. 5. CRF-Stimulationstest mit 100 µg i.v. bei Patienten unter einer hochdosierten Kortikoidtherapie. Nach monatelanger Kortikoidtherapie mit 10 mg Prednisolonäquivalent/die und mehr findet sich eine supprimierte ACTH- und Kortisolsekretion (Patienten 5, 6, 7), während bei Patienten, die eine Dosis von 10 mg Prednisolonäquivalent und weniger nur noch alle zwei Tage erhalten, eine mehr oder weniger deutliche Restitution der Nebennierenrindenfunktion nachweisbar ist, wobei die Normalisierung der ACTH-Sekretion vorausgeht. Mit einer Ausnahme (Patient 3) wären alle diese Patienten auf jeden Fall Kortisolsubstitutionsbedürftig

---

Genese unklaren hypothalamischen Krankheitsbild (Patient 1) eine deutliche, der von Normalpersonen entsprechende ACTH-Sekretion zu erzielen ist, die von erniedrigten Basalspiegeln ausgeht. Dagegen steigen die Kortisolspiegel aufgrund einer kompletten sekundären Nebennierenrindeninsuffizienz mit Atrophie der Nebennierenrinde nicht an. Durch Einsatz dieses Stimulationstests ist auf diese Weise im Einzelfall eine Lokalisationsdiagnostik zwischen Hypothalamus und Hypophyse möglich (6). Eine sehr viel größere und praktisch wichtige Bedeutung dürfte ein Corticotropin-Releasing-Faktor-Stimulationstest bei der Beurteilung der Nebennierenrindenfunktion bei Patienten mit längerdauernder hochdosierter Kortikoidtherapie haben (Abb. 5). Es ist denkbar, durch eine kombinierte Stimulation mit den synthetisch herstellbaren Releasing-Faktoren TRH, LHRH, CRF und GRF eine intakte Hypophysenvorderlappenfunktion bzw. eine Insuffizienz einer der Partialfunktionen rasch und mit wenig Belastung für den Patienten erfassen zu können.

Nun zur Diagnostik des Cushing-Syndroms (2, 3). Die verschiedenen Möglichkeiten für die Genese eines Cushing-Syndroms sind in Abb. 6 zusammengestellt. Sowohl die Diagnose als auch die Differentialdiagnose der verschiedenen Cushing-Formen (2, 3) muß hormonanalytisch gestellt werden (Tabelle 8). Erst nach hormonanalytischer Sicherung einer der verschiedenen Cushing-Formen sollte die entsprechende radiologische Diagnostik zur genauen Lokalisation des jeweiligen Tumors durchgeführt werden (2). Ein medikamentös induziertes Cushing-Syndrom muß anamnestisch erfaßt bzw. das Ausmaß der hieraus resultierenden Nebennierenrindeninsuffizienz hormonanalytisch gesichert werden.

Die Tabelle 9 faßt die notwendige Akutdiagnostik zusammen, die auf jeden Fall durchzuführen ist, falls bei bekannter hypothalamisch-hypophysärer Funktionsstörung eine Operation erforderlich wird bzw. bei einer erforderlichen Operation aufgrund der orientierenden klinischen Untersuchung eine solche Störung vermutet wird oder bereits eine kritische Situation vorliegt. Im wesentlichen beschränkt sich diese Akutdiagnostik auf die Erfassung des Glukosestoffwechsels, des Elektrolyt- und Wasserhaushalts, der Nierenfunktion sowie der Erfassung von Blut-pH und Blutgasen. Diese Parameter sind auf jeden Fall prä- und perioperativ so weit zu normalisieren, daß dem Patienten keine

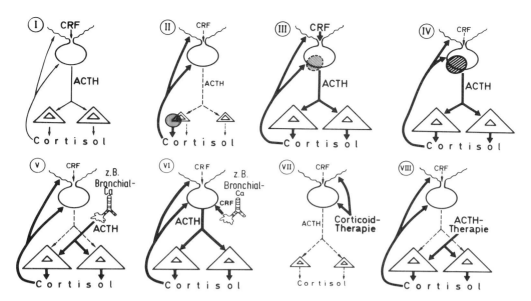

Abb. 6. Schematische Darstellung der verschiedenen Ursachen eines Cushing-Syndroms (Aus 3).
I. Normale Regulation zwischen Hypothalamus (CRF-Sekretion), Hypophyse (ACTH-Sekretion) und Nebennierenrinde (Kortisolsekretion).
II. Autonomer Nebennierenrindentumor (Adenom oder Karzinom).
III. Hypothalamisch bedingte (CRF-Mehrsekretion), beidseitige Hypoplasie der Nebennierenrinden mit oder ohne nachweisbares Hypophysenadenom.
IV. Autonomes ACTH-produzierendes Hypophysenadenom mit beidseitiger Hyperplasie der Nebennierenrinde.
V. Paraneoplastische ACTH-Sekretion, z. B. durch ein Bronchialkarzinom.
VI. Paraneoplastische CRF-Produktion, z. B. durch ein Bronchialkarzinom, mit Stimulation der hypophysären ACTH-Sekretion und konsekutiver Nebennierenrindenhyperplasie.
VII. Kortikoidtherapie mit konsekutiver Nebennierenrindenatrophie.
VIII. ACTH-Therapie mit Hemmung der endogenen ACTH- (CRF-) Sekretion

akute Gefahr von dieser Seite droht. Besteht nach Erfassung dieser allgemeinen Laborparameter bei bisher nicht bekannter Störung im Hypothalamus-Hypophysen-Bereich weiterhin der Verdacht auf das Vorliegen einer solchen Störung, müssen Akutblutproben zum Beweis der Verdachtsdiagnose sichergestellt werden (Tabelle 10), auch wenn die Ergebnisse in der Regel verzögert eintreffen und nicht abgewartet werden können. Zwischenzeitlich kann dann bereits die Behandlung einsetzen, ohne daß dies eine endgültige Diagnosesicherung erschwert.

Damit kommen wir zu den therapeutischen Prinzipien (Tabelle 11). Eine Schilddrüsenüberfunktion aufgrund eines TSH-produzierenden

Tabelle 8. Spezifische endokrinologische Funktionsdiagnostik des Cushing-Syndroms (Nach 2)

A. Ausschluß der Verdachtsdiagnose:

Dexamethasonhemmtest (Kurztest): ausreichende Suppression des Serumkortisolspiegels (< 2 µg%) nach 2 mg Dexamethason

B. Sicherung der Diagnose:

1. Serumkortisolspiegel:
   a) erhöht, aufgehobene Tagesrhythmik
   b) mangelnde Suppression nach 2 mg Dexamethason

2. Kortikosteroidmetaboliten bzw. freies Kortisol im 24-Stunden-Urin:
   a) erhöhte Ausscheidungswerte
   b) mangelnde Suppression nach viermal 0,5 mg Dexamethason über zwei Tage

3. Unzureichender oder fehlender Anstieg von Kortisol und hGH im Insulin-Hypoglykämie-Test trotz ausreichender Hypoglykämie (Blutzuckerwerte < 50 mg%)

C. Differentialdiagnose (hypothalamisch-hypophysär bzw. adrenal bedingtes Cushing-Syndrom):

1. ACTH-Plasmaspiegel
2. Lysin-Vasopressin-Test, zukünftig CRF-Test
3. Dexamethasonhemmtest mit höheren Dosen, z. B. viermal 2 mg täglich
4. Metopirontest

Tumors ist so selten, daß ich hier auf die therapeutischen Prinzipien nicht eingehen muß, da im Beitrag REINWEIN die therapeutischen Probleme der Hyperthyreose angesprochen werden und für diesen extrem seltenen Sonderfall akut keine anderen Regeln gelten. Die Therapie der sekundären Hypothyreose spielt zwar sicherlich eine sehr viel größere Rolle, macht aber akut eigentlich nur Probleme, wenn die Hypothyreose erst zum Zeitpunkt einer Operation erkannt wird. Eine bekannte und substituierte Hypothyreose macht selbst dann keine Probleme, wenn die Substitutionstherapie für einige Tage unterbrochen wird, da die Halbwertszeit für das Thyroxin mit etwa fünf Tagen und für das Trijodthyronin mit etwa anderthalb Tagen so lang ist, daß eine klinisch relevante Hypothyreose bei Unterbrechung der Substitutionstherapie nicht so schnell entsteht. Andererseits kann auch bei schwerwiegenden operativen Problemen die Substitution von Schilddrüsenhormonpräparaten in der Regel innerhalb einiger Tage wieder oral erfolgen. Gegebenenfalls kann auf intravenös zu verabreichende Schilddrüsenhormonpräparate zurückgegriffen werden. Keinesfalls darf eine sekundäre Hypothyreose substituiert werden, bevor nicht eine sekundäre Nebennierenrindeninsuffizienz ausgeschlossen bzw. bei gesicherter sekun-

Tabelle 9. Notfall-Screening durch Sofortbestimmungen bei akuten endokrinen Funktionsstörungen (In Anlehnung an 9)

	Blutglukose	Natrium/Kalium	Kalzium	Blut-pH	PO_2	PCO_2	Kreatinin im Serum	Osmolalität, Hämatokrit
Hypothyreose	+	++		+	+	++	+	+
NNR-Insuffizienz	++	++	+	+			+	+
Cushing-Syndrom	+	++		++	+	++	+	
HVL-Insuffizienz	+	+		+	+	+	+	+
Diabetes insipidus		+		+			+	++

Tabelle 10. Hormonelle Minimaldiagnostik bei akuten endokrinen Funktionsstörungen (In Anlehnung an 9)

Hypothyreose	Thyroxin, TBG oder T_3-in-vitro-Test, basales TSH (RIA)
NNR-Insuffizienz	Der Ausgangskortisolwert reicht zunächst. Die schwere Erkrankung ist ein Stimulus von genügender Intensität, auf eine ACTH-Belastung kann zunächst verzichtet werden.
Akutes Cushing-Syndrom	Kortisol-, eventuell Mineralokortikosteroidbestimmungen
Akute HVL-Insuffizienz	Zunächst Kortisol- und Thyroxinwert
Kritischer Diabetes insipidus	Flüssigkeitsbilanz und -zufuhr unter Kontrolle der Ausscheidung und Osmolalität (Elektrolyte), Ausschluß gleichzeitiger HVL-Insuffizienz

därer Nebennierenrindeninsuffizienz eine Substitutionstherapie mit Kortisol eingeleitet worden ist. Die Stoffwechselsteigerung durch das Thyroxin würde die Gefahr einer Dekompensation der Nebennierenrindeninsuffizienz verstärken.

Ein Hypogonadismus bedarf perioperativ keiner Substitutionstherapie. Es sollte aber die Unterbrechung einer solchen The-

Tabelle 11. Substitutionstherapie bei Einschränkung bzw. Ausfall hypophysärer Partialfunktionen

---

Sekundäre Nebennierenrindeninsuffizienz
a) Vollständig: 20 - 30 mg Kortisol (Hydrokortison) über den Tag verteilt (z. B. 10, 5, 5, 5 mg)
b) Partiell (z. B. mangelnde Streßfähigkeit): dreimal 5 mg Kortisol (Hydrokortison) über den Tag verteilt

Nur bei nicht ausreichender Mineralokortikoidwirkung des Hydrokortisons (Hypotonie) zusätzlich 0,1 mg 9-α-Fluor-Hydrokortison (1 Tablette Astonin-H).

Bei Operationen, anderen Erkrankungen, Streß etc.: Drastische Erhöhung der Hydrokortisondosis auf ein Mehrfaches der Tagesdosis, z. B. 100 - 200 mg parenteral über 24 h.

Sekundäre Hypothyreose
Substitution mit synthetischen Schilddrüsenhormonpräparaten, entweder als Monosubstanz (Thyroxin) oder als Kombinationspräparate (Thyroxin-Trijodthyronin-Verhältnis 5 : 1 bzw. 10 : 1). Die Dosierung richtet sich nach der Klinik und den gemessenen peripheren Schilddrüsenhormonwerten (T_4/TBG-Quotient).

Hypogonadotroper Hypogonadismus
Weiblich: Substitution mit weiblichen Sexualhormonen, Zweiphasenpräparate bzw. reine Östrogenpräparate. Bei Kinderwunsch: Freisetzung endogener Gonadotropine durch Clomifen (Dyneric) bzw. Cyclofenil (Fertodur) oder Gonadotropinbehandlung mit Chorion-Gonadotropin (hCG), z. B. Pregnesin, kombiniert mit humanem Menopausen-Gonadotropin (hMG), z. B. Pergonal.

Männlich: Substitution mit Androgenen oral, z. B. zwei- bis viermal 40 mg Testosteron-Undecanoat täglich (2 - 4 Tabletten Andriol) bzw. i.m. Injektionen von Depotpräparaten, z. B. 250 mg Testosteron-Önanthat alle zwei bis drei Wochen.
Bei Fertilitätsbehandlung des Mannes: Kombination von hCG und hMG.

Die Therapie mit GnRH (Zufuhr über eine Pumpe mittels pulsatiler Sekretion) ist noch nicht endgültig etabliert.

hGH-Mangel
Dieser ist nur im Kindesalter substitutionsbedürftig, solange noch bei offenen Epiphysenfugen ein Längenwachstum zu erzielen ist. Es werden Wachstumshormonextrakte aus humanen Hypophysen eingesetzt.

---

rapie (Tabelle 11) nicht allzu lange anhalten. Bei Frauen sollte daran gedacht werden, daß durch Unterbrechung einer Östrogensubstitution eventuell akut eine Abbruchblutung auftreten kann. Bei gesichertem Cushing-Syndrom sollte nur im allergrößten Notfall eine Operation durchgeführt werden, bevor das Cushing-Syndrom geheilt (4) worden ist. Man wird bei einer der bekannten endogenen Formen des Cushing-Syndroms selten mit diesem Problem konfrontiert werden. Sehr viel häufiger kommt

AUSWEIS

**für Patienten
mit partieller/totaler
Hypophysenvorderlappen-
Insuffizienz und/oder
Diabetes insipidus**

Herr/Frau/Frl. ....

geb. am ....

Wohnort ....

Straße ....

Genaue Diagnose: ....

....

hat folgende Dauersubstitution: ....

Nebennierenrindenhormone: ....

....

Schilddrüsenhormone: ....

....

Sexualhormone: ....

....

Antidiuretische Therapie: ....

....

Bei akuten Erkrankungen (Infektionen, Operationen etc.) oder Unfällen ist die Substitution mit Nebennierenrindenhormonen (Hydrocortison bzw. synthetische Corticoide) zu erhöhen, evtl. intravenöse Substitution im Dauertropf.

Bei Bewußtlosigkeit droht Patienten mit einem Diabetes insipidus Exsiccose!

Behandelnder Arzt ....

Station: .... Ambulanz ....

....

Auskünfte: ....

.... klinik ....

Telefon ....
bzw. diensthabenden Arzt
der .... Klinik verlangen.

Abb. 7. Beispiel eines Notfallausweises für Patienten mit Erkrankungen des Hypothalamus-Hypophysen-Systems

es vor, daß Patienten mit langfristiger Kortikoidtherapie in eine solche Situation geraten. Bei diesen Patienten ist ebenso wie bei Patienten mit endogenem Cushing-Syndrom zunächst einmal dafür Sorge zu tragen, daß die Folgen des Hyperkortizismus therapeutisch beachtet werden, also Glukosehaushalt, Blutdruck und Elektrolyt- und Wasserhaushalt ausgeglichen werden. Die Infektabwehrschwäche stellt ein weiteres Problem dar. Bei Patienten mit hochdosierter Kortikoidtherapie muß die Tatsache berücksichtigt werden, daß diese eine mehr oder weniger vollständige Nebennierenrindeninsuffizienz haben, so daß sie therapeutisch so zu behandeln sind wie Patienten mit gesicherter Nebennierenrindeninsuffizienz. Für Patienten mit Nebennierenrindeninsuffizienz, egal ob primär oder sekundär, muß die übliche Substitutionsdosis in einer perioperativen Situation auf ein Mehrfaches erhöht werden und muß in der Regel parenteral verabreicht werden. Hierbei sollte die Faustregel beachtet werden, daß es besser ist, eher etwas mehr zu geben als weniger. Es wird immer wieder überschätzt, daß eine akute, höher dosierte Kortisoldosis größere Probleme bezüglich Infektabwehr und Wundheilung mit sich bringt. Wenn man die Äquivalenzdosis z. B. zum Prednisolon ausrechnet, dann ist auch mit einer maximal dosierten Kortisolsubstitution mit 200 mg in den ersten 24 h erst eine Glukokortikoidäquivalenz von 40 mg erreicht. Die Dosisreduzierung muß sukzessive nach Krankheitsverlauf erfolgen, bis die Erhaltungsdosis wieder erreicht ist.

Sehr wichtig ist es, daß Patienten mit bekannter Störung der Hypothalamus-Hypophysen-Funktion einen Notfallausweis (Beispiel in Abb. 7) ausgestellt bekommen und bei sich tragen.

Diagnose und Therapie von Störungen im Hypothalamus-Hypophysen-Bereich stellen in der Regel keine schwerwiegenderen, prinzipiellen Probleme dar. In einer akuten Situation, wozu der perioperative Zeitabschnitt mit den notwendigen anästhesiologischen Maßnahmen natürlich gehört, sind aber besondere therapeutische und eventuell diagnostische Maßnahmen notwendig. Diese Probleme werden dann ganz besonders offenkundig, wenn eine vorher nicht bekannte Störung im Hypothalamus-Hypophysen-Bereich erst im Rahmen einer Operation entdeckt wird bzw. klinisch zum Tragen kommt. Die Diagnostik und Therapie ist der akuten Notfallsituation anzupassen.

Literatur

1. GUILLEMIN, R., BRAZEAU, P., BÖHLEN, P., ESCH, F., LING, N., WEHRENBERG, W. B.: Growth hormone releasing factor of a human pancreatic tumor that caused acromegaly. Science 218, 585 (1982)

2. MÜLLER, O. A.: Cushing-Syndrom. Ausschluß und Differentialdiagnose. Z. Allg. Med. 53, 1457 (1977)

3. MÜLLER, O. A.: ACTH im Plasma. Bestimmungsmethoden und klinische Bedeutung. Thieme Copythek 1 (1980)

4. MÜLLER, O. A.: Therapiewandel beim zentralen Cushing-Syndrom. Endokrinologie-Informationen 5, 147 (1981)

5. MÜLLER, O. A., ASCHER, S., FAHLBUSCH, R., HIRSCH, F., KLUGE, F., MOLL, H. C., SCRIBA, P. C.: Zur Diagnostik des Diabetes insipidus unter besonderer Berücksichtigung hypophysektomierter Patienten. Acta neurochir. 26, 179 (1972)

6. MÜLLER, O. A., DÖRR, H. G., HAGEN, B., STALLA, G. K., v. WERDER, K.: Corticotropin releasing factor (CRF) stimulation test in normal controls and patients with disturbances of the hypothalamo-pituitary adrenal axis. Klin. Wschr. 60, 1485 (1982)

7. MÜLLER, O. A., v. WERDER, K.: Diagnostik bei Hypophysentumoren. Med. Klin. 72, 1563 (1977)

8. SOLBACH, H. G., WIEGELMANN, W., KLEY, H. K., RUDORFF, K. H., KRÜSKEMPER, H. L.: Endokrinologische Funktionsdiagnostik der hypothalamo-hypophysären Insuffizienz. Klin. Wschr. 57, 487 (1979)

9. SCRIBA, P. C., PICKARDT, C. R.: Endokrin metabolische Krisen. Diagnostik und Intensiv-Therapie 2, 13 (1976)

10. SCRIBA, P. C., v. WERDER, K.: Hypothalamus und Hypophyse. In: Klinische Pathophysiologie (ed. W. SIEGENTHALER), 5. Aufl., p. 294. Stuttgart: Thieme 1982

11. UHLICH, E.: Diabetes insipidus und Osmoregulation. Verh. Dtsch. Ges. Inn. Med. 86, 94 (1980)

12. VALE, W., SPIESS, J., RIVIER, C., RIVIER, J.: Characterization of a 41-residue ovine hypothalamic peptide that stimulates secretion of corticotropin and beta-endorphine. Science 213, 1394 (1981)

13. VOIGT, K. H., DAHLEN, H. G., FEHM, H. L., BIRK, J., SCHRÖDER, K., SCHNEIDER, H. P. G., ROTHENBUCHNER, G., PFEIFFER, E. F.: Simultaneous stimulation test for the anterior pituitary hormones. Horm. metab. Res. 6, 436 (1974)

14. v. WERDER, K., MÜLLER, O. A., HARTL, R., LOSA, M., STALLA, G. K.: Growth hormone releasing factor (hpGRF)-stimulation test in normal controls and acromegalic patients. J. Endocr. Invest. 6 (1983) (In press)

Vorbereitung und Durchführung der Anästhesie bei Funktionsstörungen des Hypothalamus-Hypophysen-Systems
Von J. Schulte am Esch

Für perioperative Maßnahmen bei Patienten mit Störungen des Hypothalamus-Hypophysen-Systems sind Grundkenntnisse von endokrinen und anatomischen Besonderheiten notwendig (Abb. 1). Das in der Abbildung wiedergegebene Schema faßt die enge Verbindung zwischen Hypothalamus, Hypophysenhinter- und -vorderlappen und der ausgeschütteten Hormone mit ihren spezifischen Wirkungen zusammen und läßt die Vielfalt der Auswirkungen von Hypothalamus-Hypophysen-Störungen auch im Zusammenhang mit Anästhesie und operativem Eingriff deutlich werden (1, 12, 13, 17). Hierauf wird in anderen Beiträgen dieses Bandes detailliert eingegangen.

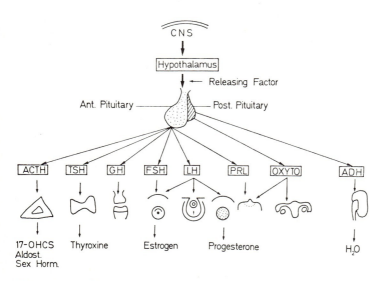

Abb. 1. Schematische Zusammenfassung der Verbindungen und Zusammenhänge zwischen Hypothalamus, Vorder- und Hinterlappen der Hypophyse (Pituitary) und den ausgeschütteten Hormonen und deren Erfolgsorgane (Nach 12)

Für den Anästhesisten hat über diese funktionellen Aspekte hinaus die Anatomie im Hypophysen- und parasellären Bereich für Operation und Ablauf der Narkose durch Mitbeteiligung benachbarter Strukturen der Sella turcica erhebliche Konsequenzen. Eine kurze Betrachtung der Topographie im Bereich von Hypothalamus und Hypophyse ergibt, daß der Boden der Sella das Dach des Sinus sphenoidalis ist, daß die Sella vom Diaphragma sellae bedeckt ist, durch deren zentrale Öffnung der Hypophysenstiel

Tabelle 1. Raumforderungen in der Hypophysenregion

Neoplastische	Nichtneoplastische
Hypophysärer Ursprung:	Empty-sella-Syndrom
Hypophysenadenom	Zysten
(eosinophil, chromophob)	Aneurysmen (andere Gefäß-
Kraniopharyngeom	anomalien)
Karzinom	Entzündliche Erkrankungen
	Hypophysen-"Apoplex"
Nichthypophysärer Ursprung:	
Meningeom (supra- und parasellär)	
Chordome (Clivus-)	
Metastase	
Verschiedene seltene Tumorarten	

aus dem Hypothalamus hindurchragt. Oberhalb des Diaphragma sellae liegt das Chiasma opticum, verbunden mit den Nn. optici und dem Tractus opticus sowie hypothalamische Strukturen im Boden und der lateralen Wand des 3. Ventrikels. Lateral zur Hypophyse liegen darüber hinaus die Sinus cavernosus, jeder enthält eine A. carotis interna sowie die Nn. oculomotorius, trochlearis und abducens. Über die die Hypophyse umgebenden Gefäßsysteme erfolgt der Transport hypothalamisch-regulatorischer Hormone aus dem Hypothalamus zur Adenohypophyse, deren Hormonsynthese und -abgabe somit durch den Hypothalamus kontrolliert wird.

Operationsindikationen

Funktionsstörungen im Bereich des Hypothalamus-Hypophysenstiel-Hypophysensystems werden durch die verschiedensten pathologischen Prozesse hervorgerufen (Tabelle 1), z. B. Tumoren (Hypophysenadenome), Entwicklungsstörungen (Kraniopharyngeome), Trauma, Entzündung, toxisch-metabolische Veränderungen sowie vaskuläre Störungen (5, 6, 19, 21).

Die klinische Symptomatik wird einerseits durch Störungen aus anatomischen Gründen und andererseits durch Funktionsstörungen des hypothalamisch-hypophysären Systems hervorgerufen. Zu den anatomisch bedingten Veränderungen gehören Destruktionen der Sella aus verschiedenster Ursache, bitemporale Hemianopsie bei kleinen Tumoren bis zur völligen Erblindung bei großen Tumoren, die dauerhaft das Chiasma opticum komprimieren, gesteigerter intrakranieller Druck sowie Augenmuskellähmungen. Die rein funktionell zu bezeichnenden Störungen schließen die hypothalamisch-vegetativen Dysfunktionen sowie die Manifestation hypophysärer Hypo- bzw. Hyperfunktion ein. Über 75 % der Patienten haben eosinophile sowie chromophobe Hypophysenadenome. Mit knapp 10 % stellen die Kraniopharyngeome als Entwicklungsdefekt für den Anästhesisten sowie den Neurochirurgen eine sehr problematische Tumorart dar, da die zystischen, soliden oder gemischten Tumoren einmal intrasellär, häufig auch extrasellär und in den meisten Fällen kombiniert wachsen. Die Symptomatik ergibt sich aus der Kompression des normalen Hypophysengewebes sowie Störungen aus dem Bereich des Hypothalamus und des Hirnstamms mit intrakranieller Drucksteigerung durch Verlegen des Foramen Monroi und Abflußbehinderungen aus den Seitenventrikeln. Ein auffälliger Befund ist das Empty-sella-Syndrom, bei dem eine Herniation von Liquor und Gewebe in die Sella durch eine erweiterte Öffnung im Diaphragma sellae eingetreten ist. Selten sind Karzinommetastasen, Clivus-Chordome oder primäre Karzinome eine Indikation, im Bereich der Sella zu operieren (9).

Operativer Zugang

Nicht allein für den Chirurgen, sondern auch besonders für den Anästhesisten ist es wichtig, ob ein transkranieller oder transsphenoidaler Zugang zur Hypophysenregion gewählt wird (3, 4). Vorteil des transkraniellen Zugangs ist die direkte Sicht auf suprasellläre Strukturen. Dies erlangt besonders Bedeutung bei suprasellärer Ausdehnung der Tumoren, bei Einmauerung des N. opticus durch Tumor oder Ausdehnung des Tumors in hypothalamische Bereiche (Tabelle 2). Wie aus der Tabelle hervorgeht, ist das extrasselläre Wachstum von Hypophysenadenomen nur in ca. 14 % streng intrasellär. Voraussetzung für einen transsphenoidalen Zugang zur Sella ist jedoch ein möglichst streng intrasselläres Tumorwachstum. Vorteile dieses Zugangs sind Vermeiden einer Luxation des Frontalhirns, das Fehlen einer N.-olfactorius-Schädigung und von Narben im Bereich des frontotemporalen Hautlappens bzw. Visierlappens. Aus der Abb. 2 ist schematisch der Zugang zur Sella über den Sinus sphenoidalis zu erkennen. In der Abb. 3 erkennt man an dem gezeichneten Operationssitus das Spekulum, durch das mit Hilfe des Mikroskops pathologische Befunde im Bereich der Sella vergrößert erfaßt werden können; darüber hinaus bietet sich die Möglichkeit, Mikroadenome aus den Hypophysenvorderlappen zu entfernen unter weitgehender Schonung des normalen Hypophysengewebes, besonders des Hypophysenhinterlappens. Ergebnisse dieser schonenden Operationstechnik sind verminderte Häufigkeit und Schwere eines Diabetes insipidus, ein insgesamt etwas geringerer durchschnittlicher Blutverlust, eine Schonung des Frontalhirns durch geringere Traumatisierung und damit eine kürzere Hospitalisierung der Patienten. Nachteile des transsphenoidalen Verfahrens im Gegensatz zum transkraniellen ist die Möglichkeit von Liquorverlusten durch Defekte im Diaphragma sellae sowie eine aufsteigende Keimbesiedlung aus dem Nasopharynxbereich mit der seltenen Konsequenz einer bakteriellen Meningitis. Darüber hinaus ist als Nachteil anzusehen, daß die Ausdehnung des Tumors in die mittlere und vordere Schädelgrube nicht verfolgt, eine unkontrollierte Blutung ausgelöst werden kann, die zu intrakraniellem Hämatom, zur Hirnstammkompression und zu massiven Blutverlusten aus dem Sinus cavernosus sowie aus der A. carotis interna führen kann (4, 9, 13, 21).

Patienten mit Störungen im Hypothalamus-Hypophysen-System müssen präoperativ ausgiebig vorbereitet werden. Es müssen einmal die anatomischen Konsequenzen, zum anderen die funktionellen

Tabelle 2. Wachstumsrichtung der Hypophysenadenome

Intrasellär	13,5 %
Suprasellär	69,3 %
Parasellär	7,0 %
Dorsosellär	6,4 %

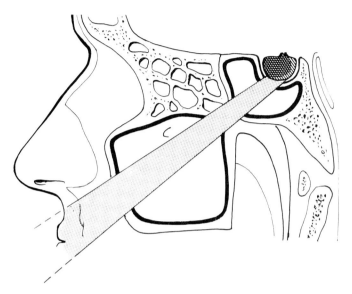

Abb. 2. Schematische Darstellung des Zugangs zur Sella turcica über den Sinus sphenoidalis

Aspekte - wie schon erwähnt - diagnostisch berücksichtigt werden (Tabelle 3). Zu den vorbereitenden Maßnahmen zählen aus anatomischen Gesichtspunkten heraus die radiologischen Untersuchungen. Das Computertomogramm einschließlich Untersuchungen mit Kontrastmittel sind notwendig, um selläre, paraselläre und supraselläre Ausdehnung von Tumoren zu überprüfen, die beidseitige Karotisangiographie dient der Diagnose von Aneurysmen bzw. stark vaskularisierten Tumoren. Um ein Empty-sella-Syndrom zu diagnostizieren, kann eine Pneumenzephalographie ihre Indikation noch immer haben. Es sollten eine Augenhintergrundsuntersuchung zum Ausschluß einer Stauungspapille sowie Gesichtsfeldprüfungen vorliegen, darüber hinaus ist eine eingehende Untersuchung des Nasopharynxbereichs einschließlich mikrobiologischer Untersuchung im Zusammenhang mit einer eventuell notwendig werdenden antibiotischen Therapie durchzuführen. Funktionelle Untersuchungen betreffen vor allem den Hormonstatus im Bereich des hypothalamisch-hypophysären Systems einschließlich der Provokationstests; dies wurde in dem endokrinologischen Beitrag zum hypothalamisch-hypophysären System eingehend beschrieben. Die präoperativen diagnostischen Maßnahmen können

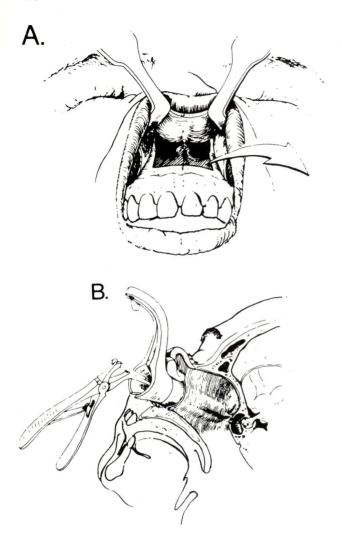

Abb. 3. Gezeichneter Operationssitus beim transseptalen, transsphenoidalen Zugang zur Sella. A: Eröffnen der Oberlippenschleimhaut als Zugangspforte; B: OP-Situs nach Präparation und Einführen des Spekulums bis zum Sinus sphenoidalis (Nach 4)

schon eine Anästhesie notwendig machen im Zusammenhang mit Narkosen zur Angiographie und Computertomographie bei unruhigen Patienten bzw. Jugendlichen und Kindern.

Aufgrund der zu erwartenden chirurgischen Manipulation an der Adenohypophyse sollten die Patienten eine perioperative Steroidtherapie mit Kortisol zur Überbrückung der Operation und der unmittelbar postoperativen Phase erhalten. Postoperativ muß die Steroiddosierung individuell angepaßt werden in Abhängigkeit

Tabelle 3. Vorbereitende Maßnahmen zu Operationen im Hypothalamus-Hypophysen-Bereich

---

Radiologische Untersuchung

Computertomogramm
Eventuell Karotisangiographie
Eventuell Pneumenzephalographie

Ophthalmologischer Befund (Gesichtsfeld)

Untersuchung des Nasopharynx
(einschließlich mikrobiologischem Befund)

Hormonstatus (einschließlich Provokationstests)

Steroidtherapie (Hydrokortison perioperativ)

(Thyroxin- und Insulinsubstitution in Absprache mit dem Endokrinologen)

Antibiotikatherapie (nur bei positivem nasopharyngealem Kulturbefund)

---

vom Bedarf in Absprache mit Endokrinologen und Neurochirurgen. Zahlreiche Patienten erhalten 24 h vor der Operation 100 - 200 mg Hydrokortison i.m. und nochmals am Operationstag 100 mg per infusionem. Die postoperative Erhaltungsdosis sollte 25 - 30 mg/die Hydrokortison betragen, in Belastungssituationen wird bis zum Zehnfachen dieser Dosierung benötigt. Hormonelle und metabolische Probleme bei Patienten mit Thyroxinmangel und Diabetes mellitus sind sorgfältig zu prüfen und in Absprache mit dem Endokrinologen zu substituieren. Eine antibiotische Therapie sollte niemals eine prophylaktische Maßnahme sein, da sie eventuell auftretende Störungen verschleiern würde. Lediglich aufgrund eines positiven mikrobiologischen nasopharyngealen Kulturbefundes sollte eine gezielte Antibiotikatherapie eingeleitet werden (9, 13).

Prämedikationsvisite und Narkosedurchführung

Der Eingriff im Hypothalamus-Hypophysen-Bereich verspricht schon eine Reihe von Problemen und muß deshalb eine subtile Erfassung von Nebenerkrankungen aus dem Bereich des Herz-Kreislauf-Systems, der Atmungsorgane, der Leber und Nieren zur Voraussetzung haben. Unerkannte Schäden können für die Prognose des Eingriffs große Bedeutung erlangen. Störungen, wie z. B. eine myokardiale Hypertrophie bei Akromegalie, sind Folge des zugrundeliegenden Hypophysenadenoms. Im Rahmen des Aufklärungsgesprächs sollte erklärt werden, daß eventuell endokrinologisch bedingte Entgleisungen und schwere neurologische Ausfälle im Zusammenhang mit der Operation auch zu Problemen für den Anästhesisten führen können. Im Rahmen der üblichen Aufklärung zu Eingriffen am Gehirn muß auf die notwendige postoperative Intensivüberwachung und -behandlung hingewiesen werden. Besonders auf die Situation mit postoperativ liegendem Tubus ist aufmerksam zu machen, um Angstreaktionen der Patienten in der

Aufwachphase zu vermeiden; besonders bei transnasalem Zugangsweg muß der Patient wissen, daß nach der Extubation eine suffiziente Spontanatmung nur über den Mund erfolgen kann, weil über die Nase aufgrund der liegenden Tamponaden eine Atmung unmöglich ist.

Besonders im Zusammenhang mit Kraniopharyngeomen ist ein präoperativer Hinweis auf schon bestehende chronische intrakranielle Drucksteigerung, z. B. mit eventueller Stauungspapille aus dem Augenhintergrundsbefund, von großer Bedeutung für das Narkoseverfahren. Wenn keine intrakranielle Drucksteigerung vorliegt, kann in der Prämedikation mit dem üblichen Pharmakonspektrum vorbereitet werden - mit Neuroleptika, Analgetika, Benzodiazepinen sowie mit Atropin zur Parasympathikolyse bei Patienten ohne Tachykardie oder Glaukom.

Die geringen Wirkungen der Anästhetika auf die Hypophysenhormonsekretion schränken die Auswahl von Narkosemitteln zu Hypophyseneingriffen nicht ein (4, 9). Lediglich bei Patienten, die transkraniell hypophysektomiert werden, muß abgeschätzt werden, ob die intrakranielle Compliance eingeschränkt ist, d. h. inwieweit es durch raumfordernde supradiaphragmale Ausbreitung des Hypophysentumors im weiteren Verlauf durch das intraoperative Trauma zur Volumenvermehrung und Wassereinlagerung der traumatisierten Gehirnanteile und damit zu einem intrakraniellen Druckanstieg (ICP) und einer Verminderung des zerebralen Perfusionsdrucks kommt. Es sollte bei der Auswahl von Anästhetika und Narkoseadjuvanzien sowie der Anästhesietechniken immer davon ausgegangen werden, daß es bei der Einleitung, intraoperativ oder im postoperativen Verlauf zu einer intrakraniellen Notfallsituation kommen kann. Die Tabelle 4 faßt die Wirkungen verschiedener Anästhetika auf das intrakranielle Milieu und den Blutdruck qualitativ zusammen. Im oberen Anteil der Tabelle sind die intravenösen Substanzen aufgelistet, die zur Prämedikation bzw. zur Einleitung und Unterhaltung der Anästhesie eingesetzt werden, im unteren Anteil der Tabelle die Inhalationsanästhetika einschließlich des Lachgases. Aus den Wirkungen dieser hier zusammengestellten Substanzen für die zerebrale Durchblutung (CBF), den ICP, den zerebralen Perfusionsdruck (CPP) und die Sauerstoffaufnahme des Gehirns ($CMR-O_2$) wird deutlich, daß bei Patienten mit verminderter intrakranieller Compliance und eventuell gesteigertem ICP durch Tumor oder Hirnödem die Auswahl und Kombination der Anästhetika, deren Wirkungen auf den Kreislauf sowie die CBF und den zerebralen Stoffwechsel berücksichtigt werden müssen. Die Indikation zur Anwendung von Inhalationsanästhetika vor dem Einsatz anderer ICP-senkender Maßnahmen, wie z. B. Einleitung mit Thiobarbituraten oder Etomidat, in Kombination mit einer leichten Hyperventilation sollte streng gestellt werden. Auch während des Eingriffs sollten hirnprotektive Maßnahmen im Sinne der Vermeidung sekundärer Hypoxien und Ischämien für das Gehirn ergriffen werden (11, 14, 15).

Für Eingriffe im Hypophysenbereich ist neben einem zentralvenösen möglichst noch ein weiterer weitlumiger venöser Zugang notwendig; über eine arterielle Kanüle, z. B. in der A. radialis,

Tabelle 4. Qualitative Wirkungen von Anästhetika auf den mittleren arteriellen Blutdruck (MABP), die zerebrale Durchblutung (CBF), den intrakraniellen Druck (ICP), den zerebralen Perfusionsdruck (CPP) und die Sauerstoffaufnahme des Gehirns (CMR-O_2)

Anästhetika	MABP	CBF	ICP	CPP	CMR-O_2
Thiopental	↓	↓↓	↓↓	↓	↓↓
Etomidat	-↓	↓↓	↓↓	-↑	↓↓
Propanidid	↓	↓	-↑	-↓	
Ketamin	↑↓	↑↑	↑↑	↓↓	↑
DHB	↓	(↓)	-(↑)	-	(↓)
Fentanyl	-	(↓)	-(↑)	-	↓
Diazepam	(↓)	↓	↓	(↑)	(↓)
Flunitrazepam	↓		↓	(↓)	
Midazolam	(↓)	↓	↓	(↓)	
Halothan	↓↓	↑↑	↑↑	↓↓	↓
Enfluran	↓↓	↑(↑)	↑(↑)	↓(↓)	↓
Methoxyfluran	↓	↑↑	↑↑	↓↓	(↓)
Isofluran	↓	↑(↑)	↑↑	↓↓	↓
Stickoxydul	(↓)	↑	↑(↑)	↓	(↓)

erfolgt kontinuierlich die arterielle Druckmessung. Arterielle und zentralvenöse Blutgasanalysen, Hämatokrit-, Blutzucker- und Elektrolytbestimmungen sollten möglichst einstündlich erfolgen. Nach Narkoseeinleitung, z. B. mit Etomidat oder Thiopental, Relaxation und anschließender Intubation - in Abhängigkeit vom operativen Vorgehen beim transkranialen Zugang nasotracheal, beim transnasalen Zugang orotracheal mit High-volume-low-pressure-Cuff ausgestatteten plastischen nasotrachealen bzw. Spiraltuben - wird leicht hyperventiliert (P_aCO_2 ca. 30 mm Hg). Unter Beatmung mit einem Lachgas-Sauerstoff-Gemisch wird die Narkose in Neuroleptanalgesie weitergeführt unter eventuellem Zusatz von z. B. 0,5 - 1,0 Vol.% Enfluran oder Isofluran; dabei hat Isofluran - wie schon der Tabelle 4 entnommen werden konnte - gegenüber dem Enfluran bei Eingriffen am Gehirn keine Vorteile (3, 10). Voraussetzung für den Hypophyseneingriff ist ein Blasenkatheter zur strengen Flüssigkeitsbilanzierung bzw. zur Diagnose eines schon intraoperativ beginnenden Diabetes insipidus. Die Anwendung eines Ösophagusstethoskops bzw. die präkordiale Anlage einer Doppler-Sonde erlaubt vor allem bei Oberkörperhochlagerung des Patienten die Diagnose einer eventuellen Luftembolie. Beim transnasalen Operationszugang wird zumeist über das Operationsmikroskop von rechts operiert, so daß der Anästhesist Zugang von links hat. Unerkannte Blutverluste, z. B. in den Magen oder in den Tracheobronchialraum, können beim transnasalen Zugang durch Austamponieren des Oropharynx vermieden werden.

Da ein Diabetes insipidus bei den Hypophysenoperationen in Einzelfällen schon intraoperativ auftreten kann, sollten intermittierende Osmolalitätsbestimmungen durchgeführt werden. Plasmaosmolalitätsanstiege über 290 mosmol/l erfordern neben der Infusion hypotoner Lösungen die Gabe von Desmopressindiacetat (Minirin), von dem intraoperativ Einzeldosen von 1 - 2 - 4 µg in Abhängigkeit von der Wirkung bei einsetzendem Diabetes insipidus verabreicht werden können; postoperativ kommt man in der Regel mit zwei- bis dreimal 2 - 4 µg in 24 h aus. Steht kein Osmometer zur Verfügung, kann die Osmolalität nach der Formel geschätzt werden:

Osmolalität = 2x Natrium (mval/l) + Glukose (mg%)/20
    + Harnstoff (mg%)/3,
  oder: 2x Natrium (mmol/l) + Glukose (mmol/l) + Harnstoff (mmol/l)

Sind Glukose und Harnstoff normal, entspricht die Osmolalität der doppelten Natriumkonzentration im Serum (13).

Spezielle Gesichtspunkte

Bei Eingriffen im Hypophysenbereich sind noch einige spezielle Gesichtspunkte zu berücksichtigen:

1. Von seiten der Atemwege können bei der endotrachealen Intubation akromegaler Patienten Schwierigkeiten auftreten. Die direkte Laryngoskopie kann durch vergrößerte Tonsillen, eine Makroglossie, eine Vergrößerung der Epiglottis bei verdickter pharyngealer Mukosa und verdickten Stimmbändern erschwert sein. Die Indikation zur Tracheotomie wird von uns im Gegensatz zu anderen Autoren (2, 7, 16) jedoch nicht gesehen. Erscheint die Intubation mit direkter Laryngoskopie nicht möglich, halten wir eine fiberoptische Intubation für das Mittel der Wahl (8, 18). Transkranielle Hypophyseneingriffe, bei denen eine nasotracheale Intubation möglich ist, bieten diese Probleme seltener.

2. Infiltrationen mit Adrenalin sollen bei transnasalen Eingriffen den Blutverlust während der Skelettierung des Nasenseptums und der submukösen Bereiche klein halten. Die Adrenalinverabreichung kann zu Tachyarrhythmien und/oder Hypertonie führen, wobei die mögliche myokardiale Sensibilisierung gegenüber Katecholaminen durch volative Anästhetika, hier besonders durch Halothan, berücksichtigt werden muß. Unter Anästhesie mit Enfluran bzw. Isofluran erscheinen diese Komplikationen bei Patienten ohne Hypertonus oder Neigung zu Rhythmusstörungen nur selten. Die Dosierung sollte streng auf maximal 20 ml einer Lösung (1 : 100.000 Adrenalin) bei einem erwachsenen Patienten begrenzt werden. Mancherorts wird durch die Operateure der Mundvorhof- und Septumbereich mit einer Lösung infiltriert, die neben Adrenalin auch noch Lokalanästhetika enthält, unter der Vorstellung, hierdurch über Trigeminusfasern laufende Afferenzen auszuschalten.

3. Möglichkeiten zur Überwachung der Funktion des N. opticus (20). Durch Ausnutzung visueller evozierter Potentiale kann die Dekompression des N. opticus erfaßt werden. Über den Augenbulbi eingebrachte Kontaktlinsen ermöglichen eine hohe

Lichtintensität, über die eine EEG-Antwort auf Lichtwechsel über okzipital angelegte EEG-Elektroden registriert und über einen Computer analysiert werden kann. Eine Dekompression des N. opticus soll zur Verstärkung, eine Traumatisierung zur Verminderung der EEG-Antwortintensität führen.

Postoperative Behandlung

Transnasal hypophysektomierte Patienten werden postoperativ weiter beatmet, da beide Nasengänge durch Drainage des Sinus sphenoidalis einerseits und Einlegen einer Magensonde andererseits austamponiert sind. Sind die Patienten schnell wach und kooperativ, werden sie extubiert und wiederholt darauf hingewiesen, daß die Atmung ausschließlich über den Mund und nicht über die Nase erfolgen kann. Bei den transnasal operierten Patienten kann es unmittelbar postoperativ zur Nachblutung und zur vital bedrohlichen intrakraniellen Blutung kommen, die eine notfallmäßige Trepanation notwendig macht. Nach dem transkraniellen Operationszugang kann der nasotracheale Tubus belassen werden, bis der Patient wach sowie örtlich und zeitlich orientiert ist. In den ersten drei bis vier postoperativen Tagen kann es sekundär zu einer Hirnschwellung kommen. Hypophysenoperierte Patienten sind postoperativ engmaschig neurologisch unter Beibehaltung des schon intraoperativ eingesetzten Monitorings zu überwachen, es sollte eine Kopfhochlagerung von ca. 25° angestrebt werden und eine endokrinologische Substitutionstherapie in Absprache mit dem Operateur und Endokrinologen erfolgen. In der Tabelle 5 sind die frühen und Dauerkomplikationen nach Eingriffen im hypophysären Bereich zusammengefaßt, wobei die respiratorischen und kardiovaskulären Komplikationen nicht besonders hervorgehoben wurden (9, 13). Ein Diabetes insipidus ist in der Regel passager und muß nur in wenigen Fällen länger als eine Woche substituiert werden; bei der transfrontalen Hypophysektomie tritt der Diabetes insipidus aufgrund der direkten Schädigung von Hypothalamus und Hypophysenstiel häufiger auf als bei dem transsphenoidalen Weg. Besonders ausgeprägt können dienzephale Störungen nach Operationen von ausgedehnten Kraniopharyngeomen sein, vor allem, wenn hypothalamische Strukturen traumatisiert worden sind.

Zusammenfassung

Folgende Gesichtspunkte sind bei Eingriffen im Hypothalamus-Hypophysen-Bereich zu beachten:

1. Neben funktionellen hormonellen Störungen ist die anatomische Mitbeteiligung benachbarter Strukturen für den perioperativen Verlauf in Abhängigkeit von der Tumorausdehnung von Bedeutung.

2. Der operative Zugang kann transsphenoidal bei überwiegend intrasellär wachsenden Tumoren oder transkraniell bei suprasellär wachsenden Tumoren sein; der transsphenoidale Zugang ist insgesamt schonender, bietet jedoch auch eine Reihe von Komplikationsmöglichkeiten.

Tabelle 5. Postoperative Komplikationen nach Operationen im Hypophysenbereich

1. Frühkomplikationen:
Passagerer Diabetes insipidus
Liquorrhö
Infektion (Meningitis)
Intrakranielles Hämatom
Augenmuskellähmungen

2. Dauerstörungen:
Gewichtsverlust
Ermüdbarkeit
Anosmie
Diabetes insipidus
Libidoverlust
Sterilität
Dauerhormonsubstitution

3. Nach eingehender radiologischer, ophthalmologischer, laryngologischer und mikrobiologischer Untersuchung sowie nach Erstellung eines Hormonstatus einschließlich einer eventuellen hormonalen Substitutionstherapie präoperativ (z. B. mit Hydrokortison) wird im Rahmen der Prämedikationsvisite neben den Begleiterkrankungen nach Symptomen einer existenten chronischen ICP-Steigerung gesucht.

4. Intraoperativ muß durch die Auswahl von Anästhetika und Anästhesietechniken unter Vermeidung der primären Anwendung von Inhalationsanästhetika einem eventuell chronisch gesteigerten intrakraniellen Druck begegnet werden. Engmaschig sollten neben Herzfrequenz, Blutdruck, zentralvenösem Druck vor allem Elektrolyt- und Säuren-Basen-Haushalt sowie arterielle und mischvenöse Blutgasanalysen überwacht werden.

5. Als spezielle Gesichtspunkte bei Eingriffen im Hypothalamus-Hypophysen-Bereich sind Intubationsschwierigkeiten bei der Akromegalie zu berücksichtigen. Nach Infiltration mit adrenalinhaltigen Lösungen beim transnasalen Zugangsweg muß mit Tachyarrhythmien gerechnet werden.

6. Postoperativ müssen über die schon intraoperativ durchgeführte Überwachung hinaus vor allem der neurologische Status und die Bewußtseinslage ständig überprüft werden: Abnahmen der intrakraniellen Compliance durch Hirnödem oder Blutung, ein sich ausbildender Diabetes insipidus (Urinmengen mehr als 400 ml/h) sowie Liquorfisteln bzw. eine sich anbahnende Meningitis nach transsphenoidalem Zugang müssen frühzeitig erkannt werden.

Endokrinologische Störungen, die über die unmittelbar postoperative Phase hinausgehen, sollten anhand eines aktuellen Hormonstatus in Absprache mit dem Neurochirurgen und dem Endokrinologen behandelt werden.

Literatur

1. BERGLAND, R. M., PAGE, R. B.: Can the pituitary secret directly to the brain? Endocrinology 102, 1325 (1978)

2. BURN, J. M. B.: Airway difficulties associated with anaesthesia in acromegaly. Brit. J. Anaesth. 44, 413 (1972)

3. CUCCIARA, R. F., THEYE, R. A., MICHENFELDER, J. D.: The effects of isoflurane on canine cerebral metabolism and blood flow. Anesthesiology 40, 471 (1974)

4. GIESEKE, A. H., BEYER, C. W.: Anaesthetic management of hypophysectomy. In: Endocrinology in anaesthesia and surgery (eds. H. STOECKEL, T. OYAMA). Anaesthesiologie und Wiederbelebung, Bd. 132, p. 150. Berlin, Heidelberg, New York: Springer 1980

5. JENKINS, J. S., GILBERT, C. J., ANG, V.: Hypothalamic pituitary function in patients with craniopharyngiomas. J. clin. Endocr. 43, 394 (1976)

6. JORDAN, R. M., KENDALL, J. W.: The primary empty sella syndrome. Amer. J. Med. 62, 569 (1977)

7. KITAHATA, L. M.: Airway difficulties associated with anaesthesia in acromegaly. Brit. J. Anaesth. 43, 1187 (1971)

8. LLOYD, E. L.: Fiberoptic laryngoscopy for difficult intubation. Anaesthesia 35, 719 (1980)

9. MESSICK, J. M., LAWS, E. R., ABBOND, C. F.: Anesthesia for transsphenoidal surgery of the hypophyseal region. Anesth. Analg. 57, 206 (1978)

10. MICHENFELDER, J. D., CUCCIARA, R. F.: Canine cerebral oxygen consumption during enflurane anesthesia and its modification during induced seizures. Anesthesiology 40, 575 (1974)

11. MICHENFELDER, J. D.: Barbiturates for brain resuscitation. Yes and no. Anesthesiology 57, 74 (1982)

12. OYAMA, T.: Anesthetic management of endocrine disease. Anaesthesiologie und Wiederbelebung, Bd. 75. Berlin, Heidelberg, New York: Springer 1973

13. PENDER, J. W., LAWRENCE, V. B.: Disease of the endocrine system. In: Anesthesia and uncommon diseases (eds. J. KATZ, J. BENUMOF, L. B. KADIS), p. 179. Philadelphia, London, Toronto, Sydney: Saunders 1981

14. SCHULTE AM ESCH, J., PFEIFER, G., THIEMIG, I.: Der Einfluß von Etomidat und Thiopental auf den gesteigerten intrakraniellen Druck. Anaesthesist 27, 71 (1978)

15. SHAPIRO, H. M.: Intracranial hypertension: Therapeutic and anesthetic considerations. Anesthesiology 43, 443 (1975)

16. SOUTHWICK, J. P., KATZ, J.: Unusual airway difficulty in the acromegalic patient: Indications for tracheostomy. Anesthesiology 51, 72 (1979)

17. STOECKEL, H., OYAMA, T.: Endocrinology in anaesthesia and surgery. Anaesthesiologie und Wiederbelebung, Bd. 132. Berlin, Heidelberg, New York: Springer 1980

18. VENUS, B.: Acromegalic patient - Indication for fiberoptic bronchoscopy but not tracheotomy. Anesthesiology 52, 100 (1980)

19. WEISBERG, L. A., ZIMMERMAN, E. A., FRANTZ, A. G.: Diagnosis and evaluation of patients with an enlarged sella. Amer. J. Med. 61, 590 (1976)

20. WILSON, W. B., KIRSCH, W. M., NEVILLE, H.: Monitoring of visual function during parasellar surgery. Surg. Neurol. 5, 323 (1976)

21. WILSON, C. B., DEMPSEY, L. C.: Transsphenoidal microsurgical removal of 250 pituitary adenomas. J. Neurosurg. 48, 13 (1978)

Auswirkungen von Störungen der Nebennierenrindenfunktion auf die Homöostase: Diagnostik und Therapie

Von H. K. Kley

Kortisol gehört zu den wenigen Hormonen, die obligat zum Leben notwendig sind. Darüber hinaus hat dieses Hormon die Aufgabe, eine Streßadaptation des Organismus zu bewirken. Beurteilt man die Größe einer Streßsituation nach der Reaktion des Organismus, Kortisol freizusetzen, dann ist neben der Geburt die Operation der größte Streß in einem "normalen" Leben. Die psychosozialen Streßsituationen des täglichen Lebens scheinen dagegen bei Heranziehung dieses Parameters für den Organismus keine große Bedeutung zu haben. Wegen der erheblichen Reaktion des Organismus auf den Streß "Operation" ist die hier gestellte Frage einer gestörten Homöostase durch Nebennierenrindenerkrankungen nicht vollständig zu beantworten. Das Thema müßte deshalb um die Frage erweitert werden: Welchen Einfluß haben Prämedikation und Narkose auf die Nebennierenrindenfunktion im Hinblick auf eine ausreichende Adaptation für eine Operation; d. h. das mehr statische Problem einer Nebennierenrindenerkrankung erweitert sich um ein dynamisches, nämlich der Beeinflussung der adrenalen Reaktionsfähigkeit bei hormonell gesunden Patienten. Zur Beantwortung beider Fragestellungen ist die Darstellung des Einflusses einer "normalen" Operation bei einem normalen Patienten auf die Nebennierenrindenfunktion notwendig. Wegen den vielen Wechselbeziehungen innerhalb der Hormonsysteme (z. B. zwischen Nebennierenrinde und Schilddrüse sowie den Katecholaminen, dem Adiuretin usw.) birgt eine isolierte Betrachtungsweise der Nebennierenrindenfunktion die Gefahr einer fehlerhaften Vereinfachung in sich.

1 Die Nebennierenrindenfunktion während Narkose und Operation

Wie die Untersuchungen der letzten 20 Jahre gezeigt haben, führt die Operation zu einem maximalen Anstieg des Plasmakortisols (7, 10). Dieser Anstieg beginnt mit der Operation und erreicht sein Maximum je nach Art, Dauer und Schwere der Operation Stunden später (Abb. 1).

Dieser Anstieg von Kortisol ist ACTH-vermittelt, wie die fast parallele Zunahme von ACTH und Kortisol ausweist (10). Er verläuft kontinuierlich und zeigt nur beim ACTH gelegentlich einen kurzfristigen Anstieg ("Burst"). Eine stoßweise Sekretion von Kortisol oder ein zirkadianer Rhythmus, wie wir sie unter Normalbedingungen sehen, ist nicht mehr nachweisbar. Der Anstieg von Kortisol übersteigt die Konzentration, die wir bei einem experimentellen Streß (z. B. bei der Insulinhypoglykämie) erreichen, bei weitem. Die Kortisolkonzentrationen überschreiten oft sogar die Plasmawerte, die wir durch maximale Stimulation der Nebennierenrinde mittels exogener ACTH-Applikation messen können.

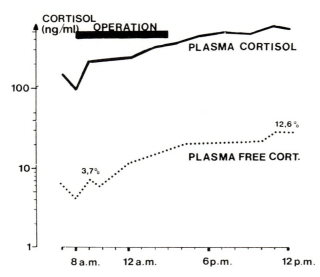

Abb. 1. Verhalten von Gesamt- und freiem Kortisol am Operationstag bei einem 26jährigen männlichen Patienten (Appendizitis). Die Zahlen in der Abbildung zeigen, daß der prozentuale Anteil an freiem Kortisol von 3,7 % auf 12,6 % ansteigt (Gesamtkortisol jeweils = 100 %). Die Konzentration von Gesamtkortisol nimmt in diesem Falle am Operationstag von etwa 100 auf 500 ng/ml zu

Es stellt sich deshalb die Frage, ob hier neben der maximalen Kortisolsynthese aus der Nebennierenrinde (150 - 250 mg Kortisol können am Operationstag synthetisiert werden) weitere Mechanismen eine Rolle spielen, die zu einem zusätzlichen Anstieg von Kortisol führen. Theoretisch käme in Frage
1. eine Veränderung des Verteilungsvolumens von Kortisol (2),
2. eine Veränderung der Konzentration an Bindungsprotein im Plasma (3) oder
3. eine verlangsamte Metabolisierung von Kortisol in der Leber, dem "Antagonisten steroidproduzierender Organe".
Diese Probleme sind bisher nicht ausreichend untersucht worden bzw. die bisherigen Ergebnisse erschweren eher die Interpretation, da während der Operation zwar die Metabolisierungsfunktion der Leber reduziert, das Verteilungsvolumen aber vergrößert und die Bindungskapazität für Kortisol vermindert ist.

Durch den Anstieg des Gesamtkortisols steigt auch das freie, peripher verfügbare Kortisol an. Die Zunahme dieses freien Kortisols ist jedoch bedeutend stärker, als es das - üblicherweise gemessene - Gesamtkortisol ausdrückt (5). Es tritt nämlich eine Sättigung der Bindungsstellen für Kortisol ein, so daß eine weitere Zunahme an Gesamtkortisol einen überproportionalen Anstieg an freiem Kortisol bewirkt (Abb. 1). Zusätzlich konnte gezeigt werden, daß das Verteilungsvolumen für CBP (kortisolbindendes Protein) während der Operation abnimmt, so daß dem Blut Bindungsstellen entzogen werden (2). Wenn auch viele Phänomene für das Verhalten von Kortisol während der Operation er-

klärbar geworden sind, bleibt die entscheidende Frage offen,
ob die Mechanismen, die zu einem so starken Anstieg an Kortisol führen, teleologisch gesehen eine zur Adaptation auf den
Streß notwendige oder aber überschießende Reaktion des Organismus darstellen. Die Beantwortung dieser Frage wäre von erheblicher Bedeutung beim Einsatz von Pharmaka mit Einfluß auf
die adrenale Reaktion.

Obwohl auch Aldosteron während der Operation ansteigt (12), ist
es fraglich, ob diesem Hormon eine Bedeutung bei der Bewältigung der Streßsituation zukommt. Da es aber bei Änderung des
extrazellulären Volumens und der Elektrolyte mitwirkt, bedarf
es gesonderter Erwähnung. Aldosteron verursacht eine vermehrte
tubuläre Reabsorption von Natrium und eine Exkretion von Kalium
mit der Folge einer Expansion des extrazellulären Flüssigkeitsvolumens. Seine Sekretion hängt ab vom ACTH-Spiegel, von einer
Abnahme des Natriums, einer Zunahme des Kaliums und vom Renin-Angiotensin-Aldosteron-System. Während das Renin-Angiotensin-Aldosteron-System außerordentlich fein ausbalanciert ist, ist
bis heute nicht klar, ob und wieweit die exzessive Stimulation
durch ACTH während der Operation erforderlich ist bzw. kompensiert werden kann. Plasmarenin verhält sich während der Operation nicht passiv und scheint - unbeeinflußt durch die Narkose -
durch die Operation stimuliert zu werden (12).

2 Störungen der Homöostase durch Prämedikation und Narkose

Es sollen nur die Einwirkungen auf das Plasmakortisol Erwähnung
finden, die unmittelbar während der Prämedikation und/oder Narkose (Operation) gefunden werden. Dabei wird hypothetisch vorausgesetzt, daß das oben skizzierte Verhalten des Plasmakortisols für die Bewältigung der Streßsituation "Operation" adäquat
ist.

Eine inadäquate Vorbereitung bei furchtsamen Patienten führt
zu einem zusätzlichen Anstieg von Kortisol intra operationem
(12), so daß der Prämedikation eine wesentliche Bedeutung im
Hinblick auf eine ausgewogene Reaktion auf den Streß Operation
zugesprochen wurde. Diese Annahme scheint sich für Pentobarbital oder Diazepam zu bestätigen (12); beide Medikamente beeinflussen die Reaktion des adrenalen Regelkreises offensichtlich
nicht. Ähnlich ist es auch bei den Muskelrelaxanzien (12). Bei
den häufig verwendeten Pharmaka Pethidin, Chlorpromazin und
Morphin fand man aber, daß alle drei untersuchten Präparate
im Lysin-Vasopressin-Stimulationstest eine Hemmung des Kortisolanstiegs bewirken (8, 9). Bei den Inhalationsanästhetika
findet sich fast durchweg eine Zunahme des Plasmakortisols;
diese ist bei Äther am stärksten ausgeprägt (12), findet sich
jedoch auch beim Cyclopropan und Halothan. Enfluran führte dagegen zu einer Abnahme von Kortisol. Noch deutlicher ist der
Effekt bei einer immer häufiger angewendeten Narkoseform. Schon
1973 konnte gezeigt werden, daß es bei einer Epidural- oder
Spinalanästhesie weder zu einer Zunahme von ACTH noch von Kortisol kommt (12). Der Mechanismus dieser Hemmung ist nicht ganz
geklärt, da nach unserem jetzigen Verständnis die Regulation

von Streßadaptationen Zentren zugeschrieben werden, die in der
Hierarchie des adrenalen Regelkreises oberhalb des Hypothalamus
liegen. Diese Hemmung von ACTH und Kortisol ist nur vorhanden,
solange die Narkose wirkt, danach zeigt sich ein "adäquater"
Anstieg von Kortisol.

Bei diesen Daten stellt sich die Frage, inwieweit es geboten
scheint, gewisse Kombinationen von Anästhetika und Pharmaka zu
wählen, die eine "normale" Regulation des adrenalen Regelkreises in ihrer Summation gewährleisten. Solche Überlegungen haben
bisher nicht zu praktischen Anwendungswegen geführt, die aber
die logische Konsequenz obiger Untersuchungen wäre. Die Aufzählung der Befunde soll nicht bewirken, jede Betrachtung über
"Störungen der Nebennierenrindenfunktion auf die Homöostase"
als gegenstandslos zu betrachten, sondern sollen bei jeder Narkose daran denken lassen, daß durch Applikation der üblichen
Pharmaka vor und während der Operation immer mit erheblichen
Eingriffen in die adrenale Regulation der Streßadaptation gerechnet werden muß.

3   Störungen der Homöostase durch Nebennierenrindenerkrankungen

Die Störungen der Nebennierenrindenfunktion mit Einfluß auf die
Homöostase sollen im folgenden so besprochen werden, als ob die
Art der Vorbehandlung, der Prämedikation und der Narkose keinen
Einfluß auf den Kortisolspiegel ausübten. Wie gezeigt wurde,
ist dies eine sehr eingeschränkte Betrachtungsweise vieler komplexer Vorgänge, jedoch ist eine Synopsis aller Einflußmöglich-
keiten durch Krankheit, psychische Situation des Patienten,
Prämedikation, Narkose und Operation mangels Daten noch nicht
möglich.

Wahrscheinlich ist das bekannteste Ergebnis eines Mangels an
Kortikoiden der Kreislaufkollaps; es sind seit dem ersten beschriebenen Todesfall, der bereits 1952 bei einem Patienten
mit iatrogener Nebennierenrindeninsuffizienz berichtet wurde
(1), weitere hinzugekommen (11). Als deshalb gegen Ende der
50er Jahre die Gefahr der Nebennierenrindeninsuffizienz allgemein erkannt wurde, verfolgte man an vielen Orten die Praxis,
allen Patienten mit einer vorausgegangenen längeren Kortikoidpharmakotherapie Kortikoide zu substituieren. Die Dosis ent-
sprach der, die man auch bei einer Adrenalektomie applizierte
(150 - 250 mg/d). Diese Praxis existiert in angelsächsischen
Ländern gelegentlich noch, entspricht jedoch nicht unseren Vorstellungen einer individuellen, problemorientierten Therapie
(6).

Im folgenden sollen die einzelnen Störungen der Nebennierenrindenfunktion dargestellt werden. Die meisten sind in der täglichen Praxis des Anästhesisten relativ selten (Tabelle 1). Die
Diagnose einer primären Nebennierenrindeninsuffizienz sollte
nicht erst präoperativ gestellt werden, so daß der Patient ausreichend substituiert ist und ohne gestörte Homöostase zur Operation kommt. Obwohl in gastroenterologischen Lehrbüchern be-
tont wird, daß eine Addison-Krise das klinische Bild eines aku-

Tabelle 1. Ursache von Störungen im adrenalen Regelkreis

1	Nebennierenrindeninsuffizienz mit Kortisoldefizit
1.1	Primäre NNR-Insuffizienz (AGS, Addison-Syndrom)
1.2	Sekundäre NNR-Insuffizienz (Hypothalamisch oder hypophysär bedingt)
1.3	Iatrogene NNR-Insuffizienz (nach Gabe von Kortikoiden als Pharmaka)
2	Nebennierenrindenüberfunktion mit Kortisolexzeß
2.1	Primärer Hyperkortisolismus (Adenom, Karzinom)
2.2	Sekundärer Hyperkortisolismus
2.2.1	Hypothalamisch bedingt
2.2.2	Hypophysär bedingt (Adenom)
2.2.3	Ektopisches ACTH-Adenom (meist Bronchialkarzinom)

Tabelle 2. Kardinalsymptome aus einfachen klinischen Parametern beim Cushing-Syndrom, ektopischem ACTH-Syndrom, Addison-Syndrom und der iatrogenen Nebennierenrindeninsuffizienz. Bemerkenswert ist der Unterschied in der Ausprägung der wichtigsten klinischen Symptome beim Kortisolexzeß und beim Kortisoldefizit

Kortisolexzeß	Kortisoldefizit
Cushing-Syndrom	Addison-Syndrom
Fettverteilungsstörung	Leistungsschwäche, Adynamie
Muskelatrophie	Pigmentation
Striae rubrae	Anorexie, Gewichtsabnahme
Ekchymosen	Hypotonie
Arterielle Hypertonie	Hyperkaliämie
Ektopisches ACTH-Syndrom	Iatrogene NNR-Insuffizienz
Hypokaliämie durch Alkalose	Kreislaufkollaps
Pathologische Glukosetoleranz	Gestörte Bewußtseinslage
Ödeme	Keine typischen Elektrolytveränderungen
Arterielle Hypertonie	Eventuell Symptome des Cushing-Syndroms

ten Abdomens hervorrufen kann, haben wir bisher keinen solchen Fall erlebt und auch nicht gehört, daß ein solcher Patient fälschlich operiert worden wäre, so daß sich hieraus kaum Notsituationen entwickeln dürften, die eine akute operative Intervention veranlaßten.

Die Verdachtsdiagnose einer primären Nebennierenrindeninsuffizienz wird anhand der sogenannten "Kardinalsymptome" gestellt (Tabelle 2), die hierbei eine besonders hohe Spezifität besitzen. Die Diagnose wird mit Hilfe des ACTH-Stimulations-Tests bewiesen

(1 Ampulle Synacthen i.v.; Blutabnahme sofort und nach 1 h; normaler Anstieg des Kortisols von 101 $\pm$ 35 auf 323 $\pm$ 57 ng/ml). Bei dringendem Verdacht auf eine Nebennierenrindeninsuffizienz soll die Behandlung vor Durchführung der Messung von Kortisol beginnen, eine Operation jedoch bis zum Erreichen einer Homöostase vermieden werden. Ein wichtiges Problem ist hierbei die Dehydratation, so daß in den ersten Stunden der Kortisolsubstitution große Flüssigkeitsmengen (4 - 6 l) notwendig sind.

Die hypothalamisch-hypophysär bedingte Nebennierenrindeninsuffizienz wurde besprochen - grundsätzlich ist hier der diagnostische Aufwand größer; die intraoperative Behandlung erfolgt jedoch nach etwa den gleichen Richtlinien wie bei der primären Nebennierenrindeninsuffizienz.

Schwieriger ist die Situation beim iatrogenen Cushing-Syndrom. Hier tritt aufgrund der Behandlung mit dem Pharmakon "Kortikoid" eine Insuffizienz des gesamten adrenalen Regelkreises auf. Die durch Glukokortikoide induzierte Nebennierenrindeninsuffizienz ist von mehreren, teilweise beeinflußbaren Faktoren abhängig. Die Feststellung, ob bei einem Patienten, der Kortisol systemisch über mehr als sechs Wochen erhalten hat, eine iatrogene Nebennierenrindeninsuffizienz vorliegt, kann nicht aus Anamnese oder Klinik erfolgen. Auch haben wir keine sonstigen, einfachen Parameter für diese Diagnose, so daß oft eine differenzierte präoperative Diagnostik notwendig wird. Hierzu verwendet man meist den Insulin-Hypoglykämie-Test, der eine Streßsituation verursacht. Man mißt dabei am Anstieg von Kortisol (ACTH) die vorhandene Adaptationsfähigkeit des Organismus; Kortisol soll auf mehr als 200 ng/ml im Plasma ansteigen; es muß jedoch die Einschränkung gemacht werden, daß im Operationsstreß bei unseren Patienten immer eine deutlich höhere Kortisolantwort gefunden wurde, und wir nicht wissen, ob ein Anstieg auf nur 150 ng/ml auch eine Substitution mit Kortisol nach sich ziehen muß. Für Patienten, bei denen keine endokrinologischen Voruntersuchungen durchgeführt werden können, haben wir die in Tabelle 3 aufgeführten, vorläufigen Regeln festgehalten.

Wie die Tabelle 2 der Kardinalsymptome zeigt, muß immer wieder darauf hingewiesen werden, daß weder prä-, intra- oder postoperativ ein klinischer oder laborchemischer Parameter zur Verfügung steht, der eine ausreichende Streßadaptationsfähigkeit beweist, d. h. die Homöostase ist gestört im Sinne eines Mangels an Kortisol für die Aufrechterhaltung der Integrität einer Zelle.

Ist eine Substitution notwendig, dann muß diese ausreichend lange durchgeführt werden, da bei größeren Operationen bis zum sechsten postoperativen Tag noch erhöhte Kortisolwerte vorhanden sind (7). Da es sich hierbei nicht um eine Pharmakotherapie handelt, wird von uns immer Kortisol (und nicht synthetische Glukokortikoide) zur Substitution verwendet. Diese auch in der Präparatewahl ausgedrückte Unterscheidung zwischen Substitutions- und Pharmakotherapie erleichtert Verständnis und Akzeptanz von Kollegen und Mitarbeitern. Die Menge an Kortisol, bei uns in der Regel in Form von Hydrokortison per infusionem, in angelsächsischen Ländern meist als Hydrocortisone hemisuccinate i.m.

Tabelle 3. (Vorläufige) Regel für den Einsatz von Kortikoiden zur Substitution der iatrogenen Nebennierenrindeninsuffizienz in Abhängigkeit von Art, Höhe und Dauer der Kortikoidpharmakotherapie. Sie gelten nur dann, wenn keine Gelegenheit mehr bestehen sollte, die aktuelle Funktion des adrenalen Regelkreises zu überprüfen

Dauer	Kortikoidtherapie Menge	Applikationsart	Absetz- manöver**	Substitutionstherapie notwendig	Dauer	danach wann***
bis 10 Tage	fast unbegrenzt	unerheblich	abrupt	∅	–	
6 Wochen	60 mg*	zirkadian	1 – 2 Wochen	+	14 Tage	Bei erheblicher Streßsituation
6 Monate	20 – 40 mg*	zirkadian	4 Wochen	+	3 Monate	
6 Monate	20 – 40 mg*	alternierend	3 Wochen	+	1 – 2 Monate	
1 Jahr	20 – 40 mg*	alternierend	1 – 2 Monate	+	3 Monate	
2 Jahre	20 – 40 mg*	alternierend	2 – 3 Monate	+	bis 2 Jahre	

* Prednisolon-Äquivalente/d
** Reduktion bis auf 15 mg/d rasch möglich, danach in kleinen Schritten à 2,5 mg. Dauer oft mehr durch Krankheit als NNR-Insuffizienz bedingt.
*** Am besten durch Insulin-Hypoglykämietest überprüfbar.

gegeben, sollte an Art, Dauer und Umfang des Eingriffs angepaßt sein (Tabelle 3):

1. Bei "kleineren Eingriffen", wie Bronchoskopie, bei denen der Patient postoperativ sofort wieder bei Bewußtsein ist, reicht oft die Gabe von 50 mg Hydrokortison i.v., als Hemisuccinat i.m. oder eventuell als Kortisoltabletten 1 h vor dem Eingriff gegeben, aus.

2. Für "mittlere Operationen" werden per infusionem (beginnend mit der Narkose) 100 (- 150) mg Kortisol am Operationstag gegeben. Am nächsten Tag etwa 75 - 100 mg (eventuell oral), dann rasch abfallend.

3. Bei "großen Operationen" (Magenoperation, Kolektomien usw.) sind etwa 150 - 200 mg Kortisol am Operationstag notwendig. Die Substitution sollte danach täglich reduziert werden (z. B. zweiter Tag 125 mg, dritter Tag 100 mg, vierter Tag 75 mg, fünfter Tag 50 mg usw.). Bei Infektionen muß Kortisol wieder deutlich erhöht werden.

Bei einer Nebennierenrindenüberfunktion (im Sinne eines Hyperkortisolismus) sind die Patienten in anderer Weise gefährdet als bei einem Defizit an Kortisol. Prophylaktische Maßnahmen, so mit der Operation nicht die Ursache des Hyperkortisolismus beseitigt werden soll, sind hier meist nicht durchführbar. Im folgenden sollen aber einige Probleme, die sich bei der Operation vom Patienten mit Cushing-Syndrom stellen können, kurz erwähnt werden:

1. Die Retention von Natrium durch Kortisol ist relativ gering, kann jedoch Ursache von Ödemen (?), Hypertonie oder Herzinsuffizienz sein. Moderne synthetische Kortikoide haben praktisch keinen salzretinierenden Effekt.

2. Obwohl nicht bewiesen, scheint das Thromboserisiko bei Patienten unter hohen Kortikoidspiegeln vermehrt; dies besonders bei Patienten mit nephrotischem Syndrom sowie Hyperlipidämie, Infektionen und Hypovolämie. Eine Thromboseprophylaxe wird deshalb bei unseren Patienten besonders sorgfältig durchgeführt.

3. Die Blutungsneigung bei Patienten mit Hyperkortisolismus ist nicht auf eine Störung der Gerinnung, sondern auf die allgemeine Kapillarfragilität zurückzuführen. Da nach Absetzen längerer exzessiver Kortikoidtherapie die Kapillarfragilität nur sehr langsam (über Monate) nachläßt, ist eine gezielte prophylaktische Maßnahme, außer besonders schonender Lagerung und Operationstechnik, nicht möglich.

4. Alle Patienten unter akutem wie chronischem Exzeß an Glukokortikoiden müssen in ihrer Kohlenhydratstoffwechsellage überwacht werden. Hochkonzentrierte Glukoselösungen werden nicht empfohlen.

5. Hohe Kortikoidspiegel erhöhen das Risiko einer Infektion durch Bakterien, Pilze, Viren, Protozoen. Die Ursache ist sehr komplex und nur durch Aufzählung multipler Vorgänge beschreibbar (4). Diese Mechanismen sind jedoch fast nur bei hohen Dosen an Glukokortikoiden nachweisbar. Bei bakteriellen Infektionen werden Entzündung und Fieber durch Glukokortikoide unterdrückt, so daß sich eine Infektion einer frühen Diagnose entziehen kann. Die prophylaktische Gabe von Antibiotika ist wenig sinnvoll, da sie die Inzidenz von Pilzinfektionen erhöhen.

6. Sämtliche Glukokortikoide (Kortisol) haben einen erheblichen Einfluß auf die Psyche, der sich oft im Sinne einer Euphorie/Manie äußert. Nach unseren Beobachtungen ist die Depression jedoch gleich häufig. Des weiteren werden Schlaflosigkeit und Ängstlichkeit beschrieben. Meist sind diese Veränderungen durch Psychopharmaka nur schwer beeinflußbar.

Soll die Ursache eines Hyperkortisolismus durch eine Operation beseitigt werden (Operation an einer Nebennierenrinde, an dem Hypophysenvorderlappen oder wegen eines Bronchialkarzinoms), muß die volle Dosis an Kortisol zur Substitution mit Operationsbeginn gegeben werden (etwa 200 mg/d). Zu beachten ist, daß eine gewisse Gewöhnung des Organismus an hohe Glukokortikoiddosen besteht, so daß postoperativ über längere Zeit eine höhere Dosis, als sonst zur Substitution notwendig ist, gegeben werden muß (6).

Literatur

1. FRASER, C. G., PREUSS, F. S., BIGFORD, W. D.: Adrenal atrophy and irreversible shock associated with cortisone therapy. J. Amer. med. Ass. 149, 1542 (1952)

2. KEHLET, H., BINDER, C.: Alterations in distribution volume and biological half-live of cortisol during major surgery. J. clin. Endocr. 36, 330 (1973)

3. KEHLET, H., BINDER, C., ENGBOEK, C.: Cortisol binding capacity in plasma during anaesthesia and surgery. Acta endocr. 75, 119 (1974)

4. KLEY, H. K.: Pharmakotherapie mit Nebennierenrindenhormonen; 1. Grundlagen der Substitutions- und Pharmakotherapie; 2. Angewandte Therapie. Mod. Ther. 1, 20, 199 (1976)

5. KLEY, H. K., BARTMANN, E., KRÜSKEMPER, H. L.: A simple and rapid method to measure non-protein-bound fractions of cortisol, testosterone and oestradiol by equilibrium dialysis: comparison with centrifugal filtration. Acta endocr. 85, 209 (1977)

6. KLEY, H. K., KRÜSKEMPER, H. L.: Cortisol-Substitution bei Nebennierenrindeninsuffizienz; individuelle Dosierung in Abhängigkeit vom Plasmaspiegel. Dtsch. med. Wschr. 103, 155 (1978)

7. KLEY, H. K., PEERENBOOM, H., STROHMEYER, G., KRÜSKEMPER, H. L.: Cortisol excretion into gastric juice: Studies in health, in digestive ulcer disease, and in surgery stress. Dig. Dis. Sci. <u>28</u>, 494 (1983)

8. MORGNER, K. D., HERRMANN, J., KRÜSKEMPER, H. L.: Klinisch-experimentelle Untersuchungen zur Stimulierbarkeit der ACTH-Sekretion unter Blockade mit Morphium. Symp. Dtsch. Ges. Endokrin. <u>16</u>, 284 (1970)

9. MORGNER, K. D., FISSAN, A., KRÜSKEMPER, H. L.: Klinisch-experimentelle Untersuchungen zur Stimulierbarkeit der ACTH-Sekretion nach Gabe von Pethidin und Chlorpromazin. Verh. Dtsch. Ges. Innere Med. <u>77</u>, 1043 (1971)

10. NEWSOME, H. K., ROSE, J. C.: The response of human adrenocorticotrophic hormone and growth hormone to surgical stress. J. clin. Endocr. <u>33</u>, 481 (1971)

11. ROBERTS, J. C.: Operative collapse after corticosteroid therapy. A survey. Surg. Clin. N. Amer. <u>50</u>, 363 (1970)

12. STOECKEL, H., OYAMA, T.: Endocrinology in anaesthesia and surgery. Anaesthesiologie und Wiederbelebung, Bd. 132, p. 39, 83, 112. Berlin, Heidelberg, New York: Springer 1980

Vorbereitung und Durchführung der Anästhesie bei Funktionsstörungen der Nebennierenrinde

Von G. Hack

Erkrankungen der Nebennierenrinde (Tabelle 1) bilden heute nur noch selten eine Kontraindikation für Narkose und operativen Eingriff, wobei die präoperative Erfassung der Funktionsstörung die wesentliche Voraussetzung zur Senkung des Operationsrisikos darstellt. Bei unzureichend vorbehandelter oder nicht diagnostizierten Erkrankungen der Nebennierenrinde können in Verbindung mit dem chirurgischen Eingriff erhebliche Imbalancen bis hin zur endokrin-metabolischen Krise auftreten, welche die perioperative Sterblichkeit zu belasten imstande sind. Insbesondere im Hinblick auf die Abklärung der Arzneimittelgewohnheiten des Patienten, eine optimale medikamentöse Einstellung sowie die Festlegung des günstigsten Operationszeitpunktes ist der Anästhesist auf eine vertrauensvolle Zusammenarbeit mit dem Hausarzt sowie dem Internisten bzw. Endokrinologen und dem Chirurgen im Krankenhaus angewiesen.

Interaktion der Nebennierenrinde mit Anästhesie und Operationstrauma

In Verbindung mit jedem größeren Eingriff erfolgt eine Umstellung des endokrinen Systems im Sinne der Aktivitätssteigerung mit dem Ziel der Aufrechterhaltung der Homöostase über nervale und humorale Regelkreise. Bei allen möglichen Nebenwirkungen dieser endokrin-metabolischen Reaktion muß die permissive Rolle zahlreicher Hormone im Streß bedacht werden, welche für eine normale Abwehrreaktion lebensnotwendig sind. So vermögen beispielsweise Kranke mit manifester Nebennierenrindeninsuffizienz erst dann auf einen Blutdruckabfall - selbst bei ausreichend endogen freigesetzten oder exogen zugeführten Katecholaminen - zu reagieren, wenn dem Mehrbedarf an Glukokortikoiden unter Streßbedingungen durch Gabe von Hydrokortison Rechnung getragen wird.

Bei Patienten mit eingeschränkter Regulationsfähigkeit der Nebennierenrinde ist nicht zuletzt auch die Frage von Bedeutung, inwieweit bestimmte Anästhetika oder Anästhesieverfahren eine durch den Operationsstreß induzierte Mehrbeanspruchung dieses Organs zu moderieren vermögen. Allgemein kann festgestellt werden, daß das Endokrinium durch die Narkose in geringerem Maße beeinflußt wird als durch den chirurgischen Eingriff selbst (1, 9, 16). Halothan und Methoxyfluran führen zu einer Aktivitätssteigerung des Hypophysenvorderlappen-Nebennierenrinden-Systems mit erhöhter Freisetzung von ACTH und den ACTH-getriggerten Rindenhormonen (1), während Enfluran das bisher einzige volatile Anästhetikum zu sein scheint, für das sich unter Narkosebedingungen ohne zusätzliches Operationstrauma keine erhöhten ACTH- oder Kortisolspiegel haben nachweisen lassen (6, 12, 15).

Tabelle 1. Erkrankungen und Syndrome der Nebennierenrinde

1. Mit endokriner Funktionsstörung

Sekretionsrate gesteigert:
Hyperplasie
Adenom
Karzinom

Sekretionsrate vermindert:
Hypoplasie
Atrophie
Destruktion (Blutung, Infarkt, Infektion, Infiltration)
Adrenalektomie, Hypophysektomie

Syndrome:
Glukokortikoidsekretion gesteigert: Cushing
Mineralokortikoidsekretion gesteigert:
Aldosteronismus (CONN)
Androgensekretion gesteigert: Virilisation
Östrogensekretion gesteigert: Feminisierung
Gemischte Formen

Chronische Insuffizienz:
Addison-Krankheit
Akute Insuffizienz: Addison-Krise

2. Ohne endokrine Funktionsstörung

Adenom
Karzinom, andere Tumoren
Zyste

Unter Anästhesietechniken, bei denen Opiate ausschließlich oder
in Kombination mit anderen Substanzen wie Dehydrobenzperidol
zur Anwendung kommen, wird die Aktivität der Nebennierenrinde
unterschiedlich beurteilt. Während HALL (8) sowie SEBEL und Mitarbeiter (18) unter hohen Fentanyldosen von 50 mcg/kg Körpergewicht und mehr keine Zunahmen der Plasmakortisolspiegel nachzuweisen vermochten, lassen Untersuchungen von SCHÜTTLER und Mitarbeitern (17) an einen substanzspezifischen Effekt von Fentanyl
auf die Freisetzung von hGH und ACTH, dem hypophysären Triggerhormon für Kortisol und Aldosteron, denken. Letztere Annahme
wird unterstützt durch Befunde, welche einen direkten Zusammenhang zwischen endogenen Opioiden und synthetischen Opiaten mit
dem Sekretionsverhalten der Hypophyse aufzeigen (2).

Rückenmarksnahe Regionalanästhesietechniken, wie die Spinalund Periduralanästhesie, verhindern bei entsprechender Ausdehnung der neurogenen Blockade eine streßbedingte Zunahme der Nebennierenrindenaktivität, da das Hypophysenvorderlappen-Nebennierenrinden-System in seiner endokrinen Reaktion weitgehend
von einer intakten Nervenversorgung des Operationsgebiets abhängt (9). Eine Unterbrechung der nervalen Rückkopplung mittels
Periduralanästhesie reduziert somit die endokrin-metabolische
Antwort auf den chirurgischen Eingriff (3, 11). Für das Renin-Angiotensin-Aldosteron-System gilt dies allerdings nur unter
der Voraussetzung, daß eine längere Hypotension vermieden wird
(4, 5), da Änderungen der Nierenhämodynamik den stärksten Stimulus für die Reninfreisetzung darstellen. Im Hinblick auf die
beschriebene Interaktion zwischen rückenmarksnahen Verfahren
- insbesondere der Katheterperiduralanästhesie - und dem Hypophysenvorderlappen-Nebennierenrinden-System kommt diesen Regionalanästhesietechniken bei Patienten mit latenter Nebennierenrindeninsuffizienz Bedeutung zu, wo immer sie aufgrund der Lokalisation des operativen Eingriffs durchführbar sind. Darüber
hinaus leistet die postoperativ weitergeführte Katheterperiduralanästhesie, insbesondere nach Adrenalektomie bei primärem
Hyperaldosteronismus, neben oralen Kaliumgaben einen relevanten Beitrag zur Ileusprophylaxe.

Präoperative Maßnahmen bei Adrenalektomie

Absolute Priorität vor der Wahl des Narkoseverfahrens hat eine
optimale, den besonderen Erfordernissen der endokrinen Funktionsstörung Rechnung tragende Durchführung der Anästhesie einschließlich adäquater Vorbereitung und Überwachungsmaßnahmen.

So sollte bei einer geplanten Adrenalektomie (Tabelle 2) in Abhängigkeit von der Lokalisation, Größe und Vaskularisation des
Nebennierenrindenadenoms oder -karzinoms neben der Bereitstellung einer ausreichenden Zahl von Blutkonserven das chirurgische Vorgehen des Operateurs bekannt sein und dementsprechend
die Lagerung des Patienten vorbereitet werden. Bei einem extrem
großen Nebennierenrindentumor kann beispielsweise anstelle des
retroperitonealen Zugangs durchaus ein thorakoabdominales Vorgehen in Frage kommen (14). Die Berücksichtigung einer präoperativ eingeleiteten antihypertensiven Therapie für die Wahl und

Tabelle 2. Adrenalektomie – spezielle präoperative Maßnahmen

Befunde	Konsequenzen
Tumorlokalisation, -größe und -vaskularisation	Absprache bezüglich Lagerung des Patienten; Bereitstellung von Blutkonserven in ausreichender Zahl
Hypertonie – antihypertensive Therapie	Berücksichtigung der Wechselwirkung mit Anästhetika und Anästhesieadjuvanzien
Diabetes mellitus	Kontrolle der Diabeteseinstellung
Störungen des Elektrolyt- und Wasserhaushaltes	Ausgleich einer eventuell noch bestehenden Hypokaliämie, Hypernatriämie und metabolischen Alkalose. Vermeidung einer Volumenüberladung
Hypoproteinämie (Antianabolie)	Berücksichtigung der reduzierten Eiweißbindung von Anästhetika, Muskelrelaxanzien etc.
Osteoporose	Objektivierung des Ausmaßes; Ausschluß pathologischer Frakturen; besondere Vorsicht bei der Lagerung; Gabe einer lissiven Dosis eines nichtdepolarisierenden Muskelrelaxans vor Succinylcholin
Bei palliativer Adrenalektomie (ektopischer ACTH-sezernierender Tumor)	Ausschluß endokriner Begleitstörungen (Hyperserotoninismus, Karzinoidsyndrom)

Dosierung der Anästhetika und Anästhesieadjuvanzien ist ebenso wichtig wie die Kontrolle der Blutzuckerwerte und der Ausgleich einer eventuell noch bestehenden Hypokaliämie, Hypernatriämie oder metabolischen Alkalose. Zur präoperativen Korrektur der Serumkaliumwerte kommt neben der Elektrolytsubstitution Spironolacton (300 - 400 mg täglich über zwei Wochen) besondere Bedeutung zu (20), wobei diese Substanz gleichzeitig einen positiven Beitrag zur Blutdrucknormalisierung leistet. Eine im Rahmen der perioperativen Infusionstherapie mögliche Volumenüberladung sollte unbedingt vermieden werden (10).

Aufgrund der häufig nachweisbaren Hypoproteinämie ist mit einer reduzierten Eiweißbindung von Anästhetika und Muskelrelaxanzien und entsprechend veränderter Pharmakodynamik dieser Substanzen zu rechnen (Tabelle 2). Das Osteoporoseausmaß des Cushing-Patienten sollte präoperativ objektiviert sein und zu besonderer Vorsicht bei der Lagerung des Patienten sowie der Gabe einer lissiven Dosis eines nichtdepolarisierenden Muskelrelaxans vor Succinylcholin veranlassen, um Spontanfrakturen, welche durch die succinylbedingten Muskelfaszikulationen ausgelöst werden können, zu vermeiden. Darüber hinaus müssen bei palliativer Adrenalektomie wegen ektopischer, ACTH-produzierender Tumoren endokrine Begleitstörungen wie der Hyperserotoninismus ausgeschlossen werden, um vor unliebsamen Überraschungen bei der Narkoseeinleitung oder -aufrechterhaltung gewappnet zu sein (14).

Spezielle perioperative Maßnahmen bei Adrenalektomie

Neben Spontanfrakturen der Rippen müssen bei der Seitenlagerung insbesondere mechanische Armnervenschäden und ein Austrocknen der Augen vermieden werden (Tabelle 3). Bei der Einleitung und Aufrechterhaltung der Anästhesie sollte man Substanzen mit möglichst geringem Einfluß auf Myokardfunktion und Nachlast bevorzugen. Wir verfügen über gute Erfahrungen mit einer Etomidat-Fentanyl-Kombination und niedrigen Enflurankonzentrationen bei einem Stickoxydulanteil von höchstens 50 % im Inspirationsgemisch. Unter Umständen sollte in Abhängigkeit von der Blutdrucklabilität auf Stickoxydul ganz verzichtet werden und mit einem Luft-Sauerstoff-Gemisch beatmet werden. Da sowohl eine Alkalose als auch die chronische und akute Hypokaliämie den Bedarf an - insbesondere nichtdepolarisierenden - Muskelrelaxanzien durch Steigerung der neuromuskulären Empfindlichkeit zu reduzieren vermögen (10, 13), sollte die neuromuskuläre Übertragung mittels eines Nervstimulators überwacht werden (14). Für die Adrenalektomie gelten darüber hinaus die gleichen Vorsichtsmaßnahmen, wie sie bei Eingriffen in Seitenlagerung und in Pleuranähe gefordert werden: Kontrollierte Normoventilation mit PEEP-Anwendung und engmaschige Kontrollen des Beatmungsdrucks und des Auskultationsbefundes, um die Ausbildung von Mikroatelektasen im Bereich der abhängenden Lunge vermeiden und einen Pneumothorax frühzeitig nachweisen zu können. Es wurde bereits erwähnt, daß die perioperative Infusionstherapie sich sowohl hinsichtlich der Elektrolyt- als auch der Flüssigkeitszufuhr am aktuellen, engmaschig zu kontrollierenden Bedarf orientieren muß.

Tabelle 3. Adrenalektomie - spezielle perioperative Maßnahmen

1. Vorsichtige Lagerung (Osteoporose), Schutz der Augen vor Austrocknung, Vermeidung mechanischer Armnervenschäden (Druck, Überdehnung)

2. Vermeidung einer relevanten negativen Inotropie und Nachlastsenkung bei Einleitung und Aufrechterhaltung der Anästhesie

3. Kontrollierte Anwendung nichtdepolarisierender Muskelrelaxanzien

4. Kontrollierte Normoventilation (PEEP) mit Überwachung des Beatmungsdrucks und intermittierender Auskultation der Lungen (Pneumothoraxrisiko)

5. Vermeidung einer Kreislaufüberladung mit Flüssigkeit und Elektrolyten

6. Substitution mit Kortikosteroiden in Abhängigkeit vom morphologischen Befund, Funktionszustand der kontralateralen Nebenniere und Ausmaß des verbleibenden, funktionstüchtigen Nebennierengewebes

7. Ausreichend lange postoperative Verweildauer im Aufwachraum (Thorax-Röntgen, Ausschluß von Frakturen, Objektivierung der neuromuskulären Funktion, Kreislaufüberwachung, Kontrollen von Blutgasen, Säuren-Basen-Haushalt, Serumelektrolyten, Blutzucker, rotem Blutbild, Gesamteiweiß)

8. Nach Entfernung eines großen Tumors, beidseitiger Adrenalektomie und bei erhöhtem biologischem Risiko Verlegung zur Intensivstation

Die perioperative Substitution mit Kortikosteroiden (Tabelle 3) sollte in Abhängigkeit vom morphologischen Befund, dem Funktionszustand der kontralateralen Nebenniere und dem Ausmaß des verbleibenden, funktionstüchtigen Nebennierengewebes erfolgen. Insbesondere in dieser Frage sind die Kommunikation und Kooperation mit dem Chirurgen und Endokrinologen unerläßlich. Postoperativ ist nach Adrenalektomie eine ausreichend lange Betreuung des Patienten im Aufwachraum zu fordern, während der unter anderem Röntgenuntersuchungen des Thorax, wiederholte Kontrollen der neuromuskulären Funktion und die in Tabelle 5 erwähnten Laboruntersuchungen durchgeführt werden müssen. Nach Entfernung eines großen Tumors, beiderseitiger Adrenalektomie oder bei erhöhtem biologischem Gesamtrisiko ist die Verlegung des Patienten auf eine Intensivstation dringend anzuraten.

Der Umfang der perioperativen Überwachung (Tabelle 4) muß sich am pathologisch-anatomischen Befund orientieren: Bei einem großen, invasiv wachsenden Nebennierenrindentumor und erhöhtem biologischem Gesamtrisiko sollte neben der fortlaufenden

Tabelle 4. Adrenalektomie - perioperative Überwachung

---

1. Großer, invasiv wachsender Tumor, erhöhtes biologisches Gesamtrisiko

EKG und Pulsfrequenz

Temperatur (ösophageal oder rektal)

Arterielle Druckmessung (A. radialis)

Pulmonalis-Einschwemmkatheter, zumindest ein zentralvenöser Katheter (ZVD)

Urinausscheidung

Intermittierend Blutgase, Säuren-Basen-Haushalt, Serum-Na^+, Serum-K^+, Hb, Hk

Blutzucker

Monitoring der neuromuskulären Blockade

2. Kleiner Tumor, kein erhöhtes biologisches Gesamtrisiko

EKG und Pulsfrequenz

Temperatur (ösophageal oder rektal)

Nichtinvasive Überwachung des Blutdrucks

Urinausscheidung

Intermittierend: Serum-Na^+, Serum-K^+, Hb, Hk, Blutzucker

Wenn möglich Monitoring der neuromuskulären Blockade

Registrierung von EKG, Pulsfrequenz, Körperkerntemperatur, Urinausscheidung und neuromuskulärer Übertragung die invasive Messung des arteriellen und pulmonalarteriellen, statt letzterem zumindest des zentralvenösen Drucks erfolgen. Intermittierende Kontrollen der Blutgase, des Säuren-Basen-Haushalts, der Serumnatrium- und -kaliumwerte sowie Hämoglobin-, Hämatokrit- und Blutzuckerbestimmungen sind unerläßlich.

Bei kleinen Tumoren sowie nicht erhöhtem Gesamtrisiko kann dagegen auf eine invasive Überwachung der Drucke im großen und kleinen Kreislauf verzichtet werden (Tabelle 4).

Neben chirurgischen Interventionen an der Nebennierenrinde selbst wegen hyperplasie- oder tumorbedingter Überfunktion wird der Anästhesist mit Patienten konfrontiert, welche sich bei gleichzeitig bestehender Über- oder insbesondere auch Unterfunktion der Nebennierenrinde einem elektiven oder dringlichen operativen Eingriff unterziehen müssen. Die endokrine Funktionsstörung stellt hier lediglich eine Begleiterkrankung und nicht die Indikation zur chirurgischen Intervention dar. Auch in dieser Situation ist der Anästhesist im Hinblick auf die Abklärung der Anamnese, einer früheren Dauermedikation mit Hormonen oder Hormonantagonisten sowie die perioperative spezifische Therapie auf die Zusammenarbeit mit dem Endokrinologen angewiesen.

Tabelle 5. Indikationen für die perioperative Therapie mit Kortikosteroiden

1. Steroidtherapie über mehr als zwei Wochen zum Zeitpunkt des geplanten Eingriffs
2. Eingeschränkte Reaktion auf den ACTH-Test (Basisplasmakortisolspiegel < 12 mcg/100 ml, Anstieg nach ACTH-Applikation < 5 mcg/100 ml)
3. Steroidtherapie über mehr als einen Monat während der letzten 12 Monate vor dem Eingriff
4. Zustand nach - oder bei geplanter - Adrenalektomie/Hypophysektomie
5. Patienten mit manifester NNR-Insuffizienz

Im allgemeinen kann davon ausgegangen werden, daß das Vorliegen einer klinisch relevanten Funktionsstörung endokriner Organe und insbesondere der Nebennierenrinde unwahrscheinlich ist, wenn sich aus der Anamnese keine Hinweise für Änderungen des Körpergewichts, der Pulsfrequenz und des Blutdrucks finden, wenn Glykosurie, Polydipsie, Polyurie, Erbrechen, Hautpigmentationen, Menstruationsstörungen bei der Frau oder Veränderungen der äußeren Genitalien beim Mann fehlen und wenn keine Dauermedikation mit Hormonen oder Hormonantagonisten durchgeführt wurde (21). Insbesondere bei Erkrankungen des rheumatischen Formenkreises, Asthma bronchiale, Lupus erythematodes, Colitis ulcerosa, Leukämie oder bestimmten Hautleiden in der Anamnese muß eine Kortisonlangzeittherapie mit der Möglichkeit einer sekundären - primär latenten - Nebennierenrindeninsuffizienz vermutet werden (10).

Eine perioperative Glukokortikoidabschirmung ist indiziert (Tabelle 5), wenn eine Steroidtherapie über mehr als zwei Wochen zum Zeitpunkt des geplanten Eingriffs oder mehr als einen Monat während der letzten 12 Monate vor dem Eingriff durchgeführt wurde, weiter bei eingeschränkter Reaktion auf den ACTH-Test, nach Adrenalektomie oder Hypophysektomie und grundsätzlich bei Patienten mit den Zeichen der manifesten Nebennierenrindeninsuffizienz (1).

Zur perioperativen Therapie bei Adrenalektomie empfehlen BLACK und MONTGOMERY (1) (Tabelle 6) am präoperativen Tag 200 mg Kortisonazetat sowie am Operationstag und in der postoperativen Phase Hydrokortison in der in Tabelle 6 wiedergegebenen Dosierung, wobei vom dritten postoperativen Tag an täglich 0,1 mg Fludrokortison zusätzlich verabreicht werden sollten. Letztere Substanz ist insbesondere im Hinblick auf die Tatsache indiziert, daß Hydrokortison und Kortisonazetat nur minimale mineralokortikoide Wirkungsqualitäten aufweisen. Zur Vermeidung von Streßblutungen und im Interesse einer ungestörten Wundheilung sollte im weiteren Verlauf die kleinstmögliche orale Steroiderhaltungsdosis angestrebt werden.

Tabelle 6. Therapie mit Kortikosteroiden zur Adrenalektomie (Cushing-Syndrom) (BLACK und MONT-GOMERY, 1982)

Tag	Steroiddosis	Applikationsform	Tagesdosis
Präoperativer Tag	Kortisonazetat 2 x 100 mg	i.m.	200 mg
OP-Tag	Hydrokortison-Natrium-Succinat 25 mg/h über 4 h während und nach dem Eingriff. Anschließend 10 mg/h über 20 h	i.v.	300 mg
1. postoperativer Tag	Hydrokortison 50 mg/6 h	i.v.	200 mg
2. postoperativer Tag	Hydrokortison 25 mg/6 h und Hydrokortison 20 mg/12 h	i.v.	140 mg
3. postoperativer Tag	Hydrokortison 25 mg/6 h	oral	100 mg
4. - 7. postoperativer Tag	Hydrokortison 20 mg/6 h	oral	80 mg
8. - 10. postoperativer Tag	Hydrokortison 20 mg/8 h	oral	60 mg
11. - 14. postoperativer Tag	Hydrokortison 10 mg/6 h	oral	40 mg
ab 15. postoperativem Tag	Hydrokortison 10 mg/8 h	oral	30 mg
zusätzlich ab 3. postoperativem Tag:	0,1 mg Fludrokortison täglich	oral	0,1 mg

Tabelle 7. Perioperative Abschirmung mit Kortikosteroiden bei NNR-Insuffizienz

Tag	Steroiddosis	Applikations-form	Tages-dosis
Präoperativ	Hydrokortison 50 mg/8 h	i.m.	150 mg
OP-Tag	Hydrokortison-Natrium-Succinat 100 mg intraoperativ, unmittelbar postoperativ 25 mg/6 h (bei unerklärlichem Blutdruckabfall Dosiserhöhung)	i.v. (Infusion) i.v.	175 mg
1. postoperativer Tag	Hydrokortison-Natrium-Succinat 25 mg/6 h	i.v.	100 mg
2. - 4. postoperativer Tag	Hydrokortison 20 mg/6 h	oral	80 mg

Tabelle 8. Ursachen und Therapie der akuten NNR-Insuffizienz (Addison-Krise)

Ursachen

1. Adrenalektomie
2. Akuter Funktionsverlust (Trauma, Blutung, Infarkt, Sepsis)
3. Inadäquate NNR-Reserve bei Belastung (Streß)

Therapie

1. NNR-Hormone: 100 mg Hydrokortison oder 20 mg Prednison i.v.
100 mg Hydrokortison i.m., später 50 mg Hydrokortison 6stündlich i.m.
500 ml Glukose 5 % + 100 mg Hydrokortison per infusionem/4 h
eventuell mit Zusatz von Aldosteron 0,5 mg und Angiotensin-Amid 0,5 mg

2. Volumenersatz: Physiologische NaCl-Lösung bis 3,5 l während der ersten 6 h

3. Hypoglykämiekorrektur: 50 - 100 ml Glukose 50 % i.v., Blutzuckerkontrollen

4. Weitere Maßnahmen: Schockbekämpfung (Humanalbumin, Katecholamine), Korrektur von Elektrolytstörungen, Antibiotikatherapie

Zur perioperativen Abschirmung bei sekundärer Nebennierenrindeninsuffizienz (Tabelle 7) sind dagegen in der Regel derart hohe Steroiddosen nicht erforderlich, wobei allerdings bei unerklärlichen Blutdruckabfällen immer an eine inadäquate Substitution gedacht und die Hydrokortisondosis um 100 - 200 mg angehoben werden muß.

Für die Therapie der Addison-Krise, welche Folge eines akut einsetzenden Funktionsverlustes der Nebennierenrinde und des damit verbundenen Kortisonmangels ist, stehen neben dem sofort durchzuführenden Ausgleich des Hormondefizits die Korrektur der Hypovolämie, Hypoglykämie und Elektrolytstörung im Vordergrund (1) (Tabelle 8). In der Regel darf das Ergebnis der endokrinologischen Analytik aufgrund der lebensbedrohlichen Situation nicht abgewartet werden. Mit der Hormonsubstitution muß unmittelbar nach Entnahme der Blutproben begonnen werden. Zur Kreislaufstabilisierung können zusätzlich alphaadrenerge Substanzen wie Arterenol oder Metaraminol erforderlich werden (19).

Zusammenfassung

Zusammenfassend lassen sich die anästhesiologischen Probleme bei Funktionsstörungen der Nebennierenrinde wie folgt beurteilen:

1. Die präoperative Erfassung der endokrinen Dysfunktion stellt gemeinsam mit der perioperativen spezifischen Hormontherapie eine der wesentlichen Voraussetzungen zur Minimierung des Operationsrisikos dar.

2. Die Wahl der in Frage kommenden Anästhetika und Anästhesieadjuvanzien ist gegenüber einer umsichtigen, den besonderen Erfordernissen der endokrinen Funktionsstörung Rechnung tragenden Durchführung der Narkose von zweitrangiger Bedeutung.

3. Bei Adrenalektomien sollte in Abhängigkeit vom pathologisch-anatomischen Befund besonderes Augenmerk auf die erwähnten Vorbereitungs- und Überwachungsmaßnahmen gelegt werden.

4. Ein besonderes Gefahrenmoment stellt nach wie vor der dringliche Eingriff bei nicht bekannter oder inadäquat vorbehandelter Funktionsstörung der Nebennierenrinde dar.

Literatur

1. BLACK, G. W., MONTGOMERY, D. A. D.: Adrenal disease. In: Medicine for anaesthetists (ed. M. D. VICKERS), p. 451. London, Edinburgh: Blackwell 1982

2. BUCKINGHAM, J. C.: Corticotropin releasing factor. Pharmacol. Rev. 31, 253 (1980)

3. ELLIS, F. R., HUMPHREY, D. E.: Clinical aspects of endocrine and metabolic changes relating to anaesthesia and surgery. In: Trauma, stress and immunity in anaesthesia and surgery (eds. J. WATKINS, M. SALO), p. 189. London: Butterworths 1982

4. HACK, G.: Effects of anaesthesia and surgery on renin-angiotensin. In: Actualités endocriniennes en anaesthésie-réanimation (eds. C. CONSEILLER, M. T. COUSIN et al.), p. 127. Paris: Libraire Arnette 1983

5. HACK, G., MARX, M., WITASSEK, F., VETTER, H.: Zum Einfluß von Periduralanaesthesie und Operation auf das Renin-Angiotensin-Aldosteron-System. In: Neue Aspekte in der Regionalanaesthesie (eds. H. J. WÜST, M. ZINDLER). Anaesthesiologie und Intensivmedizin, Bd. 124, p. 119. Berlin, Heidelberg, New York: Springer 1980

6. HACK, G., PLESS, V., VETTER, H.: Verhalten des Renin-Angiotensin-Aldosteron-Systems und der Cortisolsekretion vor, während und nach Enflurananästhesie bei orthopädischen Eingriffen. Anästh. Intensivther. Notfallmed. $\underline{15}$, 453 (1980)

6. HACK, G., STOECKEL, H.: Endokrine Erkrankungen: Anaesthesie und Dauermedikation. Diagnostik u. Intensivmedizin $\underline{8}$, 1 (1980)

8. HALL, G. M.: Analgesia and the metabolic response to surgery. In: Stress free anaesthesia: Royal Society of Medicine International Congress and Symposium Series No. 3, p. 19. London: Academic Press Inc. and the Royal Society of Medicine 1978

9. KAUFMANN, L.: Anaesthesia and the endocrine response. In: Anaesthesia review 1, p. 34. London: Churchill Livingstone 1982

10. KAUFMANN, L., SUMMER, E.: Medical problems and the anaesthetist. In: Current topics in anaesthesia series, p. 61. London: Arnold 1979

11. KEHLET, H., BRANDT, M. R.: Influence of neurogenic blockade on the endocrine metabolic response to surgery. In: Endocrinology in anaesthesia and surgery (eds. H. STOECKEL, T. OYAMA). Anaesthesiologie und Intensivmedizin, Bd. 132, p. 112. Berlin, Heidelberg, New York: Springer 1980

12. LANZ, E., SINTERHAUF, K., MÜLLER, T., BREGENZER, M: Enflurane-Narkose und Plasma-Cortisol. Anaesthesist $\underline{28}$, 111 (1979)

13. LEE, C.: Interferenzen nicht anästhetisch wirkender Pharmaka mit der Wirkung von Muskelrelaxantien. In: Muskelrelaxantien, neue Konzepte ihrer Pharmakologie und klinischen Anwendung (ed. W. BUZELLO). INA, Bd. 30. Stuttgart, New York: Thieme 1981

14. MADDI, R., GABEL, R. A.: Anesthetic considerations for adrenalectomy. In: Anesthesia and the patient with endocrine disease (ed. B. R. BROWN jr.). Philadelphia: Davis 1980

15. OYAMA, T., TANIGUCHI, K., ISHIHARA, H., MATSUKI, A., MAEDA, A., MURAKAWA, T., KUDO, T.: Effects of enflurane anaesthesia and surgery on endocrine function in man. Brit. J. Anaesth. $\underline{51}$, 141 (1979)

16. SALO, M.: Endocrine response to anaesthesia and surgery. In: Trauma, stress and immunity in anaesthesia and surgery (eds. J. WATKINS, M. SALO), p. 158. London: Butterworths 1982

17. SCHÜTTLER, J., HACK, G., LAUVEN, P. M., STOECKEL, H.: Plasma-Cortisol und hGH unter verschiedenen Fentanyl-Dosierungen. In: Anaesthesiologie und Intensivmedizin. Berlin, Heidelberg, New York, Tokyo: Springer (Im Druck)

18. SEBEL, P. S., BOVILL, J. G., SCHELLEKENS, A. P. M., HAWKER, C. D.: Hormonal responses to high-dose fentanyl anaesthesia. Brit. J. Anaesth. $\underline{53}$, 941 (1981)

19. THORNTON, J. A., LEVY, C. J.: Anaesthesia and the endocrine system. In: Techniques of anaesthesia, p. 325. London: Chapman and Hall 1981

20. TREDE, M.: Surgical treatment of endocrine disorders. In: Endocrinology in anaesthesia and surgery (eds. H. STOECKEL, T. OYAMA). Anaesthesiologie und Intensivmedizin, Bd. 132, p. 24. Berlin, Heidelberg, New York: Springer 1980

21. WOOD-SMITH, F. G., VICKERS, M. D., STEWART, H. C.: Drugs in anaesthetic practice, D. 469. London: Butterworths 1973

Auswirkungen von Störungen der Schilddrüsenfunktion auf die Homöostase, ihre Diagnose und Therapie
Von D. Reinwein

Störungen der Schilddrüsenfunktion zählen sicher zu den häufigsten Stoffwechselabweichungen überhaupt, mit denen der Anästhesist zu tun hat. Ich beschränke mich in meinem Beitrag auf das Risiko des Schilddrüsenpatienten im hyperthyreoten und hypothyreoten Zustand. Zunächst darf ich aber kurz auf die Pathophysiologie eingehen, die Störungen der Schilddrüsenfunktion definieren und die Therapie in den Grundzügen aufzeigen.

1 Pathophysiologie

Die Schilddrüse produziert täglich etwa 90 µg T_4 und 10 µg T_3, die beiden einzigen stoffwechselaktiven Schilddrüsenhormone. Die Synthese läuft über verschiedene Stufen ab, die genetisch oder medikamentös blockiert sein können (8). Zunächst wird Jodid gegenüber einem Konzentrationsgefälle akkumuliert, dann oxydiert und gleichzeitig in Tyrosin zu Monojodtyrosin bzw. Dijodtyrosin eingebaut. Beide Aminosäuren kondensieren sich dann enzymatisch zu Thyroxin (T_4) und Trijodthyronin (T_3). Diese Reaktion spielt sich im Thyreoglobulin ab, wo auch die einzelnen Hormone vor ihrer proteolytischen Freisetzung gespeichert sind. T_4 und T_3 werden im Blut von spezifischen Trägerproteinen transportiert; nur die freien Hormone entscheiden über die TSH-Regulation und die periphere Wirkung. T_4 wird größtenteils in der Leber zu T_3 und dem inaktiven Metaboliten reversed T_3 (rT_3) konvertiert. Diese periphere Konversion kann durch Mangelernährung, schwere Organerkrankungen, Streß, Fieber so gestört werden, daß der T_3-Spiegel im Blut abfällt (Niedrig-T_3-Syndrom) (6). Wahrscheinlich handelt es sich dabei um einen sinnvollen Spareffekt.

Thyreostatika greifen folgendermaßen in die Hormonsynthese ein:
a) Methimazol, Carbimazol und PTU hemmen die durch die Schilddrüsenperoxydase katalysierte Organifizierung von Jod. Ihr Effekt bei der Hyperthyreose - gemessen an der Normalisierung des Serum-T_4 und -T_3 - braucht wegen des Hormonreservoirs im Thyreoglobulin durchschnittlich 14 Tage.

b) Schneller wirkt das Jodid. Es hemmt erstens über die Jodakkumulation und die Organifizierung die Synthese und zweitens die Freisetzung von T_4 und T_3 aus dem Thyreoglobulin. Die Wirkung setzt innerhalb von 24 h ein. Sie ist aber zeitlich begrenzt durch die thyreoidale Autoregulation.

2 Definition der Schilddrüsenfunktionsstörungen

Hyperthyreose nennen wir einen Zustand mit erhöhten Schilddrüsenhormonkonzentrationen T_4 und/oder T_3 in den Körperzellen.

Der Hyperthyreose können zwei Störungen zugrunde liegen, eine immunogene, d. h. M. Basedow, oder eine nichtimmunogene, d. h. autonomes Adenom oder disseminierte Autonomie, wobei zahlreiche Areale in der Schilddrüse der hypophysären TSH-Steuerung entzogen sind. Wir sprechen von einer kompensierten im Gegensatz zur dekompensierten Hyperthyreose, wenn sich die Stoffwechsellage unter der Therapie normalisiert hat.

Als Hypothyreose bezeichnen wir eine Unterversorgung der Körperzellen mit T_4 und T_3. Kompensiert ist sie bei ausgeglichener Stoffwechsellage durch T_4-Substitution. Eine subklinische Hypothyreose äußert sich in einem erhöhten basalen und/oder TRH-stimulierten TSH bei normalem Serum-T_4 und klinischer Euthyreose. Dieser Zustand braucht keine Therapie, ebensowenig das Niedrig-T_3-Syndrom, bei dem der periphere T_4-Stoffwechsel gestört ist, wie bei vielen akuten und chronischen Erkrankungen, Operationen und Behandlungsmaßnahmen, u. a. auch nach Propranolol.

3 Therapie

Wir behandeln eine Hyperthyreose in jedem Fall zunächst mit Thyreostatika. Hiermit blockieren wir die Hormonsynthese soweit, daß sich die T_4- und T_3-Spiegel im Blut innerhalb von zwei Wochen und die klinische Symptomatik nach weiteren zwei Wochen normalisieren. Der kurative immunsuppressive Effekt beim M. Basedow macht sich wahrscheinlich nur bei der Langzeittherapie nach sechs bis 12 Monaten bemerkbar. Ob die thyreostatische Therapie als Langzeittherapie durchgeführt wird, hängt im wesentlichen von der Strumagröße, dem Alter des Patienten und gegebenenfalls von Begleitkrankheiten ab. Initial starten wir mit 30 mg Methimazol. Neuerdings wissen wir, daß Carbimazol innerhalb von Minuten im Blut zu Methimazol abgebaut wird. Die Äquivalenzdosen haben sich daher geändert: 6 - 7 mg Methimazol entsprechen 10 mg Carbimazol. Die Erhaltungsdosis liegt bei etwa 10 mg Methimazol täglich. Die Halbwertszeit bei Carbimazol beträgt 4 - 6 h und für Propycil 1 h. Die Therapie der Hypothyreose besteht in der Substitution mit Thyroxin, wobei wir heute in Akutfällen mit einer relativ hohen intravenösen Dosis von 500 μg Thyroxin beginnen und mit 100 μg oral/die fortsetzen. Die mittlere Erhaltungsdosis liegt bei 150 μg/die, eine Dosis, mit der wir auch Patienten mit blander Struma behandeln in der Absicht, den strumigenen Effekt des TSH zu supprimieren. Für die Thyroxintherapie ist wichtig, daß die Halbwertszeit des Thyroxins fünf Tage beträgt.

4 Risiko des Schilddrüsenpatienten

4.1 Im euthyreoten Zustand

Der Patient sollte vor der Operation grundsätzlich im euthyreoten Zustand sein. Dies dürfte im Falle einer Schilddrüsenoperation nach entsprechender Vorbehandlung auch immer zutreffen. Bei extrathyreoidalen Operationen wegen Traumata, Magenblutung und ähnlichem können wir jedoch nicht von der euthyreoten Stoffwechsellage ausgehen, es sei denn, eine spezielle Untersuchung hätte in der letzten Woche stattgefunden. Entscheidend für den Anästhesisten und den Konsiliarius ist eine eindeutige euthyreote Stoffwechsellage. Hierzu gehört neben der klinischen Untersuchung der Nachweis eines normalen T_4- und T_3-Spiegels im Blut. Handelt es sich danach um eine blande Struma, ein kompensiertes autonomes Adenom, eine kompensierte Hyper- oder Hypothyreose, wirken sich weder die Schilddrüsenerkrankung in ihrem jetzigen Zustand noch die von dem Patienten eingenommenen Schilddrüsenmedikamente auf die Homöostase aus.

Bei blander Struma und Patienten mit autonomem Adenom möchte ich vor den Auswirkungen jodhaltiger Kontrastmittel und Medikamente warnen, die innerhalb von Tagen oder Wochen eine Hyperthyreose induzieren können (4). Man sollte daher bei diesen Patienten besonders genau die Jodanamnese erheben und nach Medikamenten, wie Betaisodona, Amiodaron, jodhaltigen Augentropfen und Kontrastmitteln fragen und im Zweifelsfall den Stoffwechselstatus, wie eben dargelegt, aktualisieren (5). Die kompensierte Hyperthyreose unter Thyreostatika oder die kompensierte Hypothyreose sind für den Anästhesisten auch nach 24stündigem Absetzen der Schilddrüsenmedikamente während und nach der Operation unproblematisch.

4.2 Im hyperthyreoten Zustand

Das Vorgehen bei der Hyperthyreose muß sich nach der Dringlichkeit des Zustands richten. Es ist noch einmal zu betonen, daß die Stoffwechsellage grundsätzlich gesichert sein muß und daß man in jedem Fall versuchen sollte, eine euthyreote Stoffwechsellage zu erreichen. Am ungünstigsten ist es, wenn bislang nichts von einer Schilddrüsenerkrankung bekannt war und dem Anästhesisten erst bei der Intubation eine schwirrende Struma auffällt.

Lassen Sie mich zunächst die Auswirkungen der Hyperthyreose auf die Homöostase darstellen. Am meisten gefährdet ist der hyperthyreote Patient durch eine T_4-bedingte Schädigung des Herzmuskels, dies geht unter Umständen bis zur Herzinsuffizienz, zu Rhythmusstörungen und zum Lungenödem. Nicht selten, besonders bei Patienten über 50 Jahre, trifft die Hyperthyreose auf ein bereits vorgeschädigtes Herz. Wir sprechen in diesem Fall von einer Thyreokardiopathie. Das Myokard zeigt eine erhöhte Sensibilität gegenüber Katecholaminen; es droht eine absolute Arrhythmie mit Vorhof- oder sogar Kammerflimmern. Das Herzminutenvolumen ist auf das Dreifache gesteigert, die Kreatininclearance um bis zu 100 % erhöht. Dies ist für die Pharmakokinetik einzelner Medikamente, vor allem für die Digitalistherapie, wichtig: Hyperthyreosen benötigen höhere Digoxindosen als Euthyreosen für die Kontrolle des Vorhofflimmerns. Wir wissen nach Untersuchungen von SHENFIELD et al. (9), daß bei einer einmaligen Dosis von Digoxin bei Hyperthyreose niedrigere Spiegel im Plasma erzielt werden als bei Euthyreosen. Die Serumspiegel bei einer Digoxinerhaltungstherapie sind bei der Hyper-

thyreose entsprechend niedrig und bei der Hypothyreose hoch
(7). Es besteht eine signifikante Korrelation der Kreatininclearance mit der Harnausscheidung von Digoxin. Dies gilt nur
für das vorzugsweise harngängige Digoxin, nicht für Digitoxin.

Über den Arzneimittelstoffwechsel bei Hyperthyreosen ist nur
wenig bekannt (2, 3). Einige Daten sind in der Tabelle 1 aufgelistet. Thyreostatika haben eine kürzere Halbwertszeit bei
Hyperthyreosen als bei Euthyreosen, über ihre Plasmaspiegel
ist wegen der bisher unzureichenden Nachweismethoden nichts
Sicheres bekannt. Auch das Antipyrin hat bei Hyperthyreosen
eine größere Verschwinderate aus dem Plasma als bei Hypothyreosen.
Weitere Besonderheiten des Arzneimittelstoffwechsels bei Hyperthyreosen sind die verstärkte Marcumarwirkung und der infolge
verkürzter Halbwertszeit geringere Tolbutamideffekt (3).

Nach der Dringlichkeit des Zustands sollten wir drei Situationen gesondert untersuchen:
1. Akuter Notfall,
2. Notfall,
3. kein absoluter Notfall.

4.2.1 Akuter Notfall: Angenommen, es handelt sich um eine Magenblutung bei einer dekompensierten Hyperthyreose. Hier steht
außer Frage, daß die Überlebenschance des Patienten ohne Operation mit 10 % sehr viel niedriger liegt als mit Operation
bei florider Hyperthyreose, die mit 70 - 90 % anzusetzen ist.
Wir würden die Operation auch in der hyperthyreoten Phase mit
folgenden Empfehlungen vorschlagen: 1. Operativen Eingriff möglichst klein halten. 2. Wenn möglich, Intubationsnarkose vermeiden. 3. Mit der thyreostatischen Therapie bei schwerer Hyperthyreose sofort anfangen, da die Initialwirkung erst nach
Tagen einsetzt. Mein Vorschlag wäre, in dem akuten Notfall sofort 120 mg Methimazol i.v. zu injizieren, außerdem 2 h später
in Abständen von 8 h je 1 Ampulle Proloniumjodid (Endojodin)
i.v. Handelt es sich um eine leichte Form der Hyperthyreose
ohne Rhythmusstörungen und ohne Herzinsuffizienz, dürfte die
Therapie mit Betarezeptorenblockern, z. B. Propranolol, in einer Dosierung von mindestens 80 mg/die ausreichen, ein Verfahren, das sich präoperativ in manchen Zentren bewährt hat (10).
Bei Herzinsuffizienz oder absoluter Arrhythmie mit Vorhofflimmern empfehlen wir die Digitalisierung mit viermal 0,25 mg
Digitoxin, nicht mit Digoxin, und/oder gegebenenfalls Isoptin.
Dociton sollte bei Rhythmusstörungen keinesfalls intravenös,
sondern - wegen der Gefahr des Kammerflimmerns - nur per Magensonde gegeben werden. Besser ist in diesem Fall die Medikation
von Visken.

4.2.2 Notfall: Nehmen wir einen hyperthyreoten Patienten mit
einer Fraktur oder einem Bänderriß an, wobei die Operation noch
einige Tage Zeit hat. Auch hier hängt das Vorgehen vom Schweregrad der Hyperthyreose ab. Bei der leichten Form genügt die
Propranololmedikation, die schon innerhalb von 6 h wirkt. Ich
würde aber auch hier das erst später wirkende Methimazol bevorzugen und in schweren Fällen zusätzlich eine Endojodininjektion
empfehlen.

Tabelle 1. Arzneimittelpharmakokinetik bei Hyperthyreose (HT) und Hypothyreose (Hypo)

Arzneimittel	Stoffwechsellage	Plasmaspiegel	Halbwertszeit	Literatur
Digoxin	HT	↓	↓	SHENFIELD, 1977
Digoxin	Hypo	↑	↑	
Digitoxin	HT	normal	normal	JUHL-JOHNSON, 1983
Digitoxin	Hypo	normal	normal	
Propylthiouracil	HT	↓	↓	BENKER, 1982
Propylthiouracil	Hypo	↑	↑	
Methimazol	HT	?	↓	
Methimazol	Hypo	?	↑	
Antipyrin	HT	↓	↓	EICHELBAUM, 1976
Antipyrin	Hypo	↑	↑	

4.2.3 Kein absoluter Notfall: In diesem Fall handelt es sich um einen hyperthyreoten Patienten, bei dem eine seit langem geplante Operation, z. B. eine Cholezystektomie oder ein gynäkologischer Eingriff, ansteht. Hier ist die Operation grundsätzlich zu verschieben, bis der euthyreote Zustand mit Thyreostatika erreicht ist.

Nicht mehr für den Anästhesisten, aber für den Internisten gibt es noch den Sonderfall, daß die Diagnose "Hyperthyreose" erst postoperativ gestellt wird. Wir kennen solche Fälle relativ oft aus der Angiologischen Abteilung. Es sind arteriographierte, "jodverseuchte" Patienten, die wegen Durchblutungsstörungen operiert werden mußten. Ob die Gefäßstörung primär nicht schon eine Hyperthyreosekomplikation darstellte, ist eine andere Frage.

4.3 Im hypothyreoten Zustand

Ein Patient mit präoperativer Hypothyreose dürfte zehnmal seltener sein als ein Patient mit Hyperthyreose. Die Hypothyreose wirkt sich auf die Homöostase vor allem durch die verminderte Herzleistung, die verminderte Nierenclearance und Perfusionsstörungen der Lunge aus. Betroffen sind das ZNS und bei schwerer Hypothyreose die Nebennierenrinde mit konsekutiver NNR-Insuffizienz. Ist eine Digitalisierung notwendig, ist darauf zu achten, daß infolge der verminderten Kreatininclearance der Digoxinspiegel bis in den toxischen Bereich hin erhöht ist. Daher ist auch hier Digitoxin zu bevorzugen.

Unser Vorgehen bei Patienten mit Hypothyreose richtet sich ebenfalls nach der Dringlichkeit des Zustands. In jedem Fall sollte der Patient so schnell wie möglich mit der i.v. Thyroxinsubstitution euthyreot gemacht werden. Ist wegen eines akuten Notfalls die Operation trotz Hypothyreose notwendig, ist vor allem die postoperative Phase kritisch. Der Anästhesist sollte daher auf folgende Punkte besonders achten:
1. Vermeiden von Barbituraten, um die ohnehin lange Aufwachphase des Patienten nicht noch weiter zu verlängern.
2. Die Patienten sollten länger als gewöhnlich auf der Intensivabteilung wegen des Kreislaufs und der Atmung überwacht und behandelt werden. Diese Maßnahmen empfehle ich auch bei noch nicht gesicherter Hypothyreose. In jedem Fall sollte man Blut asservieren für eine T_4- und TSH-Bestimmung.

Zusammenfassend ist für das Risiko des Schilddrüsenpatienten bei extrathyreoidalen Eingriffen festzustellen:

1. Patienten mit Schilddrüsenerkrankungen im euthyreoten Zustand tragen kein schilddrüsenbedingtes Risiko.

2. Die Operation bei einer floriden Hyperthyreose sollte die Ausnahme sein. Je nach Schweregrad empfiehlt sich Propranolol oder Methimazol mit Endojodin. Eine Digitalisierung soll nur mit Digitoxin erfolgen.

3. Hypothyreote Patienten sind besonders postoperativ durch den reduzierten ZNS-Stoffwechsel und die pulmonale Insuffizienz gefährdet. Auch im Zweifelsfall sollte sofort mit der intravenösen T_4-Substitution begonnen werden.

Literatur

1. BENKER, G., REINWEIN, D.: Pharmacokinetics of antithyroid drugs. Klin. Wschr. 60, 531 (1982)

2. DENGLER, H. J.: Pharmakokinetik heute - eine Bilanz. Internist 19, 333 (1978)

3. EICHELBAUM, M.: Drug metabolism in thyroid disease. Clin. Pharmacokinet. 1, 339 (1976)

4. FRADKIN, J. E., WOLFF, J.: Iodide-induced thyrotoxicosis. Medicine 62, 1 (1983)

5. HERRMANN, J.: Jod-induzierte Hyperthyreose. Dtsch. med. Wschr. 107, 273 (1982)

6. HESCH, R.-H.: The "low T_3-syndrome". New York, Toronto, Sydney, San Francisco: Academic Press 1981

7. JUHL-JOHNSEN, Ch., KOKENGE, F., KOLENDA, K. D.: Serum-Spiegel von Digoxin und Digitoxin und glomeruläre Filtrationsrate bei Hyper- und Hypothyreose. Dtsch. med. Wschr. 108, 378 (1983)

8. REINWEIN, D.: Physiologie der Schilddrüse und ihrer Hormone. In: Die Krankheiten der Schilddrüse (eds. K. OBERDISSE, E. KLEIN, D. REINWEIN), p. 47. Stuttgart, New York: Thieme 1980

9. SHENFIELD, G. M., THOMPSON, J., HORN, D. B.: Plasma and urinary digoxin in thyroid dysfunction. Europ. J. clin. Pharmacol. 12, 437 (1977)

10. TAYLOR, S.: Preoperative treatment of hyperthyroidism. In: Fortschritte der endokrinologischen Chirurgie (eds. M. ROTHMUND, F. KÜMMERLE), p. 22. Stuttgart: Thieme 1981

Vorbereitung und Durchführung der Anästhesie bei Störungen der Schilddrüsenfunktion

Von K.-H. Altemeyer und J. E. Schmitz

A Veränderungen der Schilddrüsenhormone unter dem Einfluß von Operation und Trauma

Bevor wir auf die Problematik der Vorbereitung und Durchführung einer Anästhesie im Rahmen einer gestörten Schilddrüsenfunktion näher eingehen, möchte ich kurz auf die Veränderungen dieser Hormone zu sprechen kommen, die sich bereits im Normalfall unter dem Einfluß von Trauma oder Operation einstellen.

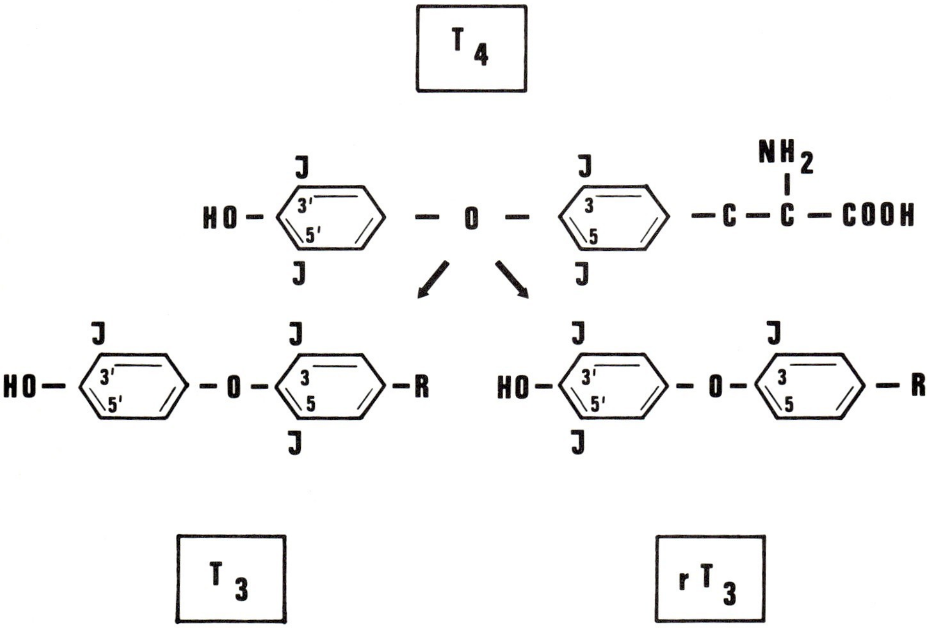

Abb. 1. Schematische Darstellung der Umwandlung von T_4 zu T_3 und rT_3

In der Schilddrüse wird überwiegend Tetrajodthyronin = Thyroxin oder auch T_4 synthetisiert, das, gebunden an sein Transporteiweiß, dem thyroxinbindenden Globulin, in die Blutbahn abgegeben wird (Abb. 1). Das biologisch etwa fünfmal stärker wirksame Trijodthyronin oder auch T_3 kommt im Normalfall nur zu einem sehr geringen Teil aus der Schilddrüse; in der Hauptsache entsteht es erst in den peripheren Organen, wie z. B. der Leber, durch Dejodierung des T_4 in der 5'-Position. Erfolgt

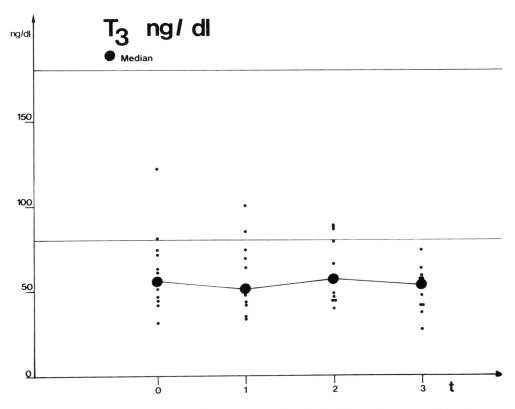

Abb. 2. Serumkonzentrationen von T_3 bei 12 polytraumatisierten Patienten. Einzelwerte und Median

die Dejodierung nicht an dieser Stelle, sondern in der 5-Position, entsteht anstelle des aktiven T_3 ein biologisch inertes Stereoisomer, das sogenannte reverse T_3 (rT_3). Die Gesamtaktivität der Schilddrüsenhormone im Organismus wird also nicht von der Schilddrüse allein in Verbindung mit den übergeordneten Zentren Hypothalamus und Hypophyse bestimmt, sondern in der Peripherie mitgesteuert durch die zwei Möglichkeiten der Dejodierung zum aktiven oder auch inaktiven T_3-Metaboliten. Anders ausgedrückt, mit der Halbwertszeit des T_4 von rund sieben Tagen wird nur die Basalaktivität der Schilddrüsenhormone festgelegt, die Akut- und Feinregulierung erfolgt im Normalfall außerhalb der Schilddrüse durch die Zielorgane selbst.

Die Normwerte für das T_3 liegen im Serum bei einer Konzentration zwischen 80 - 180 ng/100 ml und für das rT_3 zwischen 10 - 35 ng/100 ml. Die Konzentrationen beider Hormone unterscheiden sich also im Mittel um den Faktor 5. Diese Relation zwischen T_3 und rT_3 verändert sich akut unter dem Einfluß von Operation und Trauma (1, 4).

Das T_3, hier dargestellt bei 12 polytraumatisierten Patienten etwa 16 h nach dem Unfallereignis, fällt dabei akut ab (Abb. 2).

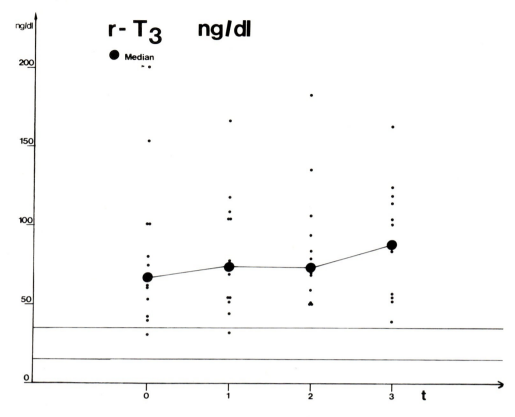

Abb. 3. Serumkonzentrationen von rT_3 bei 12 polytraumatisierten Patienten. Einzelwerte und Median

Spiegelbildlich dazu steigt bei den gleichen Patienten die Konzentration des rT_3 deutlich an (Abb. 3). Das T_4 liegt dabei im unteren Normbereich und zeigt aufgrund der langen Halbwertszeit keine auffallenden Veränderungen (Abb. 4). Die niedrigen Werte entsprechen dem Normbereich für ein Jodmangelgebiet, zu dem die Ulmer Region zählt.

Als Folge von Traumen, das gilt für polytraumatisierte Patienten wie hier dargestellt, aber auch für operierte Patienten, kommt es demnach zu einem raschen und deutlichen Abfall des aktiven Schilddrüsenhormons T_3 und zu einem spiegelbildlichen Anstieg des inaktiven reversen T_3. Gleiche Veränderungen sind für Patienten mit Sepsis (9), mit konsumierenden Erkrankungen (3) oder im Hungerstoffwechsel (2) beschrieben worden.

Wodurch diese akuten Veränderungen in der T_4-Dejodierung in Richtung des inaktiven Metaboliten ausgelöst werden, ist zur Zeit nicht eindeutig geklärt. Diskutiert wird ein erhöhter Glukokortikoidspiegel, der dafür verantwortlich sein soll, weil z. B. durch eine exogene Zufuhr von Dexamethason der

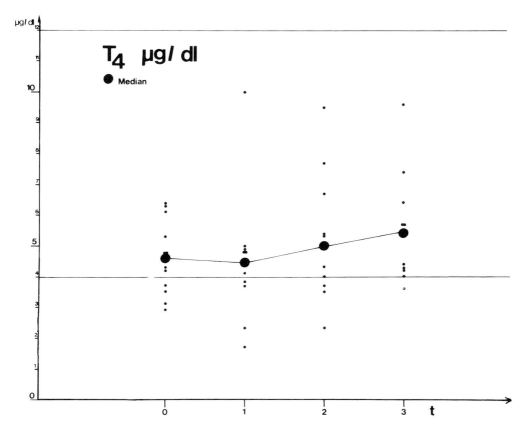

Abb. 4. Serumkonzentrationen von T_4 bei 12 polytraumatisierten Patienten. Einzelwerte und Median

gleiche Effekt erzielt werden kann (5). Da bei unseren Patienten der Kortisolspiegel jedoch im Normbereich lag, düfte diese Erklärung hier nicht zutreffen (Abb. 5).

Auch die exogene Zufuhr hoher Dosen Betamethason, die die Hälfte dieser Patienten wegen zusätzlicher schwerer Schädel-Hirn-Verletzungen erhielt, hatte keinen zusätzlichen Einfluß auf die T_3- oder rT_3-Konzentration (Abb. 6). Die Regulation war demzufolge schon maximal in Richtung rT_3 vorgebahnt. Diese Regulation zeigte dabei weder eine eindeutige Beziehung zum endogenen Kortisolspiegel noch zu der exogenen Betamethasontherapie. Ein Effekt durch ein denkbares Kalorien- oder besser Kohlenhydratdefizit, das ebenfalls als Ursache in Frage käme (8), konnte auch ausgeschlossen werden, da durch eine umsatzorientierte Kohlenhydratzufuhr keine Änderung im Verhalten dieser Hormone zu verzeichnen war.

Versucht man eine Interpretation dieser Befunde, so läßt sich folgende Schlußfolgerung ziehen: In kritischen Situationen ist

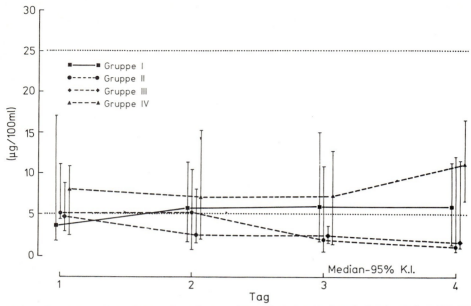

Abb. 5. Serumkonzentrationen für das Kortisol bei polytraumatisierten Patienten am ersten bis vierten Tag posttraumatisch. Median und 95-%-Bereich. (Gruppe I: ausschließlich Infusion einer kohlenhydratfreien Wasser-Elektrolyt-Lösung. Gruppe II: Kohlenhydratzufuhr entsprechend dem Energieumsatz. Gruppe III: Kohlenhydrate plus 1 g Aminosäuren/kg KG. Gruppe IV: Kohlenhydrate plus 2 g Aminosäuren/kg KG)

die bevorzugte Dejodierung des T_4 zu rT_3 ein Schutz vor einer Überflutung der Zielorgane mit dem aktiven T_3, wodurch z. B. eine unnötige Steigerung des Energieumsatzes vermieden wird.

B Praktisches Vorgehen in der perioperativen Phase bei Störungen der Schilddrüsenfunktion

Die bisher beschriebenen Veränderungen gelten für Patienten mit normaler Schilddrüsenfunktion. Sie lassen sich jedoch nicht ohne weiteres auf Patienten mit Störungen in der Hormonsynthese oder Hormonabgabe übertragen. Liegt z. B. eine T_3-Hyperthyreose im Rahmen eines autonomen Adenoms vor, spielt die Reduktion der peripheren Konversion von T_4 zu rT_3 eine untergeordnete Rolle. Ebenfalls überwiegt bei einer T_4-Hyperthyreose die gesteigerte T_4-Wirkung insgesamt so stark, daß eine Steigerung der Konversion von T_4 zum reversen T_3 von untergeordneter Bedeutung sein dürfte. Das entspricht auch der klinischen Erfahrung, weil eine hyperthyreote Stoffwechsellage unter dem Einfluß von Narkose und Operation eher zur Dekompensation als zu einer Besserung neigt.

Funktionsstörungen der Schilddrüse können sowohl eine Hypo- als auch eine Hyperthyreose beinhalten. Im Hinblick auf Pro-

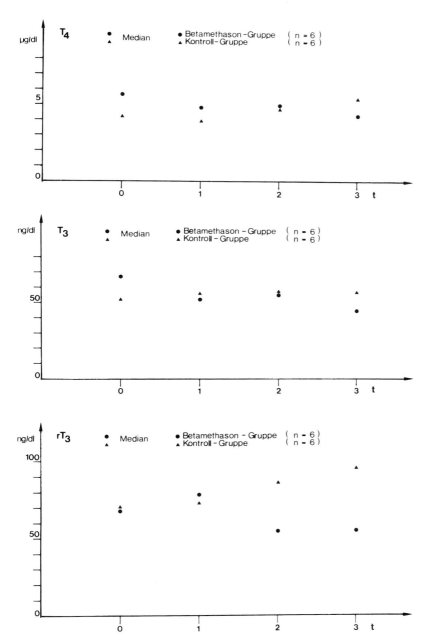

Abb. 6. T_4, T_3 und rT_3 bei polytraumatisierten Patienten mit Betamethason (10 mg/2 h) und ohne Betamethason

bleme bei der Narkosevorbereitung und Narkosedurchführung dominieren eindeutig die Fälle, die mit einer Überfunktion der Schilddrüse einhergehen. Eine hypothyreote Stoffwechsellage,

die zu echten Problemen im Rahmen einer Narkose führte, d. h.
z. B. zu Bradykardien, zu extrem verlängerter Narkotika- oder
Relaxanzienwirkung, ist uns im Rahmen unserer klinischen Tätigkeit in den letzten acht bis zehn Jahren nicht erinnerlich. Wo
eine Hypothyreose anamnestisch bekannt ist, z. B. als Folge
einer Strumaresektion oder einer Radiojodtherapie, sollte bei
Wahleingriffen vorher ausreichend mit Schilddrüsenhormonen substituiert werden (7). Bei Notfällen und entsprechender Anamnese
muß bei der Dosierung der Narkotika und Relaxanzien Zurückhaltung geübt werden, Kontrollen intraoperativ von Natrium, Kalium,
Blutzucker und der Blutgase sollten erfolgen. Aufgrund des
verlängerten Medikamentenmetabolismus muß an die Möglichkeit
einer postoperativen Nachbeatmung gedacht werden. Als Hypnotikum zur Narkoseeinleitung ist der Einsatz von Etomidat aufgrund seiner Esterstruktur sicher günstiger als die Gabe von
Barbituraten, die in der Leber metabolisiert werden müssen.
Aus den gleichen Gründen sollte, wenn möglich, einer Inhalationsanästhesie der Vorzug gegeben werden. Bei Relaxierung sind
sowohl die depolarisierenden als auch die kompetitiv hemmenden
Substanzen zurückhaltend zu dosieren. Eine Kontrolle des Relaxierungsgrades mit Hilfe von Elektrostimulationsgeräten ist in
solchen Fällen sicher sehr hilfreich. Eine unbekannte Hypothyreose würde in den meisten Fällen nur durch eine verzögerte
Aufwachphase auffallen, die dann aber sicherlich nicht auf eine Unterfunktion der Schilddrüse zurückgeführt, sondern vielmehr dem Allgemeinzustand des Patienten zugeschrieben wird.
Deshalb wird die unbekannte Hypothyreose in den meisten Fällen
auch unbekannt bleiben.

Klinisch wesentlich wichtiger sind dagegen die Hyperthyreosen.
Für die präoperative Vorbereitung und die anschließende Narkoseführung könnte man es sich aus der Sicht der Anästhesie
leicht machen und entsprechend der Empfehlung aus dem Lehrbuch
von WILLIAMS (11) sagen: "Solange der Patient nicht euthyreot
ist, erfolgt weder eine Narkose noch eine Operation."

Uns als Anästhesisten hätte dann nur noch die präoperative Vorbehandlung mit oder ohne Betablocker oder mit oder ohne Jodgabe zu interessieren.

So einfach ist es nun aber leider nicht. Denkbar sind unbekannte Hyperthyreosen, die als Notfälle aus anderen Gründen, z. B.
nach einem Unfall, operiert werden müssen. Denkbar sind ebenfalls bekannte Hyperthyreosen in der Einstellungsphase, die
im Rahmen von Notfallsituationen zur Versorgung kommen können.
Schließlich sind auch noch Situationen denkbar, bei denen trotz
aller Bemühungen eine Hyperthyreose nicht voll zur Remission
gebracht werden kann und nur noch die Reduktion des Schilddrüsengewebes im Rahmen einer Operation zum Erfolg führt.

Daß diese Möglichkeiten nicht nur graue Theorie sind, konnten
wir, passend zum Workshop-Termin, Ende März 1983 in unserer Klinik
erleben. Zur Operation wurde eine 49jährige Patientin mit folgender Anamnese angemeldet: Seit Anfang 1978 klagte die Patientin über zunehmende Nervosität und Herzschmerzen bei Belastung.
Haarausfall, Durchfall, Gewichtsabnahme und Wärmeintoleranz

ergänzten noch das klinische Bild, so daß die Diagnose keine Probleme bereitete. Es handelte sich bei ihr um eine klassische Hyperthyreose vom Typ Basedow. Es erfolgte primär eine Behandlung allein mit Thyreostatika, die auch zunächst zu einer Besserung führte. 1983 verschlechterte sich das klinische Bild stark, eine internistische Untersuchung am 1.2.1983 erbrachte folgende Ergebnisse: Klinisch bestanden trotz der Vorbehandlung weiterhin typische Hyperthyreosezeichen, im EKG zeigte sich eine Sinustachykardie mit Werten von über 110 Schlägen/min, die Echokardiographie ergab das Bild eines sogenannten "High output state". Im Röntgenbild des Thorax war das Herz allseits vergrößert, es bestanden Zeichen sowohl für eine zentrale als auch periphere Lungenstauung.

Die Therapie wurde daraufhin erweitert; es erfolgte eine Erhöhung der Thyreostatikadosierung, zum ersten Mal wurden Betablocker eingesetzt und die Patientin zusätzlich digitalisiert. Unter dieser Therapie gingen die primär deutlich erhöhten Werte für T_4 und T_3 zurück, ebenfalls besserte sich das Allgemeinbefinden. Die Kontrolle der Schilddrüsenhormone am 23.3.1983 ergab folgende Werte: T_4 nur noch minimal erhöht, T_3 noch deutlich über der oberen Normgrenze. Da aufgrund des langen Verlaufs und der bereits maximal dosierten Thyreostatikatherapie eine weitere Besserung nicht mehr zu erwarten war, wurde die Indikation zur operativen Reduktion des Schilddrüsengewebes gestellt. Wir sahen die Patientin erst einen Tag vor der geplanten Operation. Zu diesem Zeitpunkt bestanden aufgrund der klinischen Untersuchung noch deutliche Zeichen einer Schilddrüsenüberfunktion. Die medikamentöse Therapie der vorangegangenen fünf Tage bestand aus:
Lanitop 0,2 mg/die,
Beloc 200 mg/die,
Carbimazol 60 mg/die,
Endojodin viermal eine Ampulle/die.

Die Schilddrüsenwerte zeigten zu diesem Zeitpunkt einen T_4-Wert im oberen Normbereich, der T_3-Wert war noch auf das Doppelte erhöht. Der Blutdruck lag mit 160/90 mm Hg deutlich über dem Normbereich, die Pulsfrequenz war unter der Digitalisierung und der Betablockertherapie in Ruhe unter 100 Schlägen/min.

Die Prämedikation am Vorabend bestand aus der Kombination zweier Benzodiazepine, die, für die Patientin mit einem Körpergewicht von 50 kg, kräftig dosiert wurden. Am Morgen, 1 h vor OP-Beginn, erfolgte die intramuskuläre Gabe von 20 mg Diazepam in der Kombination mit Intralipid (Diazemuls). Der Blutdruck lag am nächsten Morgen vor der Narkoseeinleitung bei 130/80 mm Hg, die Pulsfrequenz betrug 106 Schläge/min. Initial wurde noch einmal Jod appliziert (fünf Ampullen Endojodin i.v.). Als Narkoseverfahren für die 50 kg schwere Patientin war eine Neuroleptanalgesie mit 10 mg DHB und 0,7 mg Fentanyl zur Einleitung geplant. Als Einschlafhypnotikum verwendeten wir Etomidat in einer Dosierung von 10 mg. Es erfolgte <u>keine</u> Atropingabe präoperativ. Nach Vorgabe von 2 mg Alloferin wurden zur Intubation 100 mg Pantolax gegeben, um danach die Relaxierung mit Alloferin fortzuführen. Unter der Narkoseeinleitung kam es zu

einem kurzzeitigen Blutdruck- und Pulsanstieg, beides war aber
spontan vor OP-Beginn rückläufig. Die rektale Temperaturmessung
zeigte vor Operationsbeginn einen Wert von 37,9 °C.

In der ersten Stunde während der Operation lagen die Blutdruck-
werte systolisch zwischen 160 und 190 mm Hg, die Pulsfrequenz
lag um 120 Schläge/min. Die Temperatur hatte steigende Tendenz,
nach 1 h war der Wert von 37,9 °C auf 38,4 °C angestiegen. Trotz
großzügiger Dosierung von Fentanyl und entsprechender Weiter-
relaxierung kam es zu Pulsanstiegen bis auf 150 Schlägen/min,
der Blutdruck lag dabei um 200 mm Hg systolisch. Deshalb wurde
zum ersten Mal jetzt ein Betablocker eingesetzt, wir applizier-
ten langsam 1 mg Dociton intravenös. Da hierdurch die Tachykardie und der Blutdruckanstieg nur kurzzeitig zu bessern waren, erfolgte 15 min später eine nochmalige Gabe von 1 mg Dociton. Die Temperatur rektal lag zu diesem Zeitpunkt bei 38,5 °C.
Eine gleichzeitig durchgeführte Kontrolle der Blutgase, des
Blutzuckers und der Serumelektrolyte ergab Normalwerte.

Trotz der für das Körpergewicht der Patientin hochdosierten
Fentanyl- und Relaxanzienmengen konnte die Frau am Ende der
Operation bei ausreichender Spontanatmung extubiert werden.
Der Puls, der Blutdruck und die Temperatur zeigten zum Schluß
eine fallende Tendenz. Im Aufwachraum, in dem die Patientin
für weitere 8 h überwacht wurde, war noch zweimal die Gabe von
Betablockern nötig, um starke Puls- und Blutdruckanstiege in
den Griff zu bekommen. Zusätzlich wurden noch 0,2 mg Digoxin
gegeben. Bei der Verlegung, 8 h nach Operationsende, lag der
Blutdruck bei 160/90 mm Hg, die Pulsfrequenz bei 112 Schlägen/
min und die Temperatur rektal bei 37,9 °C. Der weitere Verlauf
auf der Station war ohne größere Probleme, die Patientin wurde
am 12. postoperativen Tag in die ambulante Weiterbetreuung entlassen.

Bei unserer Patientin lag das typische Bild einer Hyperthyreose
vom Typ Basedow vor. Das therapeutische Vorgehen für diese Fälle möchten wir noch einmal kurz zusammengefaßt darstellen; als
Grundlage dient dabei die von KOCH und WILKER 1982 in der
Deutschen Medizinischen Wochenschrift publizierte Empfehlung
(6) (Tabelle 1).

In der ambulanten Phase kommen zwei Medikamente, nämlich die
Thyreostatika und die Betablocker, obligat zum Einsatz. Bei
Bedarf erfolgt die zusätzliche Sedierung mit Diazepam.

In der perioperativen Phase bleibt diese Therapie erhalten,
zusätzlich erfolgt vier Tage vor Operationsbeginn die zusätzliche Gabe von Jod.

In der unmittelbaren Zeit vor der Operation ist darauf zu achten, daß die Betablockertherapie noch direkt präoperativ erfolgt. Wir empfehlen zusätzlich noch die Jodgabe vor der Narkoseeinleitung.

Postoperativ entfällt sowohl für das Jod als auch für die Thyreostatika die Indikation zur Fortführung dieser Therapie. Symptome

Tabelle 1. Perioperatives Vorgehen bei der Hyperthyreose vom Typ Basedow

I.	Ambulant	
	1. Thiamazol (Favistan)	Zweimal 20 mg/d oral für mindestens 14 Tage (Gravidität: zweimal 10 mg/d oral)
	2. Propranolol (Dociton)	Dreimal 40 bis dreimal 120 mg/d oral bei Pulsfrequenz über 100/min
	3. Diazepam (Valium)	Nach Bedarf bis 20 mg/d oral
II.	Stationär	
	1. Präoperativ:	
	a) Thiamazol	Zweimal 20 mg/d oral für mindestens 14 Tage (Gravidität: zweimal 10 mg/d oral)
	b) Propranolol	Dreimal 40 bis dreimal 120 mg/d oral bei Pulsfrequenz über 100/min
	c) Diazepam	Nach Bedarf bis 20 mg/d oral
	d) Proloniumjodid (Endojodin)	708 mg Jod (drei Ampullen) pro Tag intravenös für vier Tage
	2. Operationstag: Propranolol	Letzte Dosis 2 h präoperativ oral
	3. Postoperativ: Propranolol	Dosis wie präoperativ oral oder in Abhängigkeit von Pulsfrequenz (gegebenenfalls Applikation über Magensonde)

wie Hypertonie und Tachykardie werden am besten mit Betablockern behandelt.

Bei der perioperativen Therapie autonomer Adenome oder einer diffusen Autonomie richtet sich die Therapie danach, ob Hyperthyreosezeichen bestehen oder nicht (Tabelle 2).

Ohne Hyperthyreosezeichen ist keine spezielle Therapie erforderlich. Bei erhöhter Schilddrüsenaktivität kommen, wie bei der Hyperthyreose vom Typ Basedow, Thyreostatika und Betablocker obligat zum Einsatz, fakultativ Diazepam zur Sedierung. Auf die Gabe von Endojodin wird in diesen Fällen verzichtet, da hier die Jodgabe zu einer Verschlimmerung der Hyperthyreose führen kann und der Effekt auf die Durchblutungsminderung in der Schilddrüse nicht sicher nachgewiesen ist. Nach der operativen Behandlung entfällt auch hier die Indikation zur Gabe von Thyreostatika, bei Bedarf werden nur noch Betablocker gegeben.

Tabelle 2. Perioperatives Vorgehen bei autonomen Adenomen und diffuser Autonomie

---

A Ohne Hyperthyreose
   Keine spezielle Therapie

B Mit Hyperthyreose
   1. Präoperativ:
a)	Thiamazol (Favistan)	Zweimal 20 mg/d oral für mindestens 14 Tage (Gravidität: zweimal 10 mg/d oral)
b)	Propranolol (Dociton)	120 - 360 mg/d oral
c)	Diazepam (Valium)	Nach Bedarf bis 20 mg/d oral oder intramuskulär

   2. Postoperativ:
      Propranolol — Dosis wie präoperativ oder in Abhängigkeit von Pulsfrequenz oral (gegebenenfalls Applikation über Magensonde)

Während die Probleme der Hyperthyreosen vom Typ Basedow oder auch im Rahmen von autonomen Adenomen oder einer generalisierten Autonomie durch die Vorbehandlung im Rahmen der anästhesiologischen Versorgung gegenüber früher deutlich abgenommen haben, bleibt die thyreotoxische Krise intra- oder direkt postoperativ ein Akutereignis, das meist unvorhergesehen auftritt. Diese Komplikation ist zahlenmäßig sicher sehr gering, wichtig ist jedoch, bei entsprechender Symptomatik daran zu denken, um die erforderliche Therapie rasch einleiten zu können. In Frage kommen dabei z. B. Patienten im Rahmen von Notfalloperationen, die primär hyperthyreot sind, weil sie noch nicht erkannt, in der Einstellungsphase oder schlecht eingestellt sind.

Treten intraoperativ unklare Tachykardien oder Tachyarrhythmien und unklare Temperaturanstiege auf, ist der Narkotika- und Relaxanzienbedarf hoch und ist dennoch die erforderliche Narkosetiefe schlecht einzustellen, sollte man an diese Möglichkeit denken. Die thyreotoxische Krise hat dabei teilweise ähnliche Symptome wie die maligne Hyperthermie. Wenn man an das eine denkt, sollte man die zweite Möglichkeit mit ins Auge fassen. Zur Therapie der thyreotoxischen Krise kann man spezifische und begleitende unspezifische Maßnahmen voneinander unterscheiden (10) (Tabelle 3).

Zur kausalen Therapie zählt die Gabe von Thyreostatika in hoher Dosierung. Nach den Angaben in WILLIAMS (11) soll dabei den Thiouracilpräparaten der Vorzug gegeben werden, weil durch sie nicht nur die Synthese der Schilddrüsenhormone blockiert, sondern auch die periphere Konversion von T_4 zu rT_3 forciert wird. Weiter gehört zur Soforttherapie die Gabe von Jod, um die Hormonfreisetzung aus der Schilddrüse zu bremsen.

Tabelle 3. Spezifische Therapie bei Thyreotoxikose

1. Thyreostatika:		Propylthiouracil 200 mg/4 h (Propycil, Thyreostat II) oral oder Magensonde
	oder	Thiamazol 30 - 50 mg 4stündlich i.v. (Favistan, Methimazol-Henning)
2. Jod:		Proloniumjodid drei Ampullen = 708 mg Jod i.v. initial eventuell 4stündlich wiederholen
3. Kortikoide:		Dexamethason 2 mg 4stündlich i.v. (Decadron, Fortecortin)
4. Betablocker:		Propranolol 40 - 80 mg 4stündlich oral (Dociton)
	oder	1 - 2 mg langsam i.v., eventuell nach 4 - 6 h wiederholen
5. Plasmapherese:		In schweren Fällen und Versagen der oben aufgeführten Therapiemaßnahmen

Kortikoide in hoher Dosierung sollen einmal ein Nebennierenrindenversagen verhindern, vor allen Dingen jedoch die Freisetzung der Hormone aus der Schilddrüse hemmen und die periphere Konversion von T_4 zu rT_3 beschleunigen.

Betablocker sind unabdingbar, um die Tachykardie und die Hypertonie in den Griff zu bekommen. Die Beschleunigung der peripheren Konversion von T_4 zu rT_3 durch die Betablocker ist dabei fraglich. Führen diese Maßnahmen nicht zu einer raschen Besserung, muß eventuell eine Plasmapherese in Betracht gezogen werden.

Zu den intensivmedizinischen Begleitmaßnahmen zählen natürlich eine adäquate Überwachung von Herz und Kreislauf und eine kontinuierliche Temperaturkontrolle. Bei Temperaturen über 39 °C sollte eine physikalische Kühlung mit Eiskies, kalten Infusionen oder ähnlichem erfolgen, bei Erreichen von 38 °C sollten diese Maßnahmen jedoch abgebrochen werden (Tabelle 4).

Die Kontrolle des Wasser- und Elektrolythaushalts gehört ebenso dazu wie die Kontrolle der Ventilation. Für die Narkose gilt selbstverständlich, daß die Beatmung auch postoperativ solange weitergeführt wird, bis sich die Situation stabilisiert hat. Eine adäquate Sedierung wie auch Schmerzbehandlung sind ebenfalls obligat. Bestehen Zeichen der Herzdekompensation, sollte eine Digitalisierung vorzugsweise mit Digitoxin begonnen werden.

Ob zur Thromboembolieprophylaxe im Rahmen der Thyreotoxikose eine Vollheparinisierung oder eine "Low-dose"-Heparinisierung ausreicht, kann man sicher diskutieren.

Tabelle 4. Unspezifische Begleitmaßnahmen für die Behandlung einer thyreotoxischen Krise

1. Herz-Kreislauf-Überwachung:	Kontinuierlich EKG ZVD 1stündlich RR 1/4stündlich
2. Temperaturüberwachung:	Bei Temperatur > 39 °C physikalische Kühlung
3. Kontrolle des Wasser- und Elektrolythaushalts:	Serumelektrolyte, Urinausscheidung stündlich
4. Kontrolle der Ventilation und des Säuren-Basen-Haushalts	Blutgasanalysen, eventuell Korrektur einer metabolischen Azidose, eventuell Beatmung
5. Sedierung:	Diazepam (Valium) nach Bedarf und Wirkung
6. Eventuell Digitalisierung	Vorzugsweise Digitoxin
7. Thromboembolieprophylaxe:	"Low-dose"-Heparinisierung

Betrachtet man abschließend die Problematik der Hyperthyreose im Rahmen der anästhesiologischen Versorgung, so wie sie sich heutzutage darstellt, so läßt sich zusammenfassend sagen, daß aufgrund der allgemein akzeptierten gründlichen Vorbehandlung dieser Patienten schwerwiegende Probleme während der Narkose selten geworden sind. Auf dem Boden dieser günstigen Erfahrungen wurde deshalb auch schon die Möglichkeit diskutiert, ob nicht eine Betablockertherapie allein im Falle von Komplikationen voll ausreichend sei und auf die relativ aufwendige Vorbehandlung mit Thyreostatika und Jod verzichtet werden könnte. Von der Mehrzahl der Fachleute wird jedoch eine Betablockertherapie allein sehr skeptisch beurteilt (11), so daß heute nach wie vor die relativ aufwendige, aber auch sichere Vorbereitung von Patienten mit einer Schilddrüsenüberfunktion ihre Gültigkeit hat.

Literatur

1. ALTEMEYER, K.-H., SCHMITZ, J.-E., SEELING, W., LOOS, U., AHNEFELD, F. W.: Energy expenditure and thyroid hormones in polytraumatized patients. Vortrag 4th Congress of the European Society of Parenteral and Enteral Nutrition. Wien, 26. - 29.9.1982

2. BERMUDEZ, F., SURKS, M. I., OPPENHEIMER, J. H.: High incidence of decreased serum trijodothyronine concentrations in patients with nonthyroidal disease. J. clin. Endocr. 41, 27 (1975)

3. BURGER, A., SUTER, P., NICOD, P., VALLOTTON, M. B., VAGENAKIS, A., BRAVERMAN, L.: Reduced active thyroid hormone levels in acute illness. Lancet 1976 I, 653

4. BURR, W. A., BLACK, E. G., GRIFFITH, R. S., HOFFENBERG, R., MEINHOLD, H., WENZEL, K. W.: Serum trijodothyronine and reverse trijodothyronine concentrations after surgical operations. Lancet 1975 II, 1277

5. CHOPRA, I. J., WILLIAMS, D. E., ORGIAZZI, J., SOLOMON, D. H.: Opposite effects of dexamethasone of serum concentrations of 3,3', 5'-Trijodothyronine (reverse-T_3) and 3,3', 5-Trijodothyronine (T_3). J. clin. Endocr. $\underline{41}$, 911 (1975)

6. KOCH, B., WILKER, D.: Prä- und postoperative Therapie der Hyperthyreose. Dtsch. med. Wschr. $\underline{40}$, 1519 (1982)

7. KÖBBERLING, I.: Die Hypothyreose - bei diagnostischen Erwägungen jederzeit mitberücksichtigen. Klinikarzt $\underline{12}$, 193 (1983)

8. SPAULDING, S. W., CHOPRA, I. J., SHERWIN, R. S., LYALL, S. S.: Effect of caloric restriction and dietary composition on serum T_3 and reverse T_3 in man. J. clin. Endocr. $\underline{42}$, 197 (1976)

9. TALWAR, K. K., SAWKNEY, R. C., RASTOGI, G. K.: Serum levels of thyrotropin thyroid hormones and their response to thyrotropin releasing hormone in infective febrile illness. J. clin. Endocr. $\underline{44}$, 398 (1977)

10. TREDE, M.: Surgical treatment of endocrine disorders. In: Endocrinology in anaesthesia and surgery (eds. H. STOECKEL, T. OYAMA). Anaesthesiologie und Intensivmedizin, Bd. 132, p. 24. Berlin, Heidelberg, New York: Springer 1980

11. WILLIAMS, R. H.: Textbook of endocrinology, 6th edition. Philadelphia, London, Toronto, Mexico City, Rio de Janeiro, Sidney, Tokyo: Saunders 1981

Auswirkungen von Störungen der Nebenschilddrüsenfunktion auf die Homöostase, ihre Diagnose und Therapie

Von R. Hehrmann

A Pathophysiologie

Die Nebenschilddrüsen und ihr Sekretionsprodukt, das Parathormon, sind die wichtigsten Regulatoren der Kalziumhomöostase. Zum besseren Verständnis der Auswirkungen von Störungen der Nebenschilddrüsen seien einleitend die heutigen Kenntnisse über Physiologie und Pathophysiologie zusammengefaßt.

Das Kalzium gehört zu den Elektrolyten und blutchemischen Parametern, die in den engsten Grenzen gehalten werden. Bei einem mittleren Normwert von 2,4 mmol/l und einer Standardabweichung von 0,1 mmol/l liegt der Variationskoeffizient der Kalziumkonzentrationen bei nur 4 % des Mittelwerts (11). Diese enge Regulation wird dadurch ermöglicht, daß bei nur geringen Änderungen der Konzentration des ionisierten Kalziums im Blut über eine Vermehrung der Parathormonsekretion bei Absinken des ionisierten Kalziums eine rasche Mobilisation von Kalzium aus dem riesigen Reservoir des Knochens erfolgt und bei Ansteigen des Serumkalziums über eine Verminderung der Parathormonsekretion eine Hemmung der Mobilisation und eine Steigerung der renalen Kalziumausscheidung zustandekommt. Beide Mechanismen verhindern größere Abweichungen der Kalziumkonzentration von der Norm. Parathormon wirkt am Knochen und stimuliert dort die Differenzierung und Aktivität der Osteoklasten und der Osteozyten. An der Niere steigert es die Kalziumrückresorption und erhöht die Phosphatausscheidung und stimuliert die 1α-Hydroxylase von Vitamin D3. Durch den letzteren Mechanismus führt Parathormon zu einer indirekten Steigerung der Kalziumresorption aus dem Darm. Alle Mechanismen bewirken eine Erhöhung der Kalziumkonzentration im Blut. Fehlen oder Mangel von Parathormon führt zum Absinken der Kalziumkonzentration im Blut.

Ein weiterer wichtiger Regulator der Kalziumhomöostase ist das Vitamin D bzw. sein biologisch aktivster Metabolit, das 1,25-Dihydroxyvitamin D3, das durch zwei Hydroxylierungsschritte, in der Leber an Position 25 und in der Niere an der Position 1, entsteht. Vitamin D3 steigert die Kalziumresorption aus dem Darm und die Mineralisierung der organischen Knochenmatrix. Für den akuten und raschen Ausgleich von Veränderungen der Kalziumkonzentration ist das Vitamin D aber offenbar von viel geringerer Bedeutung als das Parathormon und dessen rasch wirksame Effekte.

Das dritte Wirkprinzip, das Kalzitonin, spielt unter physiologischen Bedingungen bei Menschen eine völlig untergeordnete Rolle. In pharmakologischen Konzentrationen hat es einen hypokalziämischen Effekt durch Hemmung der osteoklastären und osteozytären Osteolyse. Diesen Effekt macht man sich therapeutisch

Tabelle 1. Effekte von Hyperkalziämie und Hypokalziämie auf Skelett und glatte Muskulatur, auf Herzmuskel und Reizleitungssystem und auf die Membranpermeabilität

	Hohes Kalzium	Niedriges Kalzium
Skelett und glatte Muskulatur	Neuromuskuläre Erregbarkeit ↓ Muskelschwäche Verlangsamte Peristaltik Obstipation	Neuromuskuläre Erregbarkeit ↑ Krämpfe (Tetanie) Beschleunigte Peristaltik Durchfall
Herzmuskel und Reizleitungssystem	Steigerung der Erregbarkeit (QT-Verkürzung) Steigerung der Kontraktilität Steigerung des Digitaliseffekts	Herabsetzung der Erregbarkeit (QT-Verlängerung) Herabsetzung der Kontraktilität, Myokardinsuffizienz, Herabsetzung des Digitaliseffekts
Membran	Verminderung der Permeabilität	Steigerung der Permeabilität

zunutze (siehe unten). Bevor wir zu den Erkrankungen der Nebenschilddrüsen kommen, sollen - ebenfalls zum besseren Verständnis der durch Nebenschilddrüsenerkrankungen bedingten Risiken - die pathophysiologischen Auswirkungen von erhöhten und erniedrigten Kalziumkonzentrationen resümiert werden (Tabelle 1). Wichtig ist dabei, daß die Auswirkungen von Hyper- und Hypokalziämie auf Skelettmuskulatur und glatte Muskulatur einerseits und auf die Herzmuskulatur und das Reizleitungssystem andererseits völlig unterschiedlich sind. Hyperkalziämie bedingt an der Skelettmuskulatur und Darmmuskulatur eine Herabsetzung der neuromuskulären Erregbarkeit, der Kontraktilität und Muskelkraft bzw. der Peristaltik. Am Herzmuskel dagegen wird die Reizleitung und Kontraktilität gesteigert, im EKG die QT-Zeit verkürzt, die Effekte von Digitalisglykosiden werden gesteigert oder potenziert, normale Digitalisspiegel können toxisch sein (11).

Hypokalziämie führt an der Skelettmuskulatur zur Steigerung der neuromuskulären Erregbarkeit, im Extremfall bis zu tetanischen Krämpfen, am Darm zu beschleunigter Passage. Am Herzen wird die Erregbarkeit herabgesetzt und die Kontraktilität ebenso vermindert wie die Digitaliseffekte. Es gibt zahlreiche Publikationen über Patienten mit Myokardinsuffizienz, deren einzige nachweisbare Ursache eine Hypokalziämie ist (1, 4).

Zum Abschluß der Vorbemerkungen zur Pathophysiologie sei noch festgehalten, daß eine eindeutige diagnostische Interpretation der Gesamtkalziumkonzentration im Serum oder Plasma nur möglich ist, wenn gleichzeitig die Eiweißkonzentration und insbesondere das Albumin normal sind. Ca. 50 % des Gesamtkalziums sind an Albumin gebunden, ca. 40 % sind ionisiert und der Rest liegt in Form komplexer Verbindungen vor. Jede Verminderung der Albuminkonzentration, z. B. bei Eiweißverlust, Malabsorption und Synthesestörung, führt auch zu einer Verminderung des Gesamtkalziums, ohne daß die ionisierte Kalziumfraktion verändert sein muß. Leider steht die direkte Bestimmung dieses ionisierten Kalziums mit ionenselektiven Elektroden als Routinemethode weiterhin nicht zur Verfügung.

Auch bei der Interpretation von erhöhten Parathormonkonzentrationen müssen pathophysiologische Daten berücksichtigt werden. Das von der Nebenschilddrüse sezernierte Parathormon wird überwiegend in der Niere und in der Leber metabolisiert und inaktiviert. Bei einer Einschränkung der Nierenfunktion ist auch die Degradation von Parathormon verzögert, es kommt zur Kumulation von größtenteils biologisch nicht aktiven Parathormonfragmenten. Erhöhte PTH-Konzentrationen sind nur dann ein eindeutiger Hinweis auf eine PTH-Mehrsekretion, wenn die Nierenfunktion intakt ist. Bei einer glomerulären Filtrationsrate unter 50 ml/min sind erhöhte Parathormonkonzentrationen auch Ausdruck des verzögerten Metabolismus. Die Kenntnis der Nierenfunktion ist für die Bewertung von Parathormon- und Phosphatkonzentrationen ebenso wichtig wie die Albuminkonzentration für die Bewertung von Kalziumkonzentrationen (7).

B   Erkrankungen mit Hypokalziämie

Hypoparathyreoidismus: Das Leitsymptom der Unterfunktion der Nebenschilddrüsen ist die Auswirkung der Hypokalziämie, nämlich die Tetanie, die durch Parästhesien der Extremitäten und des Gesichtes sowie durch tonische Krämpfe - im typischen Fall der Karpopedal-Spasmen - gekennzeichnet ist. Nicht selten - insbesondere im Kindesalter - werden die Krämpfe der Muskulatur mit generalisierten zerebralen Anfällen verwechselt. Hinzu kommen die sogenannte Fischmaulstellung (Beteiligung der perioralen Muskulatur) und der Laryngospasmus, eine möglicherweise lebensgefährliche Manifestation, die erhebliche Probleme bei der Intubation hypokalziämischer Patienten bereiten kann.

Weitere Organmanifestationen des Hypoparathyreoidismus sind Haarwuchs- und Nagelwuchsstörungen, Katarakt, Stammganglien- und Plexusverkalkungen, Weichteilverkalkungen, Zahnanomalien, Neigung zu Pilzinfektionen, bei Kindern Kleinwuchs und Intelligenzminderung.

Die verschiedenen ätiologischen Formen des Hypoparathyreoidismus sind in Tabelle 2 zusammengefaßt. Bei weitem am häufigsten ist der iatrogene postoperative Hypoparathyreoidismus nach Strumektomie oder totaler Thyreoidektomie. Er kann für den Anästhesisten von Bedeutung sein, wenn er an der postoperativen Betreuung der Patienten längerfristig beteiligt ist. Bei Entfernung aller Epithelkörperchen bzw. Unterbindung der vaskulären Versorgung kommt es meist innerhalb von ein bis drei Tagen zum Auftreten der beschriebenen tetanischen Beschwerden. Allerdings kann auch noch Monate und Jahre nach Strumektomie ein Hypoparathyreoidismus manifest werden (5).

Der idiopathische Hypoparathyreoidismus in seinen drei Unterformen (siehe Tabelle 2) ist selten und sollte in der Regel erkannt und behandelt sein; er stellt per se nie einen Grund zur operativen Intervention dar.

Der sogenannte Pseudohypoparathyreoidismus ist ein zwar ebenfalls seltenes, aber sehr eindrucksvolles und charakteristisches Krankheitsbild, das neben den Zeichen der Tetanie typische Anomalien aufweist (Brachymetakarpie, Brachymetatarsie, Rundgesicht, Kleinwuchs, Oligophrenie). Die Brachymetakarpie oder Brachymetatarsie, meist des 4. und 5. Strahles, kommt in etwa 75 % aller Fälle vor und macht eine begründete Verdachtsdiagnose prima vista möglich.

Eine bei der Betreuung langfristig parenteral ernährter Patienten wichtige Veränderung ist die Einschränkung der Nebenschilddrüsenfunktion bei ausgeprägter Hypomagnesiämie (siehe Tabelle 2). Während geringe Verminderungen der Magnesiumkonzentration ähnlich wie Kalzium die Nebenschilddrüsen stimulieren, tritt bei ausgeprägter Hypomagnesiämie eine Hemmung der Parathormonsekretion auf, die dann auch zu einer Hypokalziämie führen kann (Übersicht bei 5). Auf eine adäquate Magnesiumzufuhr bei langfristig parenteral ernährten Patienten ist also sorgfältig zu achten.

Tabelle 2. Ätiologische Formen des Hypoparathyreoidismus (HoPT)

1. Iatrogener, postoperativer HoPT

2. Idiopathischer HoPT
   a) Di-George-Syndrom (Aplasie von Nebenschilddrüsen und Thymus)
   b) X-chromosomal rezessive Form mit Unterfunktion anderer Drüsen (Gonaden, Nebennieren, Schilddrüse)
   c) Isolierte Form ohne bekannten Erbgang

3. Extreme Hypomagnesiämie

4. Idiopathischer, transitorischer HoPT bei Neugeborenen

5. Pseudohypoparathyreoidismus (vermutlich X-chromosomal dominant)

Die Diagnostik des Hypoparathyreoidismus ist denkbar einfach (Tabelle 3): Eine Hypokalziämie bei normalem Albumin in Kombination mit einer Hyperphosphatämie ist praktisch beweisend für einen Hypoparathyreoidismus, da nur noch eine Erkrankung diese Konstellation aufweist, nämlich die Niereninsuffizienz. Diese ist aber durch einfache biochemische Kriterien leicht zu erkennen. Die Parathormonbestimmung ist in dieser Differenzierung zwar hilfreich, aber nicht unbedingt erforderlich, zumal nur wenige Parathormonassays empfindlich genug sind, um zwischen normalen und erniedrigten Parathormonkonzentrationen zu unterscheiden (5). Beim Hypoparathyreoidismus werden also niedrige oder normale PTH-Konzentrationen gemessen, bei der Niereninsuffizienz ausnahmslos stark erhöhte Werte. Wichtig ist die Parathormonbestimmung zur Differenzierung zwischen Hypoparathyreoidismus und Pseudohypoparathyreoidismus. Die letztere Erkrankung ist eine Rezeptorkrankheit: Parathormonrezeptoren der Niere und/oder des Knochens sprechen nicht auf normale PTH-Konzentrationen an; die resultierende Hypokalziämie stimuliert die Nebenschilddrüsen und führt zu erhöhten Parathormonkonzentrationen beim Pseudohypoparathyreoidismus.

Die Therapie des Hypoparathyreoidismus (Tabelle 4) besteht in der möglichst dauerhaften Anhebung der erniedrigten Kalziumkonzentration. Da menschliches Parathormon zur Zeit nicht zur Verfügung steht und wegen der kurzen Halbwertszeit als Peptidhormon therapeutisch auch wenig geeignet erscheint, wird mit Vitamin-D-Metaboliten in Kombination mit adäquater Kalziumzufuhr behandelt. Eine akut nach Schilddrüsenoperationen auftretende Hypokalziämie mit Tetaniesymptomatik wird zunächst mit Kalzium parenteral (ca. 15 mg/kg KG und 24 h) und Kalzium oral behandelt. Wichtig ist dabei, daß die orale Kalziumzufuhr so erfolgt, daß nicht unresorbierbare Kalkseifen entstehen durch Bindung von Kalzium an Nahrungsfette, und daß kein kurzfristiges Überangebot erfolgt, das zur verminderten Resorption und zu Durchfällen führen kann. Die orale Kalziumzufuhr darf daher nicht zu den Mahlzeiten geschehen und muß auf

Tabelle 3. Labordiagnostik bei Hypoparathyreoidismus und den wichtigsten Differentialdiagnosen

	Gesamt-kalzium	Ionisiertes Kalzium (kein Routineverfahren)	PO$_4$	Alkalische Phosphatase	Harnstoff oder Kreatinin	Albumin	Parathormon
HoPT	↓	↓	↑	↔	↔	↔	↓ (↔)
Hyperventilations-syndrom	↔	↓	↔	↔	↔	↔	↔
Niereninsuffizienz	↓ (↔)	(↓)	↑	↔, ↑	↑	↔, ↓	↑↑
Malabsorptions-syndrom	↓	(↓)	↓, ↔	↔, ↑	↔	↓	↑
Osteomalazie/ Rachitis	↓	↓	↓, ↔	↑	↔	↔	↑
Pseudohypopara-thyreoidismus	↓	↓	↑	↔	↔	↔	↑

Tabelle 4. Therapie des Hypoparathyreoidismus

I. Kalzium (z. B. Kalzium-Brausetabletten oder Kalziumkarbonat)
   0,5 - 2 g/24 h
   Cave: Über den Tag verteilen!
   Nicht zu den Mahlzeiten!

II. Vitamin-D-Metaboliten
   a) Vitamin D3:   10.000 - 20.000 I. E. bzw.
                               0,25 - 0,5 mg/Tag
   b) A. T. 10:   0,5 - 1 mg/Tag (1 mg = 1 ml)
   c) 1,25-Dihydroxyvitamin D3: 0,25 - 1 µg/Tag

viele kleine Dosen über den Tag verteilt werden. Am besten werden die Kalzium-Brausetabletten zweimal/die aufgelöst und schluckweise über den gesamten Tag verteilt getrunken, wobei die Mahlzeiten auszusparen sind (8). Zur Dauertherapie eines permanenten chronischen Hypoparathyreoidismus reicht die alleinige Zufuhr von Kalzium nicht aus. Das fettlösliche Vitamin D3 bzw. seine Metaboliten werden in täglichen Dosen, wie in Tabelle 4 angegeben, verabreicht, wobei zu Beginn der Therapie häufige Kontrollen von Kalzium und Phosphat notwendig sind. Eine durch Überdosierung von Vitamin D3 oder A. T. 10 induzierte Hyperkalziämie ist gefährlich, da die Halbwertszeiten dieser Substanzen mehrere Wochen betragen, also nur mit einer sehr langsamen Normalisierung des Serumkalziums zu rechnen ist (12).

Wichtig ist, noch einmal zu betonen, daß eine unbehandelte Hypokalziämie wegen der genannten Effekte auf den Herzmuskel zu einer Herzinsuffizienz führen kann (1, 4), die mit üblichen Maßnahmen allein nicht beherrschbar ist. Dies ist für die operative und postoperative Phase von Bedeutung. Außerdem können bei erhöhter neuromuskulärer Erregbarkeit Probleme bei der Intubation, z. B. durch einen Laryngospasmus, auftreten. Wo immer möglich, sollte ein Hypoparathyreoidismus vor Operation oder Narkose so behandelt sein, daß die Serumkalziumkonzentration konstant normalisiert ist.

Bei anderen Erkrankungen mit Hypokalziämie, bei denen möglicherweise Narkose und Operation erfolgen müssen, z. B. bei Malabsorptionssyndrom, ist die Hypokalziämie meist eine Konsequenz der Hypalbuminämie; das ionisierte Kalzium ist bei diesen Patienten meist normal oder nur gering vermindert, tetanische Symptome bestehen fast nie; die Hypokalziämie ist nach Normalisierung der Hypalbuminämie behoben.

C Erkrankungen mit Hyperkalziämie

Hyperparathyreoidismus: Überfunktionszustände der Nebenschilddrüsen sind entweder regulativ und dienen somit der Anhebung einer durch extraparathyreoidale Erkrankungen hervorgerufenen Hypokalziämie, z. B. bei der Niereninsuffizienz oder Malabsorptionssyndromen, oder sie sind autonom, nicht regulativ oder

Tabelle 5. Organbeteiligung beim "primären" Hyperparathyreoidismus und klinische Manifestationen

Organsystem	Manifestationen
Allgemein	Schwäche, Erschöpfbarkeit, Leistungsminderung, Konzentrationsmangel, Gewichtsverlust
Stoffwechsel	Hyperkalziämiesyndrom, hyperkalziämische Krise
Nieren	Nephrolithiasis, Nephrokalzinose, Pyelonephritis, Einschränkung der GFR
Skelettsystem	Fibroosteoklasie, Knochenzysten, Chondrokalzinose
Magen/Duodenum	Peptische Geschwüre
Gallenblase	Cholelithiasis
Pankreas	Akute oder rezidivierende Pankreatitis
Kreislauf	Hypertonie, Arteriosklerose
Psyche	Reizbarkeit, Depression
Nervensystem/Muskulatur	Neuromuskuläre Veränderungen neuropathischen Ursprungs
Andere Drüsen	Multiple endokrine Adenomatose
Noch keine Organbeteiligung	Chemischer Hyperparathyreoidismus ohne klinische Manifestation, asymptomatische Hyperkalziämie, hohe Inzidenz bei Screening-Untersuchungen

nicht mehr regulativ. In diesem Fall führt die Parathormonmehrsekretion zur Hyperkalziämie; es entsteht das Krankheitsbild des sogenannten primären Hyperparathyreoidismus. Es soll hier nicht im Detail darauf eingegangen werden, daß die alte Klassifikation der Formen des Hyperparathyreoidismus in eine primäre, sekundäre, tertiäre oder gar quartäre und quintäre Form nicht mehr aufrechtzuerhalten ist. Die Formel primärer Hyperparathyreoidismus = solitäres Nebenschilddrüsenadenom ist überholt und falsch; die Pathomorphologie der Nebenschilddrüsen beim hyperkalziämischen Hyperparathyreoidismus ist so variabel, daß nur in etwa 50 % der Fälle wirklich ein einzelnes Adenom gefunden wird und im übrigen alle Formen des Übergangs von Hyperplasie zu Adenom mit nodulären Hyperplasien, Mikroadenomen, Adenom und Hyperplasie oder auch multiple Adenome. Die verschiedenen Formen des Hyperparathyreoidismus sind somit wahrscheinlich nur unterschiedliche Stadien der gleichen Erkrankungen (5).

Die beim autonomen Hyperparathyreoidismus durch die vermehrte Parathormonsekretion entstehende Hyperkalziämie ist die für das klinische Krankheitsbild entscheidende Veränderung der Homöostase. Sie bedingt das sogenannte Hyperkalziämiesyndrom, bestehend aus Polyurie und Polydipsie, Anorexie und Erbrechen,

Tabelle 6. Differentialdiagnose der Hyperkalziämie

A Häufige Ursachen

1. Tumorhyperkalziämie
   1. Paraneoplastischer HPT (Pseudohyperparathyreoidismus)
   2. Multiple ossäre Metastasen verschiedener Neoplasien
2. Nicht regulativer "primärer" Hyperparathyreoidismus
3. Vitamin-D- bzw. A. T. 10-Überdosierung
4. Fehler bei Probennahme bzw. Analyse

B Seltene Ursachen

1. Sarkoidose
2. Hyperthyreose
3. Immobilisierung
4. Morbus Paget
5. Milch-Alkali-Syndrom
6. Akromegalie
7. Nebennierenrindeninsuffizienz
8. Sogenannter tertiärer HPT
9. Kalzium-, Acetolyt- und/oder Vitamin-D-Therapie bei terminaler Niereninsuffizienz

Meteorismus und Obstipation, Muskelschwäche, Leistungsminderung, auch intellektuell, Reizbarkeit und Depression. Darüber hinaus bestehen beim Hyperparathyreoidismus eine Reihe von Organmanifestationen, die die klinische Variabilität der Erkrankung bedingen (5, 13) und die in der Tabelle 5 zusammengefaßt sind.

Die Manifestationen an der Niere mit Nephrolithiasis, Nephrokalzinose, Pyelonephritis und Einschränkung der Funktion kommen auch heute noch in zwei Drittel der Fälle von Hyperparathyreoidismus vor. Viel seltener sind die Skelettmanifestationen mit uncharakteristischen Knochen- und Gelenkbeschwerden, gelegentlich Spontanfrakturen. Ulkusleiden und Pankreatitis finden wir bei den Frühstadien der Erkrankung kaum noch, ebenso die Cholezystolithiasis. Wichtig sind die schon erwähnten neuromuskulären und psychischen Veränderungen; nicht wenige Patienten kommen wegen der depressiven Verstimmung vom Psychiater. Bisher wenig beachtet wurden die Auswirkungen der Hyperkalziämie auf Herz und Kreislauf. Etwa 50 % der Patienten mit Hyperparathyreoidismus haben eine arterielle Hypertonie; es scheint eine erhöhte Koinzidenz zu geben zwischen Hyperparathyreoidismus und Kardiomyopathie. Schließlich wissen wir vor allem aus Health-screening-Programmen, z. B. in Schweden, daß der primäre Hyperparathyreoidismus überhaupt nicht klinisch manifest sein muß; es liegt dann eine asymptomatische Hyper-

kalziämie bzw. ein biochemischer Hyperparathyreoidismus vor.
Aus den gleichen Untersuchungen wissen wir, daß der Hyperparathyreoidismus eine häufige Erkrankung ist (neben der Struma und dem Diabetes mellitus die häufigste endokrine Erkrankung überhaupt) (5, 6).

In der Diagnostik des primären Hyperparathyreoidismus nimmt die Kalziumbestimmung im Serum die wichtigste Rolle ein. Bei klinisch-anamnestischen Hinweisen auf die Erkrankung wird die Bestimmung von Kalzium und Phosphat im Serum gezielt durchgeführt, andererseits wird heute in Krankenhäusern die Kalziumbestimmung mit Mehrfachanalysen häufig ungezielt durchgeführt. Ist eine Hyperkalziämie gesichert, dann muß die Sicherung des Hyperparathyreoidismus bzw. die differentialdiagnostische Abgrenzung von anderen Erkrankungen mit Hyperkalziämien erfolgen (Tabelle 6). Wichtigste und häufigste Differentialdiagnose des primären Hyperparathyreoidismus ist die sogenannte Tumorhyperkalziämie. Hierzu gehört
1. der paraneoplastische oder Pseudohyperparathyreoidismus, bei dem ein Malignom parathormonähliche Peptide produziert, die - wie Parathormon - auf metabolischem Wege zur Hyperkalziämie führen, und
2. die Hyperkalziämie durch multiple Knochenmetastasen bei verschiedenen Neoplasien.

Ca. 30 - 40 % aller Hyperkalziämien werden durch einen Hyperparathyreoidismus, etwa 40 - 50 % durch die Formen der Tumorhyperkalziämie hervorgerufen. Die restlichen 10 - 20 % verteilen sich auf die selteneren Ursachen, die ebenfalls in Tabelle 6 zusammengestellt sind.

Lebensbedrohliche Hyperkalziämien kommen praktisch nur beim Hyperparathyreoidismus, bei der Tumorhyperkalziämie und bei der Vitamin-D-Intoxikation vor.

Auch beim primären Hyperparathyreoidismus ist die Diagnostik heute im Prinzip einfach. Die früher durchgeführten komplizierten Funktionstests, z. B. mit Bestimmung der Phosphatclearance vor und nach Kalziuminfusionen, sind heute überflüssig. Die Diagnose des primären Hyperparathyreoidismus läßt sich sichern durch die gleichzeitige Erhöhung von Kalzium und Parathormon. Alle anderen differentialdiagnostisch wichtigen Erkrankungen haben bei erhöhtem Kalzium niedrige bzw. supprimierte Parathormonkonzentrationen mit einer möglichen Ausnahme, dem Pseudohyperparathyreoidismus. Hier können die Tumorpeptide auch strukturell dem Parathormon so ähnlich sein, daß sie mit dem Parathormon-Radioimmunoassay erfaßt werden und zu erhöhten Meßwerten führen (5, 8). Erniedrigtes Plasmaphosphat, erhöhte alkalische Phosphatase, gesteigerte Hydroxyprolinausscheidung sind Hinweise, aber zu unzuverlässige diagnostische Parameter, um im Einzelfall eine Entscheidung herbeizuführen.

Die Röntgendiagnostik hat leider nur eine Treffsicherheit von 30 - 50 % der Fälle. Allerdings sind die Röntgenveränderungen (Tabelle 7) - wenn sie vorhanden sind - so charakteristisch, daß sie praktisch die Diagnose sichern. Es empfiehlt sich daher, beim Verdacht auf Hyperparathyreoidismus Röntgenaufnahmen

Tabelle 7. Röntgenologische Zeichen eines primären Hyperparathyreoidismus

Hand:	Subperiostale und enostale Kortikaliserosion Spongiosierung der Kompakta Akroosteolysen
Schädel:	Granuläre Atrophie ("Pfeffer- und Salz-Schädel")
Kiefer:	Schwund der Lamina dura, Alveolarfortsatzresorption
Lange Röhrenknochen:	Subperiostale und enostale Kortikaliserosion Gut begrenzte, ovaläre oder polygonal gestaltete zystoide Defekte in Spongiosa und Kompakta ("braune Tumoren"), Spontanfrakturen

der Hände und des Schädels anzufertigen, da hier die frühesten Veränderungen sichtbar werden. Die Zysten in den langen Röhrenknochen sind immer Spätkomplikationen eines langjährigen Hyperparathyreoidismus (3).

Da die Therapie des primären Hyperparathyreoidismus die chirurgische Entfernung des vermehrt Parathormon produzierenden Gewebes ist, kommen Chirurgen und Anästhesisten sehr viel häufiger in die Lage, Patienten mit Hyperkalziämie operieren zu müssen als mit Hypokalziämie.

Wie eingangs dargestellt, steigert die Hyperkalziämie die Erregungsleitung am Herzen - im EKG QT-Verkürzung - und die Kontraktilität. Es besteht eine Digitalisüberempfindlichkeit, die Digitalisierung wird für kontraindiziert gehalten wegen der Gefahr digitalisabhängiger Rhythmusstörungen, wie Sinusbradykardien, AV-Blockierungen etc. Diese scheinen bei Narkoseeinleitung gehäuft aufzutreten, so daß eine präoperative Senkung des Serumkalziums anzustreben ist.

Die Prinzipien der chirurgischen Therapie bestehen in der sorgfältigen Darstellung aller vier Epithelkörperchen, der Sicherung, daß es sich um Nebenschilddrüsengewebe handelt, durch eine Schnellschnittuntersuchung einer kleinen Biopsie aus allen vier Epithelkörperchen und in der chirurgischen Entfernung des adenomatösen oder hyperplastischen Gewebes unter Belassung eines funktionstüchtigen Gewebsrestes (6, 9).

Literatur

1. CONNOR, T. B., ROSEN, B. L., BLAUSTEIN, M. P., APPLEFELD, M. M., DOYLE, L. A.: Hypocalcaemia precipitating congestive heart failure. New Engl. J. Med. 307, 869 (1982)

2. DE LUCA, H. F.: Vitamin D. Metabolism and function. Monographs in endocrinology. Berlin, Heidelberg, New York: Springer 1979

3. FREYSCHMIDT, J., HEHRMANN, R.: Primärer Hyperparathyreoidismus als Differentialdiagnose von schweren Skelettdestruktionen. Röntgen Bl. 31, 495 (1978)

4. GILES, Th. D., ITELD, B. J., RIVES, K. L.: The cardiomyopathy of hypoparathyroidism. Chest 79, 225 (1981)

5. HEHRMANN, R.: Plasma-Parathormon: Methodik, Pathophysiologie und Klinik. München: Urban & Schwarzenberg 1980

6. HEHRMANN, R., TIDOW, G., HESCH, R. D.: Primärer Hyperparathyreoidismus. Pharmakotherapie 3, 164 (1980)

7. HEHRMANN, R.: Pathophysiologie von Parathormon-Abbau und Exkretion bei Niereninsuffizienz. Nieren- und Hochdruckkrankh. 10, 154 (1981)

8. HEHRMANN, R., KECK, E.: Erkrankungen der Neben-Schilddrüsen. Dtsch. Ärztebl. 79, 42 (1982)

9. ROTHMUND, M., PRIETO, J. L., KÜMMERLE, F.: Primärer Hyperparathyreoidismus. Erfahrungen an 100 Patienten. Dtsch. med. Wschr. 104, 653 (1979)

10. SCHAEFER, K.: Klinik der Hypokalzämie. In: Klinik des Wasser-, Elektrolyt- und Säure-Basen-Haushalts (ed. H. ZUMKLEY), p. 114. Stuttgart: Thieme 1977

11. SKRABAL, F., DITTRICH, P.: Physiologie und Regulation des Calciumhaushalts. In: Klinik des Wasser-, Elektrolyt- und Säure-Basen-Haushalts (ed. H. ZUMKLEY), p. 105. Stuttgart: Thieme 1977

12. ZIEGLER, R., MINNE, H., RAUE, F., PAAR, G., DELLING, G.: Beobachtungen zur Vitamin-D- und Dihydrotachysterin-Vergiftung. Dtsch. med. Wschr. 100, 415 (1975)

13. ZIEGLER, R.: Klinik der Hyperkalzämie. In: Klinik des Wasser-, Elektrolyt- und Säure-Basen-Haushalts (ed. H. ZUMKLEY), p. 126. Stuttgart: Thieme 1977

14. ZUMKLEY, H.: Klinik des Wasser-, Elektrolyt- und Säure-Basen-Haushalts. Stuttgart: Thieme 1977

Vorbereitung und Durchführung der Anästhesie bei Störungen der Nebenschilddrüsenfunktion sowie beim nichtparathyreogenen Hyperkalziämiesyndrom

Von W. Seeling

1 Einleitung

Störungen der Nebenschilddrüsenfunktion und das Hyperkalziämiesyndrom im Rahmen anderer Erkrankungen sind kein häufiges anästhesiologisches Problem. Asymptomatische Formen wirken sich auf den Ablauf einer perioperativen Versorgung des Patienten durch den Anästhesisten nicht oder nur unwesentlich aus. Erst wenn im Verlauf von Funktionsstörungen der Nebenschilddrüse oder im Rahmen extraparathyreogener Erkrankungen Störungen des Kalziumstoffwechsels mit klinischer Symptomatik auftreten, müssen bei Vorbereitung und Durchführung der Anästhesie sowie während der postoperativen Nachbehandlung unter Umständen schwerwiegende Probleme beherrscht werden.

Die Funktionsstörungen, die im Hinblick auf das gestellte Thema relevant sind, können wie folgt gegliedert werden:

1. Hypoparathyreoidismus,
2. nichtregulativer (primärer) Hyperparathyreoidismus,
3. renaler regulativer (sekundärer) Hyperparathyreoidismus,
4. nichtparathyreogenes Hyperkalziämiesyndrom.

Ursachen eines Hyperkalziämiesyndroms sind zu 90 % der nichtregulative Hyperparathyreoidismus (HPT) (20 % der Fälle) und maligne Erkrankungen (70 % der Fälle). Die restlichen 10 % verteilen sich auf seltene Ursachen (1, 5, 18), die hier unberücksichtigt bleiben sollen.

Eine hyperkalziämische Krise entsteht dagegen aus einem Hyperkalziämiesyndrom häufiger beim nichtregulativen Hyperparathyreoidismus und seltener bei malignen Tumoren (6), so daß unter den hier aufgezählten Störungen der nichtregulative HPT die für den Anästhesisten wichtigste Erkrankung darstellt und entsprechend ausführlich gewürdigt werden soll.

2 Hypoparathyreoidismus (HoPT)

Die Unterfunktion der Epithelkörperchen mit konsekutiver Hypokalziämie ist sicher extrem selten ein Anästhesieproblem. Die ungenügende Sekretion von Parathormon gehört zu den häufigeren Ursachen des HoPT (Tabelle 1), wogegen die Sekretion eines biologisch inaktiven Parathormons oder die periphere Resistenz der Zielzellen (5) als extreme Raritäten zurücktreten.

Tabelle 1. Hypoparathyreoidismus durch ungenügende Sekretion von Parathormon (5)

Iatrogener, postoperativer Hypoparathyreoidismus (HoPT) nach Strumaresektion, Thyreoidektomie, Parathyreoidektomie

Idiopathischer HoPT (familiär)

Hypomagnesiämie (einseitige Ernährung, Resorptionsstörungen bei Darmerkrankungen, Alkoholismus)

Unterdrückung der PTH-Sekretion (Mithramycin, Hypermagnesiämie bei Magnesiumtherapie einer EPH-Gestose)

Di-George-Syndrom (Aplasie von Thymus und Epithelkörperchen)

Tabelle 2. Klinische Symptomatik bei Hypoparathyreoidismus (1, 5)

Hypokalziämie, Hyperphosphatämie

Erhöhte neuromuskuläre Erregbarkeit, tetanisches Syndrom:
Parästhesien (perioral, Hände, Füße)
Muskelspasmen, Karpopedalspasmen
Thoraxrigidität (Atemnot, Angina pectoris)
Tetanischer Anfall: Muskelkrämpfe, Stridor, Laryngospasmus, klonisch-tonischer Anfall

Neurologisch-psychiatrische Symptome:
Leichte Erregbarkeit ⎫
Depressive Verstimmung ⎬ Durchgangssyndrom
"Schizoide" Psychose ⎭
Parkinsonoides Syndrom mit und ohne Verkalkung der Stammganglien

Kardiale Symptome:
Verlängerung des QT-Intervalls kann zur Kammertachykardie führen
Digitalisresistenz bei Vorhofflimmern

2.1 Symptomatik

Die klinische Symptomatik eines HoPT wird durch Hypokalziämie und Hyperphosphatämie verursacht. Tabelle 2 zeigt einen anästhesierelevanten Ausschnitt klinischer Symptome eines Hypokalziämiesyndroms, welches auch einmal im Verlauf einer akuten Pankreatitis auftreten kann.

Die erhöhte neuromuskuläre Erregbarkeit kann Grund für ein notärztliches Eingreifen sein. Der tetanische Anfall ähnelt manchmal einem Grand-mal-Anfall. Es fehlen aber Aura, Bewußtlosigkeit, Zungenbiß sowie Urin- und Stuhlabgang.

Ein tetanisches Syndrom mit Atemnot und Brustenge durch Thoraxrigidität kann als Angina-pectoris-Anfall verkannt werden. Tritt ein Laryngospasmus hinzu, so kann eine schwere Hypoxie die Folge sein. Im Notfall sind Benzodiazepine (keine Neuroleptika) zur Sedierung geeignet. Eine intravenöse Injektion von Kalziumglukonat (10 - 20 ml einer 10%igen Lösung) soll langsam erfolgen.

Tabelle 3. Perioperative Therapie des Hypokalziämiesyndroms bei HoPT (1, 5)

Kalzium 25 - 50 mmol (1 - 2 g)
Brausetabletten zu 0,5 und 1 g Ca^{++}
Ampullen (in der Regel Kalziumglukonat): 10 ml der 10%igen Lösung entsprechen 2,25 mmol (90 mg Ca^{++}). Bei i.v. Gabe ca. 10 - 25 mmol/Tag.

Vitamin D3 (Cholecalciferol)
Unterschiedliche Empfehlungen:
10.000 - 100.000 E (0,25 mg)
Individuell unterschiedliches Ansprechen.

Ersatzweise: Dihydrotachysterol (A. T. 10) 0,5 mg

Besonders günstig wegen des fehlenden PTH:
1,25-Dihydroxycholecalciferol: 0,5 µg
(oder synthetische Analoge wie Rocaltrol, EinsAlpha)

Zufuhr wenn möglich oral/enteral.
Wenn notwendig, Wahl geeigneter Zubereitungsformen zur parenteralen Applikation.

Regelmäßige Kontrollen des Serumkalziumspiegels notwendig.

Muß ein Patient mit bekanntem Hypoparathyreoidismus operiert werden, erfolgt die präoperative Einstellung durch den Internisten. Dem Anästhesisten obliegt die Aufrechterhaltung der Kalziumhomöostase in der perioperativen Phase (Tabelle 3).

Bei der Narkoseführung sollte auf Neuroleptika verzichtet werden (parkinsonähnliche Symptomatik), auch wenn keine Verkalkung der Stammganglien nachweisbar ist. Der Verzicht auf halogenierte Kohlenwasserstoffe ist nicht zwingend, da die kardiale Symptomatik nach Normalisierung der Serumkalziumkonzentration reversibel ist. Im Zweifelsfall wähle man eine Benzodiazepin-Fentanyl-Kombinationsnarkose.

3 Der nichtregulative Hyperparathyreoidismus

Diesem Krankheitsbild, welches auch als primärer Hyperparathyreoidismus (pHPT) bezeichnet wird, liegt eine vermehrte, durch Hyperkalziämie nicht supprimierbare Überfunktion der Epithelkörperchen zugrunde. Neuere Auffassungen über das pathologisch-anatomische Substrat der Erkrankung beeinflußten die Strategie der einzig kausalen chirurgischen Therapie und damit auch die vom Anästhesisten zu ergreifenden Maßnahmen weitgehend, so daß wir uns kurz damit beschäftigen müssen.

3.1 Adenom oder Hyperplasie
In vielen Zentren gilt die Regel, daß 80 - 90 % des pHPT durch

ein solides Adenom und 10 - 20 % durch eine Epithelkörperchenhyperplasie (Hauptzellhyperplasie, Hyperplasie der wasserhellen Zellen) verursacht werden. Das Epithelkörperchenkarzinom (3 - 4 % der Fälle) tritt dahinter zurück (1, 8, 9, 17).

Dieser Ansicht steht eine andere Auffassung gegenüber, die allerdings von wenigen Zentren vertreten wird. Dem Krankheitsbild liegt in jedem Fall eine alle Epithelkörperchen betreffende Hyperplasie zugrunde und das Adenom (einzeln oder multipel) ist nur der Ausdruck einer inhomogenen Ausprägung dieser Veränderung (1).

3.2 Die chirurgische Strategie bei der subtotalen Parathyreoidektomie oder bei der Adenomexstirpation

Es gilt heute als allgemein anerkannte Regel, daß selbst nach Auffindung eines Adenoms alle Epithelkörperchen exploriert und, auch wenn diese makroskopisch unauffällig sind, biopsiert werden. Es besteht daneben die Möglichkeit, daß der Operateur den Eingriff als erfolgreich abbricht, wenn er ein Adenom gefunden hat und das gleichseitige zweite Epithelkörperchen im Schnellschnitt unverändert oder supprimiert erscheint.

Sehr langwierige und technisch schwierige Explorationen ergeben sich dann, wenn alle vier Epithelkörperchen aufgesucht und mikroskopisch als unauffällig beurteilt wurden. Ein Adenom oder eine singuläre Hyperplasie kann dann sowohl im gesamten vorderen Halsbereich als auch ektopisch im Mediastinum verborgen sein. Manche Chirurgen schließen den Eingriff dann vorläufig ab und planen einen Zweiteingriff einige Zeit später nach erneuten Lokalisationsversuchen. Andere führen die Mediastinotomie in der gleichen Sitzung durch.

Bei Epithelkörperchenhyperplasie wird entweder die subtotale Resektion oder die Parathyreoidektomie mit Autotransplantation von Nebenschilddrüsengewebe in die Muskulatur eines Unterarmes durchgeführt.

Es soll in diesem Zusammenhang aber auch auf das seltene Krankheitsbild der familiären benignen Hyperkalziämie (FBH) hingewiesen werden, welches differentialdiagnostisch oft schwer vom nichtregulativen Hyperparathyreoidismus abgegrenzt werden kann und in mehreren Fällen Ursache einer unnötigen Nebenschilddrüsenexploration war. Eine Bestimmung der - in diesem Fall erniedrigten - renalen Kalziumausscheidung kann einen Patienten vor nicht indizierter subtotaler Parathyreoidektomie bewahren (12).

3.3 Narkosevorbereitung und Narkoseführung bei Operation eines nichtregulativen Hyperparathyreoidismus

Die Diagnostik eines nichtregulativen HPT erfolgt heute in der Regel so früh, daß in der Mehrzahl der Fälle weder schwerwiegende symptomatische Hyperkalziämien noch ausgeprägte Organinsuffizienzen bestehen. In einer Serie von 196 Fällen (8) waren 123 Patienten symptomlos und boten weder in der präoperativen Vorbereitung noch während der Anästhesie irgendwelche Probleme.

36 Patienten hatten eine mehr oder weniger ausgeprägte Niereninsuffizienz mit Retention harnpflichtiger Substanzen. Immerhin mußten zehn Patienten mit einer hyperkalziämischen Krise zur Operation vorbereitet werden. Überraschend war die hohe Inzidenz (sechs Fälle) von Patienten mit multipler endokriner Neoplasie. Ohne dieses seltene Krankheitsbild überbewerten zu wollen, darf man beim HPT daran denken, daß dieser im Rahmen einer multiplen endokrinen Neoplasie (MEN) Typ I, II oder III auftreten kann (10) und zusammen mit Insulinom, Phäochromozytom, Hypophysenvorderlappentumor, Nebennierenrindentumor, medullärem Schilddrüsenkarzinom sowie Abnormitäten des Gastrointestinaltrakts und Tumoren des peripheren Nervensystems einhergehen kann.

Bei der Operation eines nichtregulativen Hyperparathyreoidismus tut der Anästhesist gut daran, sich auf einen zeitlich und präparativ sehr ausgedehnten Eingriff vorzubereiten. Bei kompensiertem Hyperkalziämiesyndrom ist keine besondere Art der Allgemeinanästhesie indiziert oder kontraindiziert (13, 15), wir möchten aber im Zweifelsfall wie PARAVICINI et al. (11) die verschiedenen Formen der Neuroleptanalgesie empfehlen.

Die Intubation mit Niederdruckcufftuben ist angezeigt, da der Patient in den meisten Fällen (lange Operationsdauer, Auskühlung, Mediastinotomie, unvorhersehbare Wirkungen von nichtdepolarisierenden Muskelrelaxanzien) postoperativ nachbeatmet werden sollte. Wer nicht nachbeatmen will, da z. B. ein Adenom auf Anhieb gefunden wurde, verwendet vorteilhaft einen Nervstimulator, um das Ausmaß einer Relaxierung vor der Extubation zu beurteilen.

Die Verwendung depolarisierender Muskelrelaxanzien zur Intubation wird in der Literatur nicht abgelehnt. Es soll aber darauf hingewiesen werden, daß nach länger bestehendem HPT oder extraparathyreogenem Hyperkalziämiesyndrom Muskelatrophien vom Becken- und Schultergürteltyp vorkommen können (1), so daß im Zweifelsfall auch bei der Intubation auf depolarisierende Muskelrelaxanzien verzichtet werden sollte.

Obwohl sich die kardiale Symptomatik des Hyperkalziämiesyndroms nach Normalisierung des Kalziumstoffwechsels in der Regel zurückbildet, ist es vorteilhaft, bei anhaltenden atrioventrikulären Überleitungsstörungen präoperativ einen passageren Schrittmacher zu legen (15).

Perioperative hypertensive Zustände kommen häufig vor, da die Hypertonie eines der Symptome des hyperkalziämischen Syndroms darstellt. Krisenhafte Blutdruckerhöhungen sind aber selten. Wir haben in den letzten Jahren die Erfahrung gemacht, daß ein kompensiertes Hyperkalziämiesyndrom, welcher Ätiologie auch immer (Serumkalzium 2,7 - 3,7 mmol/l), für die Anästhesie keinerlei Probleme bietet.

Warum sprechen wir dann überhaupt von einem Risikopatienten beim Hyperkalziämiesyndrom? Dies ist sicher dann berechtigt, wenn hyperkalziämiebedingte Organschäden (Niereninsuffizienz,

peptische Ulzera, Pankreatitis) im Vordergrund stehen, oder
wenn ein Patient in einer hyperkalziämischen Krise (heute sicher extrem selten) operiert werden muß.

Die perioperative Mortalität durch Komplikationen der Grunderkrankung bei 95 Patienten mit Epithelkörperchenhyperplasie (beobachtet während eines längeren Zeitraums) lag nach Untersuchungen von WANG et al. bei 4 % (17), wobei kein Patient in einer hyperkalziämischen Krise operiert wurde. KASWIN et al. (8) berichten von "Nullmortalität" bei 196 Patienten mit primärem Hyperparathyreoidismus.

3.4 Postoperative Überwachung
Vorbestehende irreversible Organstörungen werden natürlich durch die Operation nicht beseitigt und können postoperativ zu Komplikationen führen. Dazu gehören:

Das postoperative Nierenversagen bei schwerer organischer Niereninsuffizienz (Nephrokalzinose),
die arterielle Hypertension durch generalisierte Arteriosklerose und (selten) die akute postoperative Pankreatitis. Sie tritt in ca. 10 % der Fälle mit Hyperkalziämiesyndrom und gleichzeitig bestehender chronischer Pankreatitis auf. Ihr Verlauf ist meist dramatisch (8).

Nach erfolgreicher Exstirpation eines Adenoms oder effektiver subtotaler oder radikaler Parathyreoidektomie beginnt das Serumkalzium innerhalb von Stunden nach dem Eingriff zu fallen. Der Abfall kann sehr progredient (innerhalb von 4 - 12 h fällt das Serumkalzium in den unteren Referenzbereich oder darunter (1)) oder verzögert sein (Tiefpunkt am zweiten oder dritten postoperativen Tag). Die Hypokalziämie ist am ausgeprägtesten nach Adenomexstirpation mit Supprimierung der übrigen Epithelkörperchen. Nach lange bestehendem Hyperparathyreoidismus kann das Skelettsystem rasch große Mengen an Kalzium aufnehmen ("hungrige Knochen"), weshalb neben der Hypokalziämie häufig mit einem zusätzlichen Magnesiummangel gerechnet werden muß (1).

Die Hypokalziämie infolge rascher Kalziumaufnahme durch das Skelett kann durch prophylaktische, präoperative Vitamin-D-Gabe verhindert werden.

Milde Formen der postoperativen Hypokalziämie bedürfen bei ausreichender oraler Kalziumzufuhr (50 mmol Kalzium/Tag, entsprechend 2 g) keiner weiteren Therapie. In schweren Fällen (ausgeprägte Parästhesien oder tetanische Anfälle) werden 10 - 25 mmol Kalzium/Tag zusammen mit den Infusionslösungen intravenös verabreicht (1). (Beispiel: 5 - 10 Ampullen 10%ige Kalziumglukonatlösung zusammen mit phosphatfreien Lösungen über 24 h intravenös.) Zusätzlich kann die orale (oder selten parenterale) Gabe von Cholecalciferol oder Dihydrotachysterol notwendig werden (s. Tabelle 3). Bei schwerer Niereninsuffizienz ist eine Hydroxylierung von Cholecalciferol nicht möglich. Es ist dann vorteilhaft, einen biologisch aktiven Wirkstoff (1,25-Dihydroxycholecalciferol oder entsprechende Analoga, z. B. EinsAlpha oder Rocaltrol zu geben. Ein Magnesiumdefizit wird bei ausreichender Nierenfunktion und niedriger renaler Magnesiumausscheidung durch tägliche orale oder parenterale Substitution von 40 - 60 mmol Magnesium vermieden.

Wird trotz aufwendiger Exploration kein Epithelkörperchenadenom oder kein hyperplastisches Epithelkörperchen gefunden (ektopischer Adenomsitz), so bleibt der Hyperparathyreoidismus und damit das Hyperkalziämiesyndrom postoperativ bestehen (persistierender Hyperparathyreoidismus). Dann ist die postoperative Therapie natürlich ganz darauf zu konzentrieren, eine hyperkalziämische Krise zu vermeiden und den Patienten bis zum Zweiteingriff (3) im Stoffwechselgleichgewicht zu halten. Hier werden Anästhesisten und Internisten das weitere Therapiekonzept gemeinsam besprechen.

3.5 Regulativer renaler (sekundärer) Hyperparathyreoidismus
Die renale Osteopathie bei terminaler Niereninsuffizienz wird durch einen regulativen Hyperparathyreoidismus verursacht. Ist das Fortschreiten der Mineralisationsstörung des Skeletts konservativ nicht zu verhindern, kann die subtotale Parathyreoidektomie indiziert sein. Häufig wird - zur besseren Beherrschung eines rezidivierenden HPT - Epithelkörperchengewebe in einen Unterarm autotransplantiert.

Anästhesievorbereitung, Narkose und postoperative Nachsorge stehen nicht unter dem Zeichen des Hyperkalziämiesyndroms, sondern unter dem der Niereninsuffizienz mit regelmäßiger Dialyse, Hypertonie, Anämie und metabolischer Azidose. Bei der Narkose sollte auf Substanzen mit vorwiegend renaler Elimination verzichtet werden. Beim Überhang von Muskelrelaxanzien wird großzügig nachbeatmet.

Postoperativ sind tetanische Krisen häufig. Kalzium und Vitamin D3 (wegen der Niereninsuffizienz besser 1α-Hydroxycholecalciferol, EinsAlpha, Rocaltrol) sind häufig für drei bis vier Wochen notwendig (1, 8).

4 Das nichtparathyreogene Hyperkalziämiesyndrom

4.1 Fallbericht
Eine 45jährige Patientin wird wegen eines osteolytischen Prozesses im Bereich HWK 6/7 bei metastasierendem Mammakarzinom zur Spondylodese überwiesen. Im gesamten Skelett finden sich osteolytische Metastasen. Eine beginnende neurologische Symptomatik läßt die Operation dringlich erscheinen. Der Anästhesist veranlaßt die bis dahin nicht durchgeführte Kalziumbestimmung (3,3 mmol/l). Die Hyperkalziämie war bis dahin asymptomatisch. Zum internistischen Konsil wird der zufällig vorbeikommende Kardiologe gebeten, der von seiten des Herzens keine Komplikationen erwartet und die Patientin für "narkosefähig" erklärt (erwartet wurde von den Internisten eine perioperative Betreuung der Patientin zur Vermeidung eines symptomatischen Hyperkalziämiesyndroms). Die Spondylodese verlief ohne Besonderheiten.

Tabelle 4. Das Hyperkalziämiesyndrom im Rahmen maligner Erkrankungen (1, 2, 4, 10, 15, 18)

Malignome mit osteolytischen Skelettmetastasen:
Mammakarzinom
Multiple Myelome
Lymphome
Leukämien

Malignome ohne Skelettmetastasen:
Hypernephroides Nierenkarzinom
Pankreaskopfkarzinom
Plattenepithelkarzinome (Lunge, Ösophagus, Cervix uteri, Kopf-Hals-Bereich)
Pankreas-Paratynome

Sonderformen:
Multiple endokrine Neoplasie (MEN I, II, III)

Pathogenese:
Osteoklastenaktivierender Faktor (OAF)
Andere osteolytische humorale Faktoren
Ektopische Parathormonbildung
Prostaglandine

Der Patientin wurde aber gleichzeitig nach lokaler Tumorexzision eine Silikonmammaprothese implantiert. Hier entwickelte sich drei Tage später ein ausgedehntes Hämatom, welches notfallmäßig ausgeräumt werden sollte. Wiederum veranlaßte der Anästhesist eine Kalziumbestimmung (3,7 mmol/l). Jetzt wurde auf einem internistischen Konsil zur weiteren Versorgung der Patientin durch einen Endokrinologen bestanden. Als dieses sich aus organisatorischen Gründen verzögerte und die Chirurgen auf die Hämatomausräumung drängten, wurde die Patientin in den Aufwachraum übernommen und nach Legen eines Dauerkatheters und eines zentralvenösen Zugangs mit einer forcierten Diurese begonnen. Gleichzeitig wurden 100 mg Prednisolon gegeben. Das Kalzium konnte innerhalb von 6 h auf 3,3 mmol/l gesenkt werden. Das Hämatom wurde ausgeräumt und die Patientin bis zum vorläufigen Abschluß der chirurgischen Therapie auf der anästhesiologischen Intensivstation weiter betreut.

4.2 Die Aufgabe des Anästhesisten beim extraparathyreogenen Hyperkalziämiesyndrom

Maligne Erkrankungen sind die häufigsten Ursachen für ein Hyperkalziämiesyndrom (70 % der Fälle). Eine hyperkalziämische Krise tritt aber nicht so oft auf wie beim nichtregulativen HPT (2). Eine Übersicht über Ätiologie und Pathogenese zeigt Tabelle 4.

Es ist sicher nicht übertrieben, wenn Anästhesisten bei der präoperativen Vorbereitung dieser Patienten im Rahmen großer tumorchirurgischer Eingriffe, auch bei Staging-Laparotomie und

Versorgung pathologischer Frakturen an ein Hyperkalziämiesyndrom - und wenn dieses vorhanden ist, an eine symptomatische Kalziumsenkung - denken und eine Kalziumbestimmung veranlassen, wie unser obiger Fallbericht belegt.

5 Notfall- und Intensivtherapie bei hyperkalziämischer Krise zur Operationsvorbereitung

Ein Hyperkalziämiesyndrom kann innerhalb einer sehr unterschiedlichen Zeitdauer zum Versagen einer größeren Anzahl wichtiger Organe führen (Niere, Herz, ZNS). Man spricht von hyperkalziämischer Krise oder toxischer Hyperkalziämie. Ohne entsprechende Therapie liegt die Mortalität bei 100 %. Der Schweregrad einer hyperkalziämischen Krise hängt nicht allein vom Ausmaß der Hyperkalziämie ab, sondern ebensosehr von Dehydratation, Hypokalie, Azidose und Niereninsuffizienz (1, 7, 15, 16, 18). Die Dekompensation eines Hyperkalziämiesyndroms zur hyperkalziämischen Krise ist jederzeit möglich (19).

Beherrschung einer hyperkalziämischen Krise als präoperative Vorbereitung eines Patienten zur (subtotalen) Parathyreoidektomie oder Adenomexstirpation ist häufig gemeinsame Aufgabe von Anästhesisten, Internisten und Chirurgen. Wir gehen davon aus, daß heute ein Patient nur noch in Ausnahmefällen während einer hyperkalziämischen Krise operiert werden muß. Wird ein solches Ereignis diagnostiziert, so haben Anästhesisten und Internisten 24 - 48 h Zeit, um die Krise zu beherrschen und dem Chirurgen einen Patienten im Stoffwechselgleichgewicht anzuvertrauen (7).

Die klinische Symptomatik ist in Tabelle 5 dargestellt. Es herrscht bei allen Experten Einigkeit über die Art der der zu ergreifenden Maßnahmen zur Beherrschung einer hyperkalziämischen Krise, aber nicht über Reihenfolge, Dosierung und Wirksamkeit: So ist Kalzitonin sicher eines der nebenwirkungsärmsten Medikamente in dieser Notfallsituation, und von manchen Autoren wird sein Einsatz an den Anfang der Therapiemaßnahmen gestellt. Die Wirksamkeit von Kalzitonin ist für alle Formen der Hyperkalziämie zwar erwiesen, oft bleibt sie aber aus oder ist enttäuschend (7), weshalb Kalzitonin nur als Adjuvans empfohlen wird.

Jede Notfalltherapie einer hyperkalziämischen Krise beginnt mit der Normalisierung der Flüssigkeitsräume (Rehydratation) und Kaliumsubstitution. Allein nach Infusion mehrerer Liter isotoner Elektrolytlösung (0,9%ige NaCl-Lösung, Ringer-Laktatlösung) kann das Serumkalzium um 0,5 - 0,75 mmol/l gefallen sein (1, 7, 8, 15, 16, 18). Eine Überwässerung wird durch Kontrolle des ZVD vermieden. In schweren Fällen mit kardialer Symptomatik ist auch ein Pulmonalarterienkatheter indiziert (1). Die Kaliumsubstitution bis zu 10 mmol/h erfolgt unter laufender Kontrolle des Serumkaliums. Eine ausgeprägte metabolische hyperchlorämische Azidose sollte nicht sofort mit alkalisierenden Lösungen behandelt werden. Der Organismus kompensiert diese Störung mit abnehmendem Serumkalzium von allein.

Tabelle 5. Hyperkalziämische Krise (1, 2, 6, 7, 14, 15, 16, 18, 19)

Serumkalzium
In der Regel über 4 mmol/l (Eintritt einer Krise hängt aber nicht allein von der Höhe der Ca^{++}-Konzentration im Serum ab).

Niere
Polyurie geht in Oligo-Anurie über; hyperkalziämische Nephropathie (Nephrokalzinose), Zunahme der Niereninsuffizienz, Urämie, Azotämie.

Gastrointestinaltrakt
Anorexie, Übelkeit, unstillbares Erbrechen, Oberbauchschmerzen.
Besondere Ausprägung: Duodenalulzera (Blutung),
                      Pankreatitis (akuter Schub).

Herz, Kreislauf
Hypertonie, Bradykardie, AV-Blockierung, ventrikuläre Extrasystolen, Verkürzung der QoTc-Zeit, Sensibilisierung des Herzens gegenüber Digitalis.

ZNS
Neuropsychiatrische Veränderungen: hyperkalziämisches Durchgangssyndrom: Antriebsarmut
Depressive Verstimmung, Benommenheit, Somnolenz, Koma oder: gesteigerte Aggressivität, Wahnsymptome, starker Kopfschmerz

Homöostase
Isotone oder hypertone Dehydratation, Kaliummangelsyndrom, metabolische hyperchlorämische Azidose.

Nach Rehydratation ist die forcierte Diurese die wichtigste Akutmaßnahme bei der hyperkalziämischen Krise, vorausgesetzt die Nierenfunktion ist ausreichend. Es erstaunt, daß oft auch bei mäßig eingeschränkter Nierenfunktion eine forcierte Diurese durchführbar ist (bis zu einer Kreatininclearance von 20 ml/min). Es werden große Flüssigkeitsmengen (6 - 18 l/24 h einer 0,9%igen NaCl-Lösung (8)) und hohe Furosemiddosen (bis zu 100 mg/h, in der Regel 100 mg alle 2 h (1, 7, 15, 18)) gegeben. Die Gefahr von Hypokalie, Hypomagnesiämie und Volumenüberladung zwingen zu aufwendiger Überwachung der Patienten (zentralvenöser Katheter, Pulmonalarterienkatheter, stündliche Urinausscheidung, regelmäßige Kontrolle von Elektrolyten in Serum und Urin). Bei schweren Formen der Niereninsuffizienz verbietet sich eine forcierte Diurese.

Hämodialyse und Peritonealdialyse sind wirksame Methoden, die Serumkalziumkonzentration zu senken. Die Anwendung ist nicht unproblematisch. Bei kalziumfreiem Dialysat kann der Abfall des Serumkalziums zu rasch eintreten (Herzinsuffizienz), nach Ende der Dialyse kann es sehr rasch zum Wiederauftreten der Hyperkalziämie kommen (15). Das Verfahren eignet sich aber gut zur symptomatischen Kalziumsenkung während der Operationsvorberei-

Tabelle 6. Therapie der hyperkalziämischen Krise (1, 6, 7, 8, 14, 15, 16, 18)

Rehydratation: Mehrere Liter isotone Elektrolytlösung (isotone NaCl-Lösung, Ringer-Laktatlösung)
Kaliumsubstitution, Überwachung von ZVD und Urinausscheidung.

Forcierte Diurese: Sichere Therapie bei ausreichender Nierenfunktion. 6 - 10 l isotone NaCl-Lösung pro Tag. Lasix 100 mg alle 2 h, Kaliumsubstitution bis zu 10 mmol/h.

Hämodialyse, Peritonealdialyse

Kalzitonin: 500 ml isotone NaCl-Lösung + 4 Ampullen Calcitonin-Sandoz (400 E) + 20 ml Humanalbumin oder Gelatine. Infusion über 24 h.

Mithramycin: Einmalige Dosis, 25 µg/kg KG als mehrstündige Infusion.

Phosphatinfusion (Goldsmithsche Lösung). Anwendung in der Regel nicht mehr nötig, gefährlich, nur als Ultima ratio. 100 mmol Phosphat in 12 - 16 h.

Kortikosteroide, Indomethazin, Acetylsalicylsäure nur bei bestimmten Formen der Tumorhyperkalziämie wirksam.

---

tung zur Parathyreoidektomie und macht in vielen Fällen eine intravenöse Phosphatinfusion überflüssig.

Kalzitonin (Lachs-Kalzitonin, Calcitonin-Sandoz) ist ein nebenwirkungsarmes Adjuvans mit oft (aber nicht immer) guter Wirksamkeit bei HPT, malignen Erkrankungen und Vitamin-D-Intoxikation. Nach längerer Anwendung wird ein Escape-Phänomen beobachtet. Es besitzt außerdem eine analgetische Wirksamkeit, die zur Dämpfung von Knochenschmerzen vorteilhaft ist. Die Dosierungsempfehlungen sind uneinheitlich:
5 - 10 E/kg KG, verteilt auf zwei bis vier Einzelinjektionen i.m., subkutan oder als Kurzinfusion (Sandoz Kurzmonographie).
8 E/kg KG alle 6 h als Kurzinfusion (1).
100 E alle 4 - 6 h subkutan oder intravenös (18).
4 - 8 E/kg KG in wiederholten Einzeldosen (7).
Wir haben deshalb eine mittelhohe Dosierung in eine praktikable Form gebracht (Tabelle 6).

Obwohl nur nützliches Adjuvans, sollte Kalzitonin mit Beginn der Rehydratationstherapie infundiert werden.

Mithramycin, ein osteoklastenhemmendes Zytostatikum, ist neben forcierter Diurese und Hämodialyse eine unserer wirksamsten Waffen gegen die Hyperkalziämie bei allen Formen des Hyperkalziämiesyndroms und der hyperkalziämischen Krise. 25 µg/kg KG als einmalige Dosis (mehrstündige Infusion) korrigieren eine Hyperkalziämie innerhalb von 48 h. Der Effekt hält in der Regel einige Tage an. Wiederholte Verabreichung ist möglich, aber wegen der kumulierenden Toxizität (Knochenmarks-, Leber-, Nierenschäden) nicht unproblematisch (1).

Die intravenöse Gabe von wasserlöslichem anorganischem Phosphat ist eine sehr effektive Maßnahme zur Senkung der Kalziumkonzentration; wegen gefährlicher Nebenwirkungen wird sie von den meisten Autoren jedoch nur noch als Ultima ratio empfohlen. Über Erhöhung des Reaktionsproduktes Kalzium und Phosphat wird Kalziumphosphat sowohl im Knochen als auch in extraossären Geweben abgelagert (Weichteilverkalkungen). Verstärkung des Nierenversagens, ja Todesfälle wurden beschrieben (1). Eine einmalige Anwendung von 100 mmol Phosphat (verschiedene Phosphatpuffer werden empfohlen) kann dann als Operationsvorbereitung vertreten werden, wenn alle anderen kalziumsenkenden Maßnahmen unwirksam oder unmöglich sind. In einer Serie von 196 Patienten mit pHPT mußten KASWIN et al. nur einmal zur Phosphatinfusion greifen (8).

Kortikosteroide zur Kalziumsenkung sind beim pHPT ohne Effekt, wirken aber oft sehr gut bei extraparathyreogenem Hyperkalziämiesyndrom (Vitamin-D-Antagonist, Blockade des osteoklastenaktivierenden Faktors (OAF), zytostatische Wirkung). Bei einer einmaligen Dosierung von 100 mg Prednisolon beträgt die Ansprechzeit mehrere Tage (1).

Indomethazin und Acetylsalicylsäure können bei bestimmten Formen der Tumorhyperkalziämie (E-Prostaglandine) wirksam sein (1).

Literatur

1. AURBACH, G. D., MARX, S. J., SPIEGEL, A. M.: Parathyroid hormone, calcitonin and the calciferols. In: Textbook of endocrinology (ed. R. H. WILLIAMS), p. 922. Philadelphia, London, Toronto, Mexico City, Rio de Janeiro, Sydney, Tokyo: Saunders 1981

2. BECHER, R., LÖHREN, D., FIRUSIAN, N.: Die akute Hyperkalzämie als onkologische Notfallsituation. Med. Welt 31, 582 (1980)

3. BRENNAN, M. F., DOPPMAN, J. L., MARX, S. J., SPIEGEL, A. M., BROWN, E. M., AURBACH, G. D.: Reoperative parathyroid surgery for persistent hyperparathyroidism. Surgery 83, 669 (1978)

4. GROSS, R.: Durch Darm und Pankreas verursachte paraneoplastische Syndrome. Dtsch. Ärztebl. 79, 40 (1982)

5. HEHRMANN, R., KECK, E.: Erkrankungen der Nebenschilddrüsen. Dtsch. Ärztebl. 79, 42 (1982)

6. HEPP, K. D.: Entstehung und Korrektur von Störungen im Wasser-Elektrolyt- und Säuren-Basen-Haushalt bei endokrinolo-

gischen Erkrankungen. In: Wasser-Elektrolyt- und Säuren-Basen-Haushalt (eds. F. W. AHNEFELD, H. BERGMANN, C. BURRI, W. DICK, M. HALMAGYI, E. RÜGHEIMER), Klinische Anästhesiologie und Intensivtherapie, Bd. 15, p. 147. Berlin, Heidelberg, New York: Springer 1977

7. JEHANNO, C., KASWIN, D., JADAT, R., DURANTEAU, A., KASWIN, R., ECHTER, E., DUBOST, C.: Problèmes posés à l'anesthésiste réanimateur par la crise parathyroidienne aigue. Anesth. Analg. Réanim. 35, 339 (1978)

8. KASWIN, D., JEHANNO, C., JADAT, R., DURANTEAU, A., ECHTER, E., DUBOST, C.: Refléxions tirées de l'édude de 240 dossiers d'intervention en chirurgie parathyroidienne. Anesth. Analg. Réanim. 35, 321 (1978)

9. KREMER, J. G., THÜMMLER, R., FÖLDI, M.: Zum Krankheitsbild des primären Hyperparathyreoidismus. Therapiewoche 22, 739 (1972)

10. MANGER, W. M., GIFFORD, R. W.: Pheochromocytoma. Berlin, Heidelberg, New York: Springer 1980

11. PARAVICINI, D., GÖTZ, E., LOEW, H.: Anästhesie beim hyperkalzämischen Koma. Anaesthesist 29, 425 (1980)

12. PATERSON, C. R., GUNN, A.: Familial benign hypercalcaemia. Lancet 1981 II, 61

13. PENDER, J. W., FOX, M., BASSO, L. V.: Diseases of the endocrine system. In: Anaesthesia and uncommon diseases: pathophysiologic and clinical correlations (eds. J. KATZ, L. B. KADIS), p. 104. Philadelphia, London, Toronto: Saunders 1973

14. PROYE, C., SCHEREPEREL, P., CECAT, P., VANSEYMORTIER, L.: Les formes toxiques d'hypercalcémies hyperparathyroidiennes. Anesth. Analg. Réanim. 35, 333 (1978)

15. SOURON, R., BARON, D.: Aspects actuels de l'anesthésie-réanimation de la chirurgie de l'hyperparathyroidie. Anesth. Analg. Réanim. 35, 307 (1978)

16. SPIEGEL, P.: Die toxische Hyperkalzämie. Intensivbehandlung 7, 77 (1982)

17. WANG, C.-A., CASTLEMAN, B., COPE, O.: Surgical management of hyperparathyroidism due to primary hyperplasia. Ann. Surg. 195, 384 (1982)

18. ZIEGLER, R.: Das hyperkalzämische Syndrom. Inform. Arzt 10, 25 (1982)

19. ZIEGLER, R., MINNE, H., BELLWINKEL, S.: Die hyperkalzämische Krise als internistische Notfallsituation. Therapiewoche 22, 4393 (1972)

Vorbereitung und Durchführung der Anästhesie bei Funktionsstörungen des Nebennierenmarks

Von D. Balogh

I Einleitung

Eine Unterfunktion des Nebennierenmarks ist so gut wie unbekannt und kommt selbst bei beidseitiger Adrenalektomie nicht vor (9). Offensichtlich genügt die Katecholaminbildung in den chromaffinen Zellen des sympathischen Nervengewebes, so daß weder in Ruhe noch im Streß Mangelsymptome auftreten.

Wenn wir von Funktionsstörungen des Nebennierenmarks sprechen, müssen wir uns vor allem mit dem Phäochromozytom befassen. Erhöhte Plasmakatecholaminspiegel, wie z. B. bei Apallikern oder Verbrennungspatienten, sind für die Anästhesie ohne besondere Bedeutung.

Phäochromozytome sind katecholaminproduzierende Tumoren des chromaffinen Gewebes. Etwa 90 % davon entwickeln sich im Nebennierenmark, weitere Lokalisationen sind der Grenzstrang des Sympathikus, das Zuckerkandl-Organ an der Aortenbifurkation, die Harnblase, die Gonaden, das Pankreas und das Glomus caroticum (9). Auffallend ist außerdem eine familiäre Häufung, es scheint autosomal dominant vererbbar zu sein (11), was bei der Anamnese während der Präanästhesievisite beachtet werden sollte. Außerdem ist das Phäochromozytom häufig mit verschiedenen Syndromen, wie der Recklinghausschen Neurofibromatose, der Hippel-Lindauschen Erkrankung, dem Sturge-Weber-Syndrom und der tuberösen Sklerose vergesellschaftet (11).

Das Phäochromozytom ist für den Anästhesisten in mehrfacher Hinsicht von Bedeutung.

1. Vor allem besteht das Problem der Anästhesie zur Entfernung des Tumors. In diesem Fall sind alle Risikofaktoren bekannt, alle vorbereitenden Maßnahmen können getroffen werden und das Anästhesieverfahren kann genau geplant werden (1, 3, 6, 8, 10).

2. Ein weiteres Problem ist die Sectio caesarea bei Phäochromozytompatientinnen. Eine Spontangeburt ist beim Phäochromozytom auf jeden Fall zu vermeiden, da jede Drucksteigerung im Abdomen zu einer hypertonen Krise führen kann. Häufig wird ein Phäochromozytom erst während der Gravidität manifest, da sowohl die hormonelle Umstellung als auch die Druckänderung im Abdomen zu gesteigerter Katecholaminausschüttung führen kann (2, 7).

3. Undiagnostizierte Phäochromozytome können die Ursache schwerster Anästhesiezwischenfälle darstellen. Bei Einleitung der Narkose, insbesondere bei der Intubation, aber auch während abdomineller Eingriffe kann es zu einem fulminanten Blutdruckanstieg, zu zerebralen Blutungen, zu schwersten Arrhythmien und

schließlich zum unbeherrschbaren Lungenödem kommen. Die massive Katecholaminfreisetzung kann auch zu einem Temperaturanstieg führen (DD: Maligne Hyperthermie). Bei intraoperativen Blutdruckkrisen, die weder durch eine oberflächliche Anästhesie noch durch vorher verabreichte Pharmaka zu erklären sind, sollte man an ein Phäochromozytom denken. Die wichtigste Maßnahme besteht in der Drucksenkung; wobei Nitroprussidnatrium leichter steuerbar ist als der Alphablocker Phentolamin. Auch Nitroglyzerin kann verwendet werden, besonders bei Rechtsherzinsuffizienz (1, 3, 6). Kardiale Rhythmusstörungen können mit Lidocain oder Betablockern behandelt werden. Wenn irgend möglich, sollte die Operation abgebrochen werden. Eine sorgfältige Anamnese bei der Präanästhesievisite kann solche bedrohlichen Zwischenfälle zum Teil verhindern. Jede ungeklärte Hypertonie muß präoperativ internistisch abgeklärt werden. Bei einem Phäochromozytom in der Familienanamnese sollte die Vanillinmandelsäure im 24-Stunden-Harn sowie die Katecholamine im Plasma und im 24-Stunden-Harn bestimmt werden.

II Behandlung

Wird ein Phäochromozytom diagnostiziert, so muß der Tumor operativ entfernt werden. Nur in den letzten Monaten der Gravidität wird man sich zu einer konservativen symptomatischen Behandlung entschließen (7).

Bei der Behandlung des Phäochromozytoms unterscheiden wir eine präoperative, eine intraoperative und eine postoperative Phase.

1. Operationsvorbereitung

Die Blockade der Alpharezeptoren erscheint heute die sicherste Methode, das OP-Risiko möglichst klein zu halten. Phenoxybenzamin ist für die orale Vorbereitung bestens geeignet. Die übliche Dosis beträgt zu Beginn 20 mg/Tag und kann bei Bedarf bis 200 mg/Tag gesteigert werden. Mit der präoperativen Alphablockade sollte wenigstens eine Woche vor der Operation begonnen werden. Bei den Patienten mit Phäochromozytom besteht häufig ein chronischer Volumenmangel, der durch die noradrenalinbedingte Vasokonstriktion verursacht wird. Die Alpharezeptorenblockade bedingt eine Vasodilatation, die wiederum zu einer funktionellen Hypovolämie führt; kompensatorisch strömt Plasma ins Gefäßsystem und der Hämatokrit sinkt. Unsere Aufgabe ist es, das normale Blutvolumen wiederherzustellen, also bei Bedarf schon präoperativ zu transfundieren, um physiologische Ausgangswerte zu erreichen. Bei längerer Alphablockierung wird sich das zirkulierende Blutvolumen von selber normalisieren; reichlich Flüssigkeit und kochsalzreiche Nahrung werden dazu beitragen. Die Einstellung ist dann optimal, wenn der Blutdruck sich in normalen Grenzen bewegt und der Patient keine orthostatischen Beschwerden hat (1, 3, 6, 8).

Phenoxybenzamin hat eine Wirkungsdauer von über 24 h, sollte also am Tag vor der Operation nicht mehr gegeben werden, damit postoperativ die Alpharezeptorenblockade weitgehend abgeklungen ist (1, 3, 11).

Akut auftretende Blutdruckkrisen können mit Phentolamin 30 - 500 µg/min kupiert werden. In den letzten Jahren hat sich Natriumnitroprussid jedoch besonders gut zur Blutdrucksenkung bewährt, da es aufgrund der kurzen Wirkungsdauer leicht steuerbar ist. Es hat eine direkte Wirkung auf die glatte Gefäßmuskulatur, insbesondere der Arteriolen. Im Gegensatz zum Phentolamin kommt es zu keiner Tachyphylaxie (7, 8).

Wenn eine Arteriographie geplant ist, sollte die Alpharezeptorenblockade unbedingt vorher beginnen, da die rasche Injektion des hypertonen Kontrastmittels zur plötzlichen Katecholaminfreisetzung führen kann; bleibt eine Blutdruckerhöhung aus, ist gleichzeitig ein indirekter Test einer ausreichenden Alphablockade gegeben. Betablocker werden wesentlich seltener benötigt, da es sich in einem Großteil der Fälle um noradrenalinproduzierende Tumoren handelt (11). Leidet der Patient jedoch infolge einer Betarezeptorenstimulation durch Adrenalin an Tachykardien und Arrhythmien, so ist die Vorbehandlung mit Propranolol oder dem kürzer wirkenden Pindolol indiziert. Manche Anästhesisten fürchten den Summationseffekt der negativ inotropen Wirkung der Betablocker mit dem Narkotikum und setzen die Betablocker am Tag vor der Operation ab (1, 3, 6, 8).

Eine neue Substanz - Labetolol - wurde in letzter Zeit auch zur Vorbereitung von Phäochromozytompatienten verwendet. Das Präparat besitzt eine alpha- und betablockierende Wirkung und kann sowohl oral als auch intravenös verabreicht werden. Die Tagesdosis liegt bei etwa 200 - 250 mg. Die Wirkungsdauer beträgt etwa 12 h (7).

Eine weitere Behandlungsmethode, die jedoch keine weite Verbreitung gefunden hat, ist die Gabe von Alphamethyltyrosin, womit indirekt die Katecholaminsynthese vermindert werden kann. Alphamethylthyrosin blockiert die Tyrosinhydroxylase, so daß die Umwandlung von Tyrosin zu Dopa gehemmt wird und somit weniger Katecholamine gebildet werden (4).

Ich habe der Operationsvorbereitung so breiten Raum gewidmet, da mit einer adäquaten Sympathikusblockade und präoperativer Normalisierung des zirkulierenden Blutvolumens die meisten intraoperativen Zwischenfälle vermieden werden können.

Die präoperative sympathikolytische Therapie sollte immer mit dem Anästhesisten besprochen werden.

2. Prämedikation
Eine gute präoperative Sedierung wird generell als notwendig erachtet. Morphin sollte aufgrund einer möglichen Histaminfreisetzung vermieden werden, doch werden Pethidin, Piritramid und Fentanyl in dem Kombinationspräparat Thalamonal gerne und ohne negative Nebenwirkungen zur Vorbereitung verwendet (Tabelle 1) (1, 3, 6, 7, 11).

Dehydrobenzperidol mit seiner mäßigen alphablockierenden Wirkung erscheint besonders günstig (1, 11). Vielfach wird gefürch-

Tabelle 1

	Katecholaminfreisetzung	Histaminfreisetzung
Morphium	±	+
Pethidin	−	±
Piritramid	±	−
Fentanyl	± (PAP↑)	−

tet, daß der Blutdruckabfall nach Entfernung des Phäochromozytoms dadurch verstärkt wird. Bei adäquater Vorbereitung und Wiederherstellung einer Normovolämie ist das jedoch nicht zu erwarten. Eine gute Sedierung kann auch mit einem oralen Barbiturat erreicht werden (7).

Atropin wird als kontraindiziert angesehen, da es zu Tachykardien und Arrhythmien führen kann (1, 3, 7, 11). Will man auf Parasympathikolytika nicht verzichten, so kann Scopolamin 0,3 mg gegeben werden (1).

3. Anästhesiemethoden

Für eine sichere Narkoseführung ist eine verläßliche Überwachung notwendig, jedoch darf der Patient nicht unnütz durch das Legen verschiedener Katheter in Lokalanästhesie beunruhigt werden. Bei der Einleitung und Intubation sollte das EKG registriert und der Blutdruck mittels einer automatischen Messung (Dinamap) in Einminuten-Intervallen kontrolliert werden. Beim wachen Patienten legen wir nur eine periphere Venenkanüle. Nach erfolgter Intubation werden ein zentraler Venenkatheter, eine arterielle Kanüle zur Druckmessung, eine weitere großlumige periphere Venenkanüle und ein Blasenkatheter gelegt. Bei kardialen Risikopatienten legen wir einen Swan-Ganz-Thermodilutionskatheter zur besseren kardialen Überwachung und zu einer genauen Beurteilung des Blutvolumens (3, 7, 8).

Ein mit der speziellen Symptomatik des Phäochromozytoms vertrauter Anästhesist wird vielfach auf eine arterielle Druckmessung verzichten und auch keinen Swan-Ganz-Katheter legen, da beide Katheter eine Belastung des Patienten sind und auch ein gewisses Risiko beinhalten.

Das Ziel jedes Narkoseverfahrens muß es sein, eine Katecholaminfreisetzung zu verhindern. In der Literatur sind fast alle Anästhetika einmal zur Entfernung eines Phäochromozytoms angewandt worden, wobei sich einige besonders gut bewährt haben. Der Allgemeinnarkose wird von allen Autoren gegenüber einer rückenmarksnahen Leitungsanästhesie der Vorzug gegeben (1, 3, 4, 7, 8). Durch die gleichzeitige Blockade der Vasomotoren kommt es häufig zu einem Druckabfall, der wiederum zu einer gegenregulatorischen Katecholaminausschüttung und kardialen Komplikationen führen kann.

Tabelle 2. Katecholaminfreisetzung und Häufigkeit kardialer Arrhythmien bei gebräuchlichen Inhalationsnarkotika

	Katecholaminfreisetzung	Kardiale Arrhythmien
Halothan	−	+
Enfluran	−	−
Isofluran	−	−
Methoxyfluran	−	±
Cyclopropan	+	+
Diäthyläther	+	−

Die Anästhesieeinleitung erfolgt häufig mit Thiopental, die Narkose kann dann mit Inhalationsnarkotika (Tabelle 2) oder als Neuroleptanalgesie weitergeführt werden (2, 3, 4, 5).

Das weitverbreitete Halothan senkt mit zunehmender Narkosetiefe den Plasmakatecholaminspiegel, führt jedoch zu einer Sensibilisierung des Myokards gegen Katecholamine, so daß es häufig zu Arrhythmien kommt (1, 3, 5, 7, 8). Halothan sollte deshalb nur in Konzentrationen bis 0,5 Vol.% zusammen mit Analgetika, wie Pethidin, Piritramid und Fentanyl, verwendet werden. Besonders bewährt hat sich Enfluran. Es unterdrückt ebenso wie Halothan die Katecholaminfreisetzung, wobei jedoch nur selten Dysrhythmien beobachtet werden (5, 7, 8). Methoxyfluran wurde wegen seiner geringen kardialen Nebenwirkungen gerne verwendet, doch ist es nicht leicht steuerbar und die Aufwachzeit häufig verlängert, außerdem ist es nierentoxisch (1, 8, 11). Weiters erscheint Isofluran gut geeignet, da es eine mäßige vasodilatatorische Wirkung hat, dabei aber das Herzzeitvolumen nicht senkt und das Myokard nicht gegen Katecholamine sensibilisiert (4). Die explosiblen Inhalationsnarkotika Diäthyläther und Cyclopropan werden wohl kaum noch verwendet, beide stimulieren die Freisetzung von Katecholaminen, und das Myokard wird gegen Katecholamine sensibilisiert (10). N_2O kann uneingeschränkt verwendet werden, die Senkung des HZV muß jedoch beachtet werden.

Die Neuroleptanalgesie wird vielfach als die ideale Anästhesiemethode bei Phäochromozytomentfernung angesehen, da es selten zu Arrhythmien kommt (3, 7, 10). Übereinstimmend mit anderen Autoren konnten wir jedoch in einer eigenen Studie zeigen, daß bei klinisch ausreichender Narkosetiefe intraoperativ ein kontinuierlicher Anstieg von Noradrenalin erfolgt und daß auch das Adrenalin postoperativ bei NLA signifikant höher ist als bei gleichen Eingriffen in Halothannarkose. Die Neuroleptanalgesie erscheint uns deshalb zur Phäochromozytomoperation nur in Kombination mit einem Inhalationsnarkotikum, wie z. B. Enfluran, geeignet, besonders da DHB nur in niedriger Dosierung verabreicht werden soll, will man hypotone Krisen nach Entfernung des Tumors vermeiden.

Als Muskelrelaxans (Tabelle 3) eignet sich Alcuronium in einer Initialdosierung von 0,2 mg/kg KG besonders gut. Nach 3 min Beatmung mit Maske kann der Patient ohne Husten intubiert werden (7).

Tabelle 3. Gebräuchliche Muskelrelaxanzien und ihre Nebenwirkungen auf das vegetative Nervensystem

	Sympathikomimetisch	Parasympathikolytisch (atropinähnlich)	Parasympathikomimetisch	Histaminfreisetzung
Succinylcholin	+ (RR↑)	∅	++ (Salivation)	++
d-Tubocurarin	∅	∅	∅	+++
Gallamin	∅	+++	∅	∅
Pancuronium	+ (NA↑)	+	∅	(+)
Alcuronium	∅	(+)	∅	(+)

Wenn der Patient anamnestisch unter Tachykardien und Arrhythmien gelitten hat, injizieren wir 100 mg Xylocain intravenös vor der Intubation, um kardiale Komplikationen zu vermeiden. Auf Succinylcholin kann verzichtet werden, wenngleich das Muskelfibrillieren durch die Vorgabe eines kompetitiven Relaxans verhindert werden kann; die Histaminfreisetzung wird jedoch nicht unterbunden (5, 7, 8, 11).

d-Tubocurarin wird wegen der Histaminausschüttung, Gallamin wegen seiner anticholinergen Wirkung nicht verwendet (3, 8, 11). Wir vermeiden auch Pancuronium, da es den Sympathikotonus steigert.

Um allen zu erwartenden Zwischenfällen rasch begegnen zu können, empfiehlt es sich, folgende Medikamente vorzubereiten: Natriumnitroprussid mit Tropfenzähler zur Behandlung hypertoner Krisen. Zur Therapie tachykarder ventrikulärer Rhythmusstörungen Lidocain, für supraventrikuläre Rhythmusstörungen sollte ein Betablocker, z. B. Pindolol, verwendet werden.

Der Blutdruckabfall nach Abklemmen der Tumorvenen kann bei guter präoperativer Vorbereitung meist mit zusätzlicher Infusion von Humanalbumin, Plasmaexpandern und Blutkonserven bekämpft werden. Eine Noradrenalininfusion 8 mg in 500 ml Glukose 5 % sollte jedoch bereitgestellt werden.

4. Postoperative Überwachung

Die Überwachung muß postoperativ über 24 h ebenso lückenlos wie intraoperativ durchgeführt werden. Ein systolischer Blutdruck von 100 mm Hg ist meist ausreichend, wichtig ist eine adäquate stündliche Harnausscheidung. Nach beidseitiger Adrenalektomie muß der Patient mit Hydrokortison substituiert werden.

Sollte weder durch Volumenzufuhr noch durch Noradrenalininfusion ein ausreichender Blutdruck erreicht werden, muß an eine myokardiale Schädigung durch die hohen Katecholaminspiegel gedacht werden. KUMAR und ZSIGMOND empfehlen für einen solchen Fall den Einsatz der Aorten-Ballonpumpe (6). In diesem Fall erscheint ein Swan-Ganz-Thermodilutionskatheter besonders wichtig, um die Herzfunktion genau beurteilen zu können.

Durch die exakte Kenntnis der Wirkungsweise der Katecholamine hat das Phäochromozytom seinen Schrecken verloren. Für eine optimale Narkoseführung muß vor allem die Wirkung aller verwendeten Medikamente auf das vegetative Nervensystem beachtet werden. Ungünstig erscheint die Kombination allzu vieler Präparate, dadurch wird die Beurteilung von kardiovaskulären Zwischenfällen erschwert. Wird eine Steigerung des Sympathikotonus vermieden, so hat jeder Anästhesist die Möglichkeit, zwischen verschiedenen Anästhesieformen zu wählen, die alle die Stabilität des kardiovaskulären Systems gewährleisten. Entscheidend sollte nach Beachtung aller vorher erwähnten Kriterien die Erfahrung des Anästhesisten mit einem speziellen Narkoseverfahren sein. Experimente mit unbekannten Anästhesiemethoden sollten bei Phäochromozytomentfernungen sicher nicht gemacht werden.

Literatur

1. BINGHAM, W., ELIOTT, J., LYONS, S. M.: Management of anaesthesia for phaeochromocytoma. Anaesthesia 27, 49 (1972)

2. BURGES, G. E., COOPER, J. R., MARINO, R. J., PENLER, M. H.: Anesthetic management of combined caesarean section and excision of phaeochromocytoma. Anesth. Analg. 57, 279 (1978)

3. DESMONTES, J. M., LE HONELLER, J., REMOND, P., DURALDESTIN, D.: Anesthetic management of patients with phaeochromocytoma. Brit. J. Anaesth. 49, 991 (1977)

4. HARRISON, J., SARGENT, R., EGGERS, G. W. N.: Removal of bilaterial pheochromocytoma using isoflurane anesthesia. Miss. Med. 79, 145 (1982)

5. JANECZO, G. F., IVANKOVICH, A. D., GLISSON, S. N., HEYMAN, H. J., EL-ETR, A. A., ALBRECHT, R. F.: Enflurane anesthesia for surgical removal of pheochromocytoma. Anesth. Analg. 56, 62 (1977)

6. KUMAR, S. M., ZSIGMOND, E. K.: Anesthetic management of pheochromocytoma. Anesth. Rev. 5, 14 (1978)

7. NEUHAUS, R., WEITZEL, H., EISENBACH, G. M., LIPS, U., ZENZ, M.: Das Phäochromozytom in der Schwangerschaft - Pathophysiologie und Behandlungsmöglichkeiten. Geburtsh. u. Frauenheilk. 40, 851 (1980)

8. PRATILAS, V., PRATILA, M. G.: Anesthetic management of pheochromocytoma. Canad. Anaesth. Soc. J. 26, 253 (1979)

9. SEVER, P. S., ROBERTS, J. C., SUELL, M. E.: Phaeochromocytoma. Clin. Endocr. Metabol. 9, 543 (1980)

10. STAMENKOVIC, L., SPIERDIJK, J.: Anaesthesia in patients with phaeochromocytoma. Anaesthesia 31, 941 (1976)

11. STRINGEL, G., EIN, S. H., CREIGHTON, R., DANEMAN, D., HOWARD, N., FILLER, R. M.: Pheochromocytoma in children. An update. J. pediat. Surg. 15, 496 (1980)

Zusammenfassung der Diskussion zum Thema: „Störungen des Hypothalamus-Hypophysen-Systems"

FRAGE:
Welche diagnostischen und therapeutischen Maßnahmen sind bei Störungen der Hypophysenfunktion prä-, intra- und postoperativ durchzuführen?

ANTWORT:
Bei schon vorher bekannter Störung der Hypophysenfunktion müssen die Folgen des Hormonausfalls auf den Flüssigkeits-, Elektrolyt- und Glukosehaushalt erkannt und kompensiert werden.

Wird eine Störung nur vermutet, entscheidet die Dringlichkeit des operativen Eingriffs, ob eine ausgedehnte endokrinologische Untersuchung möglich ist. Bei dringlichen Eingriffen sollten Blutproben zur Sicherung einer späteren Diagnostik präoperativ abgenommen und tiefgefroren aufbewahrt werden.

Bei Verdacht auf Hypophysenhinterlappenstörung (Diabetes insipidus) ist eine Bestimmung von Elektrolyten und Osmolalität in Serum und Urin sowie die Bilanzierung von Flüssigkeitszufuhr und Urinausscheidung von entscheidender Bedeutung. Peri- und postoperativ ist häufig lediglich aufgrund klinischer Befunde über die Notwendigkeit einer Kortisol- und/oder ADH-Substitution (Minirin) zu entscheiden, da die Erhebung entsprechender Hormonbefunde technisch zuviel Zeit in Anspruch nimmt.

FRAGE:
Welche Richtlinien gelten für die perioperative Minirin-Substitution?

ANTWORT:
Bei vorher nicht bekanntem Diabetes insipidus kann dieses Problem nach Schädel-Hirn-Traumen oder aber bei Hypophysenoperationen überraschend auftreten. Da die nasale Applikation (Spray) bei Verletzungen des Nasenraumes nicht günstig ist, muß Minirin bei auftretender Symptomatik in derartigen Fällen intravenös substituiert werden.

Wird ein Wahleingriff bei einem Patienten mit bekanntem Diabetes insipidus durchgeführt, kann die im allgemeinen stabile Einstellung durch perioperative nasale Applikation mit Hilfe des Minirin-Sprays beibehalten werden. Eine weiterhin erhöhte Urinausscheidung kann leicht durch eine vermehrte Flüssigkeitszufuhr ausgeglichen werden.

FRAGE:
Sind Nebenwirkungen von Minirin intraoperativ zu beachten?

ANTWORT:
Von ADH-Derivaten, die zur Vasokonstriktion bei Blutungen, z. B. aus Ösophagusvarizen, eingesetzt werden, ist bekannt, daß sie konstriktiv auf die Koronararterien wirken, d. h. gefährlich für koronarkranke Patienten sein können. Diese unerwünschte Wirkung tritt allerdings erst bei wesentlich höheren Dosen auf als therapeutisch zur Substitution beim Diabetes insipidus eingesetzt werden.

FRAGE:
Woran erkennt man bei der postoperativen Substitutionstherapie (z. B. nach Hypophysenoperation), daß der Bedarf an ADH mit Minirin ausreichend gedeckt ist?

ANTWORT:
Neben einer genauen Bilanzierung der Flüssigkeitsein- und -ausfuhr kommt der Bestimmung der Osmolalität große Bedeutung zu. Harnmengen über 300 ml/h nach einer Hypophysenoperation sollten die Indikation zur ADH-Substitution darstellen. Die Diagnose eines Diabetes insipidus sollte erst gestellt werden, wenn ein kortisolbedürftiger Patient entsprechend substituiert worden ist.

FRAGE:
Welche Störungen sind für den Anästhesisten gravierender, diejenigen des Hypophysenvorderlappens oder die des Hinterlappens?

ANTWORT:
Klinisch relevant sind postoperativ Störungen des Hypophysenhinterlappens (Diabetes insipidus). Störungen des Vorderlappens sollten präoperativ bekannt und eingestellt sein.

FRAGE:
Muß nach Hypophyseneingriffen postoperativ Kortisol substituiert werden?

ANTWORT:
Lediglich in Ausnahmefällen wird keine Kortisolsubstitution nötig sein. In der Regel wird jeder Patient nach einer Hypophysenoperation postoperativ substituiert. Wegen der kurzen Halbwertszeit ist eine einmalige Dosis nicht sinnvoll, es empfehlen sich mehrere Einzeldosen oder besser eine kontinuierliche intravenöse Infusion von 200 mg Hydrokortison/die (Operationstag und erster postoperativer Tag, anschließend Reduktion bis auf die Erhaltungsdosis).

FRAGE:
Sind Besonderheiten der Narkoseführung beim transsphenoidalen gegenüber dem transkraniellen Zugang zu erwarten?

ANTWORT:
Der transkranielle Zugang ist der gefährlichere und risikoreichere, sowohl operationstechnisch als auch von der Größe des Tumors her, die zu diesem Zugang zwingt. Andererseits können beim transsphenoidalen Zugang Kreislaufreaktionen auftreten, die eine massive medikamentöse Therapie erfordern, z. B. die zusätzliche Verwendung von Inhalationsanästhetika zur NLA oder die Gabe von Betasympathikolytika.

FRAGE:
Muß bei Patienten mit Akromegalie mit Intubationsschwierigkeiten gerechnet werden?

ANTWORT:
Es ist ratsam, sich diese Patienten vorher gründlich anzusehen und Intubationshilfen (z. B. eine mullbezogene Faßzange für die Zunge) bereitzulegen. Die Empfehlung, prophylaktisch zu tracheotomieren, erscheint übertrieben. Als gute Intubationshilfe bei entsprechender Erfahrung steht heute das Fiberbronchoskop zur Verfügung.

FRAGE:
Welche Probleme können bei der Akromegalie intraoperativ auftreten?

ANTWORT:
Es treten gehäuft akute kardiale Reaktionen auf (akromegale Kardiomyopathie). Besteht präoperativ auch nur der Verdacht auf diese Kardiomyopathie, sollten zumindest sämtliche Möglichkeiten der nichtinvasiven Diagnostik ausgeschöpft werden (Echokardiographie, EKG, Belastungs-EKG usw.). Ergeben sich Hinweise auf eine Herzinsuffizienz, muß entschieden werden, ob diese durch eine weitergehende invasive Diagnostik abzuklären ist.

Störungen der Nebennierenrindenfunktion

FRAGE:
Welche diagnostischen und therapeutischen Maßnahmen sind perioperativ durchzuführen?

ANTWORT:
Störungen der Hypophysen-Nebennierenrinden-Funktion werfen, unabhängig von der Ursache, immer schwerwiegende Probleme auf. Patienten mit primärer Nebennierenrindeninsuffizienz sind in

der Regel präoperativ abgeklärt und unter einer entsprechenden Substitutionstherapie. Das perioperative Vorgehen ist einheitlich und schematisiert (Siehe Beitrag KLEY). Es ist nicht sinnvoll, mit einer Erhöhung der Kortisolsubstitution schon am Tage vor der Operation zu beginnen. Die streßgeforderte Kortisolsubstitution wird erst durch die Operation nötig. Eine spezielle Substitution der Mineralokortikoide ist nicht notwendig.

Perioperativ sollte wegen der damit verbundenen Mineralokortikoidwirkung ausschließlich Kortisol gegeben werden (keine anderen Kortikoidderivate). Die tägliche Produktion an Kortisol durch die Nebennierenrinde liegt in streßfreien Situationen bei ca. 20 mg, die empfohlene perioperative Kortisolsubstitution bei 200 mg/die.

FRAGE:
Ergeben sich spezielle Probleme beim Vorliegen eines adrenogenitalen Syndroms?

ANTWORT:
Grundsätzlich nicht, soweit man die Patienten behandelt wie bei Kortisolmangel anderer Genese. Ohne entsprechende Substitution können diese Patienten jedoch postoperativ unerwartet Probleme machen. KLEY berichtet über zwei Patienten, die nach einer Woche noch nicht aus der Narkose aufgewacht waren. Das Krankheitsbild ist nicht selten (1 : 7.000); die operative Medizin ist daher aufgefordert, auch an das Vorliegen eines adrenogenitalen Syndroms zu denken. Die Patienten müssen wie ein Morbus Addison behandelt werden.

FRAGE:
Wann muß bei Patienten mit iatrogener Nebennierenrindeninsuffizienz (Kortikoidmedikation bei verschiedensten Erkrankungen) Kortisol substituiert werden?

ANTWORT:
Eine verbindliche Antwort ist heute nicht möglich. Vor einem Wahleingriff kann die Durchführung eines Nebennierenrindenfunktionstests die nötige Information geben, bei Noteingriffen empfiehlt sich in allen Zweifelsfällen eine volle Kortisolsubstitution. Bei kleinen chirurgischen Eingriffen (z. B. Bronchoskopie, Abszeßspaltung) genügen eventuell auch niedrige Dosierungen, große operative Eingriffe mit entsprechendem Streßzustand erfordern immer die volle Substitution.

MÜLLER weist darauf hin, daß eine supprimierte Nebennierenrinde unter Umständen ein bis zwei Jahre benötigt, um ihre volle Funktion wieder aufzunehmen. Im Zweifelsfall sollte daher perioperativ Kortisol substituiert werden.

FRAGE:
Gibt es spezifische postoperative Probleme, mit denen beim Cushing-Syndrom gerechnet werden muß?

ANTWORT:
Nach Entfernung des Nebennierenrindenadenoms oder des hypophysären Adenoms kommt es zu einem Abfall des Kortisols. Verbunden damit treten gelegentlich hypotone Phasen und "Psychosen" auf, die bis zu einem halben Jahr anhalten können. Dieses psychotische Syndrom kann oft durch eine Erhöhung der Kortisolsubstitution gebessert werden. Empfohlen wird eine Dosierung bis 50 mg Kortisol/die über einen Zeitraum von bis zu einem halben Jahr.

FRAGE:
Soll bei Eingriffen am Hypophysen-Nebennierenrinden-System ein bestimmtes Anästhesieverfahren empfohlen werden?

ANTWORT:
Aus den bisher vorliegenden Daten kann eine Präferenz nicht abgeleitet werden. In der Diskussion mußte die Frage offenbleiben, inwieweit eine Dämpfung der Streßreaktion dem Organismus Vorteile bringt. Als Beispiel wurde hier die zusätzliche Katheter-PDA diskutiert. Sie schaltet nicht nur den Schmerz als Stressor für den Organismus aus, sondern verhindert auch Reaktionen auf andere Stressoren, wie z. B. Hypothermie, Hypovolämie. Wichtig erscheint, daß viele Stressoren, die früher vorhanden waren (Hypoxie, Nichtdurchführung einer perioperativen Infusionstherapie mit konsekutiver Hypovolämie), heute nicht mehr existieren. Es ist vermutlich notwendig, heute eine neue Bestandsaufnahme zu machen, welche operativen Streßfaktoren überhaupt von Bedeutung sind.

Störungen der Schilddrüsenfunktion

FRAGE:
Welche Diagnostik ist präoperativ zu empfehlen?

ANTWORT:
Probleme machen vor allem diejenigen Patienten, die mit einer bis dahin nicht diagnostizierten Hyperthyreose in die Klinik kommen und bei denen präoperativ der Verdacht auf eine Hyperthyreose geäußert wird. Diagnostisch empfiehlt sich eine Untersuchung nach den üblichen Kriterien (Hyperthyreoseprotokoll) und eine T_4- und T_3-Bestimmung. Ein TRH-Test ist zunächst nicht notwendig. Im Falle einer Notfalloperation sollte man im Verdachtsfalle eine Hyperthyreose annehmen.

FRAGE:
Wie macht sich intraoperativ das Problem der nicht erkannten oder nicht richtig eingestellten Hyperthyreose bemerkbar?

ANTWORT:
Entsprechende Kreislauf- oder kardiale Probleme werden häufig auf eine "schlechte Narkoseführung" zurückgeführt. Bei Reaktionen, die mit Fieber auftreten, denkt der Anästhesist heute zunächst an die maligne Hyperthermie, er sollte aber auch die Möglichkeit einer Hyperthyreose in Erwägung ziehen. Nicht erkannte Hypothyreosen werden auch perioperativ kaum diagnostiziert. Entsprechende Symptome (erschwertes Erwachen des Patienten) werden eher mit einem Narkoseüberhang erklärt.

FRAGE:
Wann ist eine präoperative thyreostatische Behandlung ausreichend?

ANTWORT:
Hier sind die Klinik und die T_4- und T_3-Werte entscheidend. Bei im Normbereich liegenden Schilddrüsenhormonwerten zählt die klinische Symptomatik. Es ist daran zu denken, daß die Schilddrüsenhormonwerte altersabhängig sind, daß besonders der T_3-Wert mit höherem Alter abnimmt. Ein 60jähriger hat demnach einen viel niedrigeren T_3-Spiegel als ein 20jähriger.

FRAGE:
Wie kann eine thyreotoxische Krise perioperativ therapiert werden?

ANTWORT:
Bei der Behandlung der thyreotoxischen Krise sollte man die Plasmapherese als ein effektives Mittel relativ frühzeitig einsetzen. Sie ist beim heutigen Stand der Technik kein allzu aufwendiges Verfahren mehr. Die Methode eignet sich besser zur Verhinderung einer thyreotoxischen Krise als zur Behandlung. Die Gabe von Propranolol bei der Hyperthyreose ist wohl kaum rational begründet. Die großzügige Gabe von Propranolol bei Hyperthyreosen hat in der Vergangenheit schon zu kardial bedingten Todesfällen geführt. Unter Propranololtherapie können die Schilddrüsenhormonspiegel auf längere Sicht gesehen zwar absinken, es handelt sich aber nur um eine rein symptomatische Therapie, die den Patienten außer einer Milderung der subjektiven Symptome nichts bringt. Der Patient schwitzt zwar weniger, der Tremor geht zurück, die Hyperthyreose wird durch Propranolol alleine jedoch nicht beeinflußt.

Die erwünschte Wirkung besteht in der Frequenzsenkung, der unerwünschte Effekt in der negativ inotropen Wirkung. In Zukunft wird das Propranolol bei der Behandlung von Hyperthyreosen wahrscheinlich durch spezielle, frequenzsenkende Betarezeptorenblocker ersetzt werden, die keine oder eine nurmehr geringe negativ inotrope Wirkung haben. Katecholaminrezeptoren reagieren unter dem Einfluß der Schilddrüsenhormone deutlich empfindlicher. So gesehen, stellt eine Betablockade doch nicht nur eine symptomatische Therapie dar.

Störungen der Nebenschilddrüsenfunktion

FRAGE:
Welche Störungen sind perioperativ relevant?

ANTWORT:
Ein Hypoparathyreoidismus oder eine Hypokalziämie ist selbst eigentlich nie Anlaß für eine Operation. Häufigste Ursache einer Hypokalziämie ist der postoperative parathyreoprive Hypoparathyreoidismus. Stets sollte wegen der Gefahr einer Myokardinsuffizienz eine Hypokalziämie vor einer Wahloperation ausgeglichen sein.

Die klinische Erfahrung zeigt, daß der Hypoparathyreoidismus im Kindesalter nicht so selten vorkommt. Er kann differentialdiagnostische Schwierigkeiten gegenüber Krampfleiden anderer Ursache bereiten. Bei jedem Kind, welches operiert wird und bei dem ein Krampfleiden bekannt ist, sollte präoperativ der Kalziumspiegel bestimmt werden.

FRAGE:
Welche präoperative Vorbereitung empfiehlt sich bei Hyperkalziämie?

ANTWORT:
Ein Patient darf heute nicht mehr in einer hyperkalziämischen Krise operiert werden. Man hat in jedem Fall 24 - 48 h Zeit, um einen Patienten mit den im Beitrag SEELING erwähnten Maßnahmen aus der Krise herauszubringen. Der Anästhesist muß sich auf einen langwierigen und präparativ schwierigen Eingriff einstellen und hat alle entsprechenden notwendigen Überwachungsmaßnahmen vorzubereiten.

Bei der Definition des Stoffwechselgleichgewichts wird darauf hingewiesen, daß es nicht so sehr auf die Höhe des Kalziumspiegels als auf den klinischen Zustand des Patienten ankommt. Ist das Serumkalzium erhöht, kann der Patient allerdings bereits bei einer geringen weiteren Erhöhung akut in die Krise kommen. Das Serumkalzium sollte präoperativ daher nicht höher als 3,5 mmol/l sein.

FRAGE:
Ist beim Hyperparathyreoidismus die Messung des ionisierten Kalziums notwendig?

ANTWORT:
Dies ist mit einem relativ großen Aufwand verbunden und stellt keine klinische Routinemethode dar. Außerdem besteht kein enger Zusammenhang zwischen klinischer Symptomatik und ionisiertem Kalzium oder dem Gesamtkalzium. Die klinische Symptomatik kor-

reliert allein mit der Kalziumkonzentration im Liquor. Die Messung des ionisierten Kalziums im Serum ist daher nicht unbedingt für die Diagnostik eines Hyperparathyreoidismus oder einer hyperkalziämischen Krise notwendig.

FRAGE:
Wie wird die Wirksamkeit und Verträglichkeit des Kalzitonins beurteilt?

ANTWORT:
Die relativ schlechte Wirksamkeit, wie sie in einigen Publikationen anklingt (Literatur siehe Beitrag SEELING) bezieht sich auf die intramuskuläre Applikation. Bei Patienten mit klinisch manifestem Hyperkalziämiesyndrom oder hyperkalziämischer Krise sollte Kalzitonin wegen der besseren Verträglichkeit immer intravenös, am besten als Dauerinfusion angewendet werden. Flush und Übelkeit kommen zwar vor, sind aber tolerabel. Je höher der Ausgangswert des Serumkalziums ist, desto effektiver ist die Kalziumsenkung. Bei Serumkalziumwerten über 3,7 mmol/l kann man mit 400 E Lachs-Kalzitonin den Spiegel innerhalb von 24 h um 1 mmol/l senken.

FRAGE:
Bei Patienten mit jahrelang nicht erkanntem Hyperparathyreoidismus ist das Skelett sehr an Kalzium verarmt (Röntgenbild), postoperativ besteht ein extremer Kalziumsog. Diesen Patienten müssen postoperativ unter Umständen extrem hohe Kalziumdosen zugeführt werden. Wie lange ist eine Kalziumsubstitution notwendig und wie wird sie durchgeführt?

ANTWORT:
Eine postoperative intravenöse Kalziumsubstitution über längere Zeit ist meist bei Patienten mit stark demineralisiertem Skelett oder großen Knochenzysten notwendig. Diese Knochen nehmen postoperativ große Kalziummengen auf. Die normale Skelettstruktur bildet sich innerhalb eines halben Jahres wieder aus. In der Regel genügt eine Infusion von 15 mg Kalzium/kg KG/die (0,4 mmol/kg KG/die). Das entspricht 1 ml der 20%igen Kalziumglukonatlösung/kg KG/die. Sobald der Patient oral etwas zu sich nehmen kann, beginnt die orale Kalziumsubstitution. Der Kalziumspiegel sollte dabei nicht allzu stark angehoben werden, da eine leichte Hypokalziämie ein Stimulus für das restliche Epithelkörperchengewebe ist, seine normale Funktion wieder aufzunehmen.

Ist die Hypokalziämie durch Kalziumsubstitution nicht beherrschbar, so ist nach ein bis zwei Wochen mit einer entsprechenden Vitamin-D-Substitution zu beginnen.

FRAGE:
Welche Therapieschemata empfehlen sich bei der hyperkalziämischen Krise?

ANTWORT:
Das im Beitrag SEELING vorgestellte therapeutische Vorgehen wird im wesentlichen akzeptiert. Unterschiedliche Ansichten gibt es nur zum Einsatz von Mithramycin beim nicht regulativen Hyperparathyreoidismus. BEYER ist dafür, HEHRMANN dagegen, da es sich um ein Zytostatikum handelt, das er bei gutartigen Erkrankungen nicht anwenden möchte. Einigkeit besteht darüber, daß Methoden wie die EDTA-Infusion, Sulfat- oder Phosphatinfusion in einer hyperkalziämischen Krise heute nicht mehr eingesetzt werden sollen.

Störungen der Nebennierenmarkfunktion

FRAGE:
Welche präoperative Behandlung des Phäochromozytoms empfiehlt sich?

ANTWORT:
Vor Operation eines Phäochromozytoms sollte ausreichend lange mit einem Alpharezeptorenblocker behandelt werden. Die Dosierung liegt anfangs bei 20 mg Phenoxybenzamin/die, die Steigerung erfolgt nach Wirkung; manchmal sind Dosen bis zu 200 mg/die notwendig. Gleichzeitig muß das durch die vorbestehende Vasokonstriktion verminderte Blutvolumen durch eine entsprechende Flüssigkeitssubstitution - intravenös oder oral - normalisiert werden, wenn die Alphablockade einsetzt. Bei Normalisierung des Blutvolumens bleiben die schweren Blutdruckabfälle nach Entfernung des Tumors aus.

Muß ein doppelseitiges Phäochromozytom operiert werden, hat natürlich die Kortisolsubstitution wie beim Morbus Addison zu erfolgen.

Bei der Diagnostik des Phäochromozytoms sollte man immer daran denken, daß es im Rahmen einer multiplen endokrinen Neoplasie auftreten kann. Das Kalzitonin und das karzinoembryonale Antigen (CEA) sollten daher immer mitbestimmt werden (C-Zellkarzinom der Schilddrüse).

Zu den Operationsvorbereitungen wegen eines Phäochromozytoms sollte der Anästhesist rechtzeitig hinzugezogen werden. Internist, Chirurg und Anästhesist sollten sich nach Stellen der Operationsindikation über die präoperative Vorbereitung, aber auch über das intra- und postoperative Vorgehen absprechen.

FRAGE:
Muß bei einem Patienten mit Hypertonie bei der Hypertoniediagnostik in jedem Fall auch ein Phäochromozytom ausgeschlossen werden?

ANTWORT:
Bei der heute üblichen klinischen Diagnostik im Rahmen einer
Hochdruckbehandlung gehört es dazu, an ein Phäochromozytom zu
denken. Zur Sicherung der Diagnose genügt die Bestimmung der
Vanillinmandelsäure im Urin allerdings nicht, zusätzlich sollten die Katecholamine und Metanephrine bestimmt werden. Die
Trefferquote liegt dann bei 95 %. Die Bestimmung der Katecholamine im Plasma ist der Katecholamin- und Metanephrinebestim-
mung im Urin nicht überlegen. Bei einem Phäochromozytom mit
Dauerhypertonie ist die einmalige Bestimmung im Urin ausreichend.

FRAGE:
Ist es heute noch nötig, präoperativ das Phenoxybenzamin abzu-
setzen, damit der Chirurg die Möglichkeit hat, durch Palpation
den Tumor zur Katecholaminausschüttung zu veranlassen, um so
eventuell einen zweiten Tumor zu lokalisieren?

ANTWORT:
Bei der heute möglichen Lokalisationsdiagnostik (Computertomographie, Szintigraphie) ist dieses Vorgehen nicht mehr notwendig. Ein chirurgischer Eingriff sollte nur nach eindeutiger Lokalisation des Phäochromozytoms vorgenommen werden. Da die präoperative Katecholaminausschüttung den Patienten unnötig gefährdet, sollte die Alphablockade präoperativ keinesfalls unterbrochen werden.

FRAGE:
In der Literatur wird über hypertensive Krisen beim Phäochromozytom nach Gabe von Dehydrobenzperidol (DHB) berichtet. Verbietet sich aus diesem Grund der Einsatz von DHB zur Durchführung
der Narkose?

ANTWORT:
Bei ausreichender Alphablockade ist diese zentral ausgelöste
Hypertonie durch DHB nicht zu erwarten. Da man aber nicht in
jedem Fall davon ausgehen kann, daß zur Operation noch eine
völlige Alphablockade vorliegt (Nüchternperiode, Halbwertszeit),
ist es vielleicht besser, das DHB nicht gerade zu empfehlen. Es
gibt sicher viele Anästhesisten, die DHB für diese Operation
einsetzen. Eine Ausweichmöglichkeit wäre die Kombination von
Fentanyl mit Benzodiazepinen.

FRAGE:
Welche Narkoseeinleitung empfiehlt sich beim Phäochromozytom?

ANTWORT:
Prinzipiell sollten Substanzen vermieden werden, die Histamin
freisetzen können, also Barbiturate. Außerdem sollte vor Anwendung von Pantolax ein nichtdepolarisierendes Muskelrelaxans vor-

gegeben werden. Bewährt hat sich die Kombination Benzodiazepine zur Schlafinduktion, Fentanyl und Pancuronium.

Bei Patienten, die zur Operation ausreichend geblockt sind und deren Blutvolumen normalisiert wurde, genügt eine Narkoseeinleitung mit normalem Monitoring. Erst wenn der Patient schläft, sollten die nötigen Katheter gelegt werden, d. h. Kanülierung der Arteria radialis, Legen des Blasenkatheters, des zentralvenösen und/oder Pulmonalarterienkatheters.

FRAGE:
Welche Therapiemöglichkeiten bestehen bei einem Blutdruckabfall nach Entfernung eines großen Phäochromozytoms?

ANTWORT:
Voraussetzung ist eine ausreichende und rasche Volumenzufuhr über genügend großlumige Zugänge. Die Volumensubstitution darf sich dabei nicht alleine am Blutverlust orientieren. Außerdem ist es nötig, eine noradrenalinhaltige Infusion bereitzustellen, die eingesetzt werden kann, wenn es nach Entfernung von noradrenalinproduzierenden Tumoren zu einem nicht kontrollierbaren Blutdruckabfall kommt.

Es bewährt sich, zur Operation eines Phäochromozytoms drei Infusionslösungen prophylaktisch vorzubereiten: eine Noradrenalin-, eine Adrenalin- und eine Nitroprussidnatrium-Infusion.

Das Ausmaß der Volumensubstitution läßt sich gut mit Hilfe der pulmonalarteriellen Drucke steuern. Man kann anhand des pulmonalarteriellen Verschlußdrucks und des rechten Vorhofdrucks unter Berücksichtigung des augenblicklichen arteriellen Drucks eine suffiziente Volumensubstitution vornehmen.

FRAGE:
Müssen Patienten mit einem Phäochromozytom präoperativ auch mit Betasympathikolytika behandelt werden?

ANTWORT:
Nur Patienten mit Tumoren, die neben Noradrenalin auch oder vorwiegend Adrenalin ausschütten und anamnestisch therapiebedürftige Tachykardien aufweisen, erhalten Betarezeptorenblocker. Diese dürfen jedoch nur nach ausreichender Alphablockade gegeben werden, da anderenfalls die Gefahr einer hypertonen Krise besteht.

Auswirkungen von Leberfunktionsstörungen auf die Homöostase, ihre Diagnose und Therapie

Von T. H. Hütteroth und K. H. Meyer zum Büschenfelde

1 Die Bedeutung der Leber für den Intermediärstoffwechsel

Die Leber nimmt im intermediären Stoffwechsel eine besondere Rolle ein. Sie ist das wichtigste Organ für die Proteinsynthese. Verschiedene Serumproteine, wie Albumin und Fibrinogen, Gerinnungsfaktoren sowie einzelne Komplementfaktoren werden ausschließlich in der Leber gebildet. Eine Verringerung der Albuminfraktion oder der in der Leber gebildeten Gerinnungsfaktoren I, II, VII, IX und X sind daher in den meisten Fällen ein Hinweis auf eine Lebersynthesestörung. Die Leber ist ebenfalls Abbauorgan verschiedener Plasmaproteine. Ein Beispiel ist die verringerte Clearance des Plasminogenaktivators: Chirurgische Eingriffe, Trauma sowie andere Faktoren können zu einer erheblichen Erhöhung des Plasminogenaktivators mit nachfolgender Hyperfibrinolyse führen. Die Leber ist das Hauptorgan für den Aminosäurenkatabolismus und die Harnstoffsynthese. Charakteristische Konstellationen im Serumaminosäurenmuster mit einer Erhöhung der aromatischen Aminosäuren und Erniedrigung der aliphatischen Aminosäuren werden bei fortgeschrittenen Leberzirrhosen beobachtet. Eine zentrale Rolle spielt die Leber im Energiestoffwechsel, indem Glukose in Glykogen oder in Fette umgewandelt wird. Sie ist damit wichtigstes Organ für die Aufrechterhaltung der Glukosehomöostase. Hierbei ist auch die Umwandlung der verschiedenen Zucker in Glukose zu erwähnen. Störungen der Glukosehomöostase treten bei Patienten mit schweren Lebererkrankungen in Form von Hypoglykämien auf. Pathogenetisch sind hierfür eine verminderte hepatische Glukosesynthese, die verminderte Glykogenreserve sowie eine verminderte Glykogensynthese verantwortlich. Chronischer Alkoholabusus als eine der häufigsten Ursachen von Lebererkrankungen kann nach längerem Fasten ebenfalls schwere Hypoglykämien auslösen. Dies wird am häufigsten bei unterernährten Patienten beobachtet. Diese Hypoglykämien resultieren überwiegend aus der verminderten Glukoneogenese aufgrund einer erhöhten NADH-NAD-Relation durch Alkoholoxydation. Ein Diabetes mellitus wird überdurchschnittlich häufig bei Patienten mit Leberzirrhose beobachtet. Hierbei scheint es sich um eine besondere Form der Insulinresistenz zu handeln, da die Seruminsulinkonzentrationen im Serum von Patienten mit Leberzirrhose erhöht sind.

Die Leber spielt eine entscheidende Rolle im Lipidstoffwechsel. In der Leber findet die Synthese von Fettsäuren aus Glukose und Aminosäuren statt. Ebenso werden in der Leber die Fettsäuren oxydativ zu Ketonkörpern abgebaut. Die in der Leber synthetisierten Triglyzeride werden als Lipoproteine sezerniert. Ein empfindlicher Marker für Lebererkrankungen ist die verminderte Lipoproteinsynthese und die damit verbundene Störung der Triglyzeridsekretion. Die Störung der Triglyzeridsekretion

Tabelle 1. Medikamentenmetabolismus bei Leberzirrhose

Verringerung der Leberdurchblutung
(Extrahepatische und intrahepatische Shunts)

Verringerte Lebermasse
(Cytochrom-P-450-Aktivität erniedrigt)

Verringerte Albuminsynthese
(Verringerte Eiweißbindung)

Erhöhtes Verteilungsvolumen
(Aszites, Ödeme)

Erhöhte Rezeptorenempfindlichkeit
(Sedativa, Hypnotika)

---

führt zur Speicherung von Fett in den Leberzellen (Fettleber), wie sie bei Patienten mit Diabetes mellitus, chronischem Alkoholismus und nach Aufnahme verschiedener Hepatotoxine beobachtet wird. Im Serum von Patienten mit Verschlußsyndrom ist im Plasma ein besonderes Lipoprotein (LP-X) nachweisbar, welches eine gewisse Bedeutung zur Diagnose cholestatischer Syndrome erlangt hat.

Die Leber spielt ebenfalls eine Schlüsselrolle beim Abbau von zahlreichen Medikamenten. Ihre Hauptaufgabe ist die Umwandlung lipophiler Pharmaka in polare wasserlösliche Metabolite, die von der Niere ausgeschieden werden können. Das Enzymsystem Zytochrom P 450 befindet sich im endoplasmatischen Retikulum der Leberzellen. Die Umwandlung von Medikamenten erfolgt dabei in zwei Schritten, im ersten Schritt werden über oxydative oder reduktive Stoffwechselvorgänge polare Gruppen in die Substanzen eingebaut, die in einem zweiten Schritt durch Koppelung an Glucuronsäure, Schwefelsäure oder Glycin konjugiert werden. Der Medikamentenmetabolismus ist bei Patienten mit schweren Leberparenchymerkrankungen in vielfältiger Weise gestört (Tabelle 1).

Generell läßt sich sagen, daß der Medikamentenabbau zahlreicher Stoffe weitgehend unabhängig von Eiweißbindung, Extraktionfraktion und hepatischer Clearance proportional zum Ausmaß der Leberparenchymschädigung verlängert ist (6). Zusammenfassend läßt sich feststellen, daß bei Leberparenchymstörungen eine Vielzahl von Stoffwechselfunktionen gestört ist. Von klinischem Belang sind insbesondere die verminderte Proteinsynthese mit Verringerung der Gerinnungsfaktoren, Albuminmangel, Hyperglykämien sowie die Beeinträchtigung des Abbaus von Medikamenten. Auch Störungen im Abbau endogener Toxine wie Ammoniak sowie die Bildung falscher Neurotransmitter sind verantwortlich für zentralnervöse Störungen, die im Rahmen chronischer Lebererkrankungen auftreten können, wie die hepatische Enzephalopathie bei der Leberzirrhose.

Tabelle 2. Diagnostische Maßnahmen bei Verdacht auf Lebererkrankungen

Laborchemische Untersuchungen
Blutbild, Elektrophorese, Bilirubin, Transaminasen, GLDH, alkalische Phosphatase, Gamma-GT, Gerinnungsstatus, Fibrinogen

Serologische Untersuchungen
HBsAg, anti-HAV, IgM (Zytomegalie)
ANA, SMA, AMA

Bildgebende Verfahren
Sonographie (CT)
ERC, PTC

Biopsie, Laparoskopie

2 Diagnostik bei Verdacht auf Lebererkrankungen (Tabelle 2)

Chirurg und Anästhesist sind in erster Linie daran interessiert zu erfahren, ob eine Lebererkrankung vorliegt und in welchem Ausmaß die Leberparenchymfunktion gestört ist. Die Ätiologie der Lebererkrankung ist dabei in vielen Fällen nur von zweitrangiger Bedeutung. Es wird gelegentlich zu wenig beachtet, daß Anamnese und Untersuchung bereits wertvolle Hinweise auf eine Lebererkrankung geben können. Hierzu gehören die Angabe einer durchgemachten Hepatitis, chronischer Alkoholabusus oder chronische Medikamenteneinnahme. Palmarerythem, Spider naevi, Muskelatrophie, Polyneuropathie, Hepatosplenomegalie, Aszites sind augenfällige klinische Symptome, die auf eine Leberzirrhose hinweisen.

Für die präoperative laborchemische Diagnostik ist als Minimalprogramm die Bestimmung der Serumenzyme, des Gesamteiweißes und der Elektrophorese, des Quick-Wertes und der Thrombinzeit sowie des Serumbilirubins zu fordern. Bei akuter Hepatitis sind die Transaminasen stark erhöht, im Verlauf einer chronischen Hepatitis auf das 2- bis 10fache der Norm erhöht. Die Transaminasen korrelieren allerdings nur mäßig mit der histologisch nachweisbaren entzündlichen Aktivität einer Lebererkrankung, sie sind außerdem nicht leberspezifisch. Alkalische Phosphatase und Gamma-GT sind cholestaseanzeigende Enzyme, die bei Verschlußsyndromen, aber auch bei cholestatisch verlaufender Hepatitis und medikamenteninduzierten Leberschädigungen erhöht sein können. Die alkalische Phosphatase ist zudem nicht leberspezifisch, eine Erhöhung wird ebenfalls bei Knochenerkrankungen und Knochenmetastasen gefunden. Eine Erhöhung der Gamma-GT wird in erster Linie bei alkohol- und medikamententoxischen Leberparenchymerkrankungen beobachtet.

Die Gerinnungsfaktoren II, VII, IX und X sind Vitamin-K-abhängig. Sie können mit dem Quick-Wert erfaßt werden. Ein pathologischer Quick-Wert kann sowohl Ausdruck einer gestörten Resorption von Vitamin K bei Dünndarmerkrankungen sein wie auch bei cholestatischen Lebererkrankungen mit Störungen der Fettresorption beobachtet werden. Nach Ausschluß der obengenannten Faktoren ist jedoch der Quick-Wert ein guter Hinweis auf eine Störung der Leberparenchymfunktion. Eine Hypalbuminämie und Hypergammaglobulinämie werden bei den meisten Patienten mit Leberzirrhose beobachtet. Diese Konstellation ist jedoch nicht pathognomonisch für Lebererkrankungen; sie tritt bei einer Vielzahl von extrahepatischen Erkrankungen auf. Eine Erhöhung des Bilirubins wird sowohl bei akuten und chronischen Leberparenchymerkrankungen als auch Verschlußsyndromen und verschiedenen Bilirubinstoffwechselstörungen beobachtet. Nach Ausschluß eines hämolytischen Ikterus oder eines extrahepatischen Verschlusses ist ein erhöhtes Serumbilirubin ein guter Parameter für eine Störung der Leberfunktion. Besonders hohe Werte werden bei den Spätstadien der primären biliären Zirrhose, der akuten, cholestatisch verlaufenden Virushepatitis sowie im Endstadium der Leberzirrhose beobachtet.

Verschiedene weitere Untersuchungsmethoden sind zur Bestimmung der Leberfunktionsreserven vorgeschlagen worden. Hierzu gehören die Bestimmung der Serumgallensäuren, der Aminopyrin-Atemtest, der Indocyanintest und der Galaktoseeliminationstest. Für die Praxis haben sich diese Untersuchungen nicht durchsetzen können. Am geeignetsten erscheint der Aminopyrin-Atemtest, der recht gut mit anderen Parametern der Leberparenchymfunktionsreserve zu korrelieren scheint (10). Mit Hilfe empfindlicher Radioimmunoassays ist heute ein exakter Nachweis der Hepatitis-A- und -B-Virusantigene sowie der entsprechenden Antikörper möglich. Die serologische Bestimmung von Autoantikörpern ist bei der Einteilung der chronischen Hepatitiden unentbehrlich. Der Nachweis von antimitochondrialen Antikörpern beispielsweise ist nahezu pathognomonisch für die primäre biliäre Zirrhose.

Die Sonographie hat einen hohen Stellenwert bei der Diagnose von chronischen Leberparenchymerkrankungen sowie bei der Abgrenzung extrahepatischer Verschlüsse erlangt. Die Diagnose einer Fettleber kann sonographisch mit hoher Wahrscheinlichkeit aufgrund der erhöhten Dichtewerte diagnostiziert werden. Eine Leberzirrhose kann aufgrund des unregelmäßigen Reflexmusters häufig vermutet werden. Zysten und solide Raumforderungen sind sonographisch ebenfalls gut abgrenzbar. Die endoskopische retrograde Cholangiographie, eventuell in Kombination mit der perkutanen Cholangiographie, erlaubt eine exakte Lokalisation mechanischer intra- und extrahepatischer Gallengangsverschlüsse. Probelaparotomien bei cholestatisch verlaufenden Leberparenchymerkrankungen mit deutlich erhöhtem Operationsrisiko sollten angesichts der heute möglichen verfeinerten Diagnostik der Vergangenheit angehören. Trotz der weit entwickelten serologischen, biochemischen und bildgebenden diagnostischen Verfahren bleibt die Bedeutung der Laparoskopie oder der perkutanen Leberpunktion mit feingeweblicher Untersuchung bei Verdacht auf chronische Lebererkrankung erhalten. Die histologische Untersuchung gibt die genaueste Information über das Ausmaß der entzündlichen Aktivität wie auch Hinweise auf die Ätiologie.

Tabelle 3. Vergleich der Virushepatitiden

	A	Hepatitis B	non-A-non-B
Virus	RNA	DNA	?
Gewebekultur	ja	ja	nein
Inkubation (d)	15 - 30	50 - 90	30 - 90
Übertragung			
Blut	∅	+	+
Stuhl	+	∅	∅
Speichel	+	+	∅
vertikal	∅	+	+
Akute Erkrankung	leicht	schwer	leicht
Beginn	akut	akut	schleichend
Serumkrankheit	nein	ja	nein
Mortalität	< 0,5 %	1 - 5 %	1 - 3 %
Chronizität	∅	5 - 10 %	17 - 60 %
Karzinom	∅	ja	?
Immunität	+	+	+
Antikörperprävalenz	20 - 95 %	8 - 40 %	?

3 Lebererkrankungen

3.1 Akute Hepatitis

Die akute Hepatitis ist in den meisten Fällen eine harmlose Erkrankung. Die Diagnose ist aufgrund der charakteristischen laborchemischen und serologischen Befunde in den meisten Fällen zweifelsfrei möglich. Die wesentlichen klinischen, virologischen und epidemiologischen Unterschiede sind in Tabelle 3 zusammengefaßt. Die akute non-A-non-B-Hepatitis ist eine Ausschlußdiagnose, da bisher kein für die Routine geeignetes serologisches Nachweissystem zur Verfügung steht. Eine spezifische Behandlung der akuten Virushepatitis ist nicht erforderlich. Auf eine stationäre Behandlung kann in vielen Fällen verzichtet werden.

Wesentliche Störungen der Homöostase sind bei der unkompliziert verlaufenden akuten Hepatitis nicht zu beobachten. Zwar wird häufig ein geringer Abfall des Quick-Wertes, eine Erhöhung der Gammaglobuline sowie eine Verminderung der Albuminfraktion beobachtet, die jedoch in den meisten Fällen ohne klinische Konsequenzen bleibt.

Die fulminant verlaufende akute Hepatitis ist ätiologisch heterogen (Tabelle 4). Diese Patienten haben zumeist eine schlechte Prognose und sind insbesondere durch Leberversagen, Hypoglykämien, Laktazidose, Gerinnungsstörungen, Nierenversagen und

Tabelle 4. Ätiologie des akuten Leberversagens

Virushepatitis A, B, non-A-non-B	40 - 49 %
Halothanhepatitis	20 - 25 %
Medikamentenhepatitis	3 - 9 %
Akute Fettleber	1 - 9 %
Direkte Hepatotoxine	5 - 35 %
Ungeklärt	25 %

kardiopulmonale Insuffizienz sowie Enzephalopathie gefährdet. Die Prognose ist abhängig vom Lebensalter; jüngere Patienten haben eine bessere Prognose als ältere Patienten; die Mortalität ist hoch und beträgt in den meisten vorgelegten Studien 50 - 80 %. Bisher scheint eine konsequent durchgeführte konservative Intensivmedizin die erfolgversprechendste therapeutische Maßnahme. Teilweise enthusiastisch begrüßte Verfahren, wie Hämoperfusion, Kreuzzirkulation, Pavianlebern oder Austauschtransfusionen, haben die zunächst in diese Verfahren gesetzten Hoffnungen nicht erfüllt (8).

Die Existenz der Halothanhepatitis darf aufgrund epidemiologischer Untersuchungen wie auch aufgrund von Einzelbeobachtungen mit Reexpositionsversuchen als gesichert angesehen werden. Die Häufigkeit dieser Erkrankung dagegen liegt wahrscheinlich niedriger als früher angenommen, da dem postoperativen Leberversagen zahlreiche andere Pathomechanismen zugrunde liegen können, wie koinzidente Virushepatitis, Schock, Sepsis, Zirkulationsstörungen und Medikamententoxine (9).

Das Operationsrisiko bei akuter Virushepatitis wird unterschiedlich beurteilt. In einer älteren Untersuchung wurde bei Patienten, die bei akuter Virushepatitis operiert wurden, eine hohe Operationsmortalität von 9,5 % gefunden (5). In anderen Untersuchungen konnte ein erhöhtes Risiko der Laparotomie bei Virushepatitis jedoch nicht bestätigt werden (4). Unbeschadet der widersprüchlichen Berichte wird man jedoch der Empfehlung folgen, nur vital indizierte Operationen bei akuter Hepatitis durchzuführen. Die Diagnose einer akuten oder chronischen Virushepatitis ist nicht nur von Bedeutung für die Planung und Durchführung eines chirurgischen Eingriffes, sondern auch zur Erkennung des Infektionsrisikos für Chirurgen, Anästhesisten und Pflegepersonal, welches gerade bei ausgedehnten chirurgischen Eingriffen zu bedenken ist.

Eine Sonderstellung nimmt die sogenannte Alkoholhepatitis ein. Diese Erkrankung verläuft häufig mit ausgeprägter Leukozytose, Ikterus, krampfartigen Oberbauchschmerzen bis hin zum Bild des akuten Abdomens. Gerade diese Patienten haben, falls die Diagnose nicht erkannt wird, intra- und postoperativ ein außerordentlich hohes Risiko. In einer Studie, bei der bei Patienten mit Alkoholhepatitis eine offene Leberbiopsie durchgeführt wurde, starben postoperativ 51 % der Patienten (3).

Tabelle 5. Einteilung der chronisch aktiven Hepatitis (CAH)

Diagnose	Ätiologie	Pathogenese
Virale CAH	HBV non-A-non-B	immunologisch zytotoxisch (?)
Autoimmune CAH	genetisch (?)	Autoimmunreaktionen gegen Membranantigene
Primäre biliäre Zirrhose	unbekannt	Autoimmunreaktionen gegen Gallengangsantigene (?)
Kryptogene CAH	?	?

Andere: Alkohol, Medikamente, M. Wilson, $Alpha_1$-Antitrypsinmangel

3.2 Chronische Hepatitis

Die chronische Hepatitis ist definiert als eine Entzündung der Leber über einen Zeitraum von mehr als sechs Monaten mit charakteristischen laborchemischen und histologischen Veränderungen. Es werden weiter unterschieden die chronisch persistierende Hepatitis mit einer in der Regel guten Prognose von der chronisch aktiven Hepatitis, die eine dubiöse Prognose hat und in eine Leberzirrhose übergehen kann. Ätiologisch werden unterschieden die chronisch aktive Virushepatitis B oder non-A-non-B, die autoimmune Hepatitis sowie die kryptogene chronische Hepatitis (Tabelle 5). An seltenen Ursachen sind zu nennen der Morbus Wilson, die primäre biliäre Zirrhose, $Alpha_1$-Antitrypsinmangel und medikamenteninduzierte chronische Hepatitis. Die Differentialdiagnose der chronischen Hepatitis ist heute aufgrund der serologischen Marker und des histologischen Bildes in der Regel eindeutig möglich. Die laborchemischen Veränderungen spiegeln sowohl das Ausmaß der entzündlichen Aktivität wie auch die Störung der Leberparenchymfunktion wider. Besonderheiten sind die ausgeprägte Hypergammaglobulinämie, die bei der autoimmunen chronischen aktiven Hepatitis beobachtet wird, sowie die Cholestase bei der primären biliären Zirrhose.

3.3 Verschlußikterus

Der mechanische Verschlußikterus bei Gallensteinleiden ist diejenige Erkrankung der Leber, die Chirurgen und Anästhesisten am häufigsten begegnet. Hierbei ist die Operationsindikation meist klar, Komplikationen von seiten der Leber treten in der Regel nicht auf. Besteht ein Verschlußikterus über längere Zeit, ist mit Störungen der Resorption fettlöslicher Vitamine zu rechnen. Präoperativ ist bei diesen Fällen insbesondere auf den Gerinnungsstatus zu achten. Das Operationsrisiko ist bei Patienten mit komplettem Gallengangsverschluß und starkem Bilirubinanstieg erhöht. Postoperativ sind hierbei sowohl Funktionsstörungen der Leber wie auch gehäuft das Auftreten eines akuten Nierenversagens beschrieben. Die Galleableitung über eine perkutane transhepatische Drainage hat sich als wirksame Maßnahme zur Verhütung dieser postoperativen Komplikationen erwiesen.

3.4 Leberzirrhose

Die Leberzirrhose ist morphologisch durch einen diffusen Umbau der Leber mit Bindegewebsvermehrung und Ausbildung von sogenannten Pseudolobuli charakterisiert. Funktionell sind bei der Leberzirrhose regelmäßig Störungen der Homöostase im Sinne von Synthese-, Entgiftungs- und Exkretionsstörungen in unterschiedlichem Ausmaß vorhanden. Die Schwere der Erkrankung ist dabei abhängig von der entzündlichen Aktivität der Zirrhose wie von der verbleibenden Leberparenchymfunktion.

Die Diagnose der Leberzirrhose kann häufig schon aufgrund klinischer Kriterien, wie Palmarerythem, Spider naevi, Aszites, Gynäkomastie, Zeichen der hämorrhagischen Diathese oder Zeichen der Enzephalopathie vermutet werden. Bei Verdacht auf Vorliegen einer Leberzirrhose wird man jedoch meist eine bioptische Klärung anstreben müssen.

Die tiefgreifenden Störungen der Leberzellfunktion bei Leberzirrhose werden als globale Leberinsuffizienz bezeichnet. Dabei sind die klinischen Manifestationen der Leberzirrhose unterschiedlicher Ätiologie im Endstadium weitgehend gleich. Es sind dies im wesentlichen: hepatische Enzephalopathie, Aszites, Gerinnungsstörungen, Nierenfunktionsstörungen, Ösophagusvarizenblutung und Zirkulationsstörungen.

3.4.1 Hepatische Enzephalopathie

Bei der hepatischen Enzephalopathie handelt es sich um ein Spektrum neuropsychiatrischer Symptome, die im Verlaufe wechselhaft sind (7). Auffallend sind in den frühen Phasen depressive oder euphorische Stimmungsschwankungen, emotionelle Labilität, Gedächtnisstörungen und Wortfindungsstörungen. Neurologisch finden sich Sprachstörungen sowie der sogenannte Flapping Tremor. Dieser ist charakteristisch, aber nicht pathognomonisch für die Leberzirrhose. Ein klinisch brauchbarer Test für die Erfassung einer hepatischen Enzephalopathie ist die Schriftprobe, durch die die konstruktive Apraxie geprüft werden kann. Weiterhin stehen empfindliche psychometrische Testverfahren zur Verfügung, mit denen leichtere Verlaufsformen der hepatischen Enzephalopathie erfaßt werden können. Die Pathophysiologie der hepatischen Enzephalopathie ist komplex (Tabelle 6). Das Serumammoniak ist erhöht und zeigt eine Korrelation mit dem Schweregrad der Enzephalopathie. Das Aminosäurenmuster ist verändert mit einer Erhöhung der aromatischen und einer Verminderung der aliphatischen Aminosäuren. Die Bildung sogenannter falscher Neurotransmitter aus den Vorstufen Tyrosin und Phenylalanin spielt offensichtlich bei der Pathogenese der hepatischen Enzephalopathie eine wesentliche Rolle. Auslösende Faktoren sind gastrointestinale Blutungen, Infektionen, Diuretikatherapie oder Verabreichung von Sedativa. Die

Tabelle 6. Auslösende Faktoren der hepatischen Enzephalopathie

Ursachen	Mechanismus
Sedativa	a) Erhöhte Empfindlichkeit des Gehirns b) Hypoxie c) Verminderter Medikamentenmetabolismus
Gastrointestinale Blutung	a) Aminosäurenfreisetzung b) Ammoniakbildung c) Bildung falscher Neurotransmitter d) Hypovolämie
Metabolische Alkalose	a) Erleichterte Diffusion von nicht-ionisiertem Ammoniak ins Gehirn durch Blut-Hirn-Schranke
Niereninsuffizienz	a) Erhöhte Ammoniakproduktion und verminderte Harnstoffausscheidung b) Diuretikainduzierte Hypovolämie und metabolische Alkalose c) Toxischer zerebraler Effekt der Urämie
Infektionen	a) Vermehrter Eiweißkatabolismus b) Dehydrierung c) Fieber
Obstipation	a) Erhöhte Produktion von Ammoniak und anderen Toxinen durch erhöhte Passagezeit

therapeutischen Richtlinien zielen darauf ab, die Ammoniakbildung herabzusetzen. Dies geschieht durch Eiweißkarenz, Gabe schwer resorbierbarer Antibiotika und von Laktulose. Für die Behandlung schwerer Verlaufsformen hat sich eine parenterale Gabe von Aminosäurengemischen bewährt, die eine hohe Konzentration aliphatischer Aminosäuren aufweisen.

3.4.2 Aszites

Die Proteinsynthese der Leber ist bei den fortgeschrittenen Stadien der Leberzirrhose vermindert. Die Erniedrigung des kolloidosmotischen Drucks sowie die Erhöhung des Pfortaderdrucks sind Voraussetzungen für die Entstehung von Aszites bei Leberzirrhose. Ein weiterer Faktor ist die verminderte Natriumausscheidung und ein erhöhter Natriumbestand des Körpers. Wahrscheinlich besteht bei der Leberzirrhose primär eine renale Störung der Natriumexkretion sowie ein sekundärer Hyperaldosteronismus.

Die Ausschwemmung des Aszites gelingt meist durch Gabe des Aldosteronantagonisten Spironolacton sowie von Furosemid. Die orale Flüssigkeitszufuhr sollte beschränkt werden. Unter dieser Therapie gelingt die Ausschwemmung des Aszites in über

90 % der Fälle. Bei einzelnen therapieresistenten Fällen ist die Implantation eines Le-Veen-Shunts zu erwägen.

3.4.3 Gerinnungsstörung
Bei dekompensierten Leberzirrhosen ist fast immer mit Gerinnungsstörungen zu rechnen (11). Ein Abfall der Faktoren II, VII und X tritt bereits frühzeitig ein, mit zunehmender Schädigung wird auch ein Abfall der übrigen Faktoren beobachtet. Neben der Synthesestörung der Gerinnungsfaktoren treten bei der Leberzirrhose im Rahmen des Hyperspleniesyndroms eine Thrombozytopenie und ein Antithrombin-III-Mangel auf. Zusätzlich kann bei Patienten mit Leberzirrhose eine schleichende Verbrauchskoagulopathie nachgewiesen werden.

Die Therapie ist meist wenig erfolgreich, da die Gerinnungsstörungen Ausdruck der Leberinsuffizienz sind. Lediglich bei den cholestatisch verlaufenden Zirrhosen (biliäre Zirrhosen) ist durch die Gabe von Vitamin K eine Besserung zu erwarten. Die Gabe von Frischplasma hat bei akuten Blutungen therapeutischen Wert. Ebenso kann eine kurzfristige Besserung durch Thrombozytenkonzentrat erreicht werden.

3.4.4 Nierenfunktionsstörungen
Bei Patienten im Endstadium einer Leberzirrhose wird regelmäßig eine Niereninsuffizienz beobachtet (13). In den meisten Fällen handelt es sich hierbei um ein funktionelles Nierenversagen bei Leberversagen (sogenanntes hepatorenales Syndrom). Dieses Syndrom ist durch spontane Entwicklung von Azotämie, Oligurie, niedriger Natriumausscheidung und dem Fehlen morphologischer Nierenveränderungen gekennzeichnet. Abzugrenzen vom funktionellen Nierenversagen sind das prärenale Nierenversagen als Folge einer Diuretikatherapie sowie das akute Nierenversagen. Das funktionelle Nierenversagen ist prinzipiell reversibel, die Therapie jedoch problematisch. Es kann versucht werden, das effektive Plasmavolumen durch Infusion von Humanalbumin oder durch Reinfusion von Aszites zu erhöhen. In der Regel sollten Diuretika abgesetzt werden. Eine Dialysebehandlung ist nur sinnvoll, wenn eine Besserung des Leberversagens zu erwarten ist.

3.4.5 Herz-Kreislauf-Störungen
Bei der Leberzirrhose ist das Herzzeitvolumen erhöht, die Hautdurchblutung vermehrt, der Blutdruck niedrig. Trotz der Erhöhung des Herzminutenvolumens ist die Nierendurchblutung verringert. Die Ursachen dieser zirkulatorischen Veränderungen sind jedoch nicht sicher geklärt.

3.4.6 Pulmonale Funktionsstörungen
Bei Patienten mit Leberzirrhose treten gehäuft Lungenfunktionsstörungen auf. Bei massivem Aszites kommt es zum Zwerchfellhochstand mit Belüftungsstörungen der Lunge und Dyspnoe. Dies ist eine Indikation zur Parazentese. Ebenso treten Pneumonien bei Patienten mit Zirrhose gehäuft auf. Dies beruht sowohl auf den oben erwähnten mechanischen Gründen wie auch auf Störungen der Infektabwehr, insbesondere bei Patienten mit alkoholtoxischer Zirrhose. Pulmonale Diffusionsstörungen sind sowohl bei

chronisch aktiver Hepatitis wie bei Patienten mit Zirrhose beschrieben. Auch kommen arteriovenöse intrapulmonale Shunts vor.

4 Schlußfolgerungen

Akute und chronische Lebererkrankungen beeinflussen in erheblichem Ausmaß die perioperative Morbidität und Mortalität (1, 12). Daher ist die Erkennung von Lebererkrankungen für die Planung der Narkose und die Durchführung des chirurgischen Eingriffs von großer Bedeutung. Eine exakte Diagnose ist für die Beurteilung des Narkoserisikos unbedingt erforderlich. Beispielsweise wird man bei Patienten mit einer chronisch persistierenden oder wenig aktiven, chronisch aktiven Hepatitis mit guter Leberfunktion keine Bedenken gegen eine Narkose haben. Anders ist dies bei Patienten mit akuter Hepatitis oder floriden alkoholtoxischen Lebererkrankungen, bei denen das perioperative Risiko deutlich erhöht ist. Elektive Eingriffe sollten bei diesen Patienten nicht vorgenommen werden.

In den meisten Fällen ist für die Beurteilung des Narkoserisikos die Leberparenchymfunktion die entscheidende Größe. Verschiedene Klassifikationsschemata zur Beurteilung der Leberfunktionsreserve haben sich hierbei zur Abschätzung des Operationsrisikos bewährt (2).

Patienten mit schlechter Leberparenchymfunktion, meist mit fortgeschrittenen oder dekompensierten Zirrhosen, bieten für Internisten wie Anästhesisten besondere Probleme. Da es sich in den meisten Fällen um Endstadien einer Lebererkrankung handelt, sind die therapeutischen Möglichkeiten begrenzt. Die präoperative Beurteilung der Leberfunktion setzt Anästhesisten wie Chirurgen jedoch in die Lage, rechtzeitig mögliche Risiken zu erfassen und geeignete Maßnahmen zu ergreifen. Hierbei sind die Gefährdung durch Blutverlust, Hypoxie und chirurgische Manipulationen zu nennen, die häufig postoperativ ein Leberversagen auslösen können.

Die Diagnose und Therapie der Homöostasestörungen bei Leberparenchymerkrankungen bedürfen daher in der perioperativen Phase der engen interdisziplinären Zusammenarbeit zwischen Anästhesist und Internist.

Literatur

1. BROWN, B. R.: Anesthesia and the patients with liver disease. Philadelphia: Davis 1979

2. CHILD, C. G.: The liver and portal hypertension. In: Major problems in clinical surgery (ed. C. G. CHILD), Bd. 1. Philadelphia, London, Toronto: Saunders 1964

3. GREENWOOD, S. M., LEFFLER, C. T., MINKOVITZ, S.: The increased mortality rate of open liver biopsy in alcoholic hepatitis. Surg. Gynec. Obstet. 134, 600 (1972)

4. HARDY, K. J., HUGHES, E. S. R.: Laparotomy in viral hepatitis. Med. J. Aust. 1, 710 (1968)

5. HARVILLE, D. D., SUMMERSKILL, W. H. J.: Surgery in acute hepatitis. JAMA 184, 235 (1963)

6. HELD, H.: Verordnung von Arzneimitteln bei Leberkrankheiten. Internist 21, 724 (1980)

7. HOYUMPA, A. M., DESMOND, P. V., AVANG, G. R., et al.: Hepatic encephalopathy. Gastroenterology 76, 184 (1979)

8. HÜTTEROTH, T. H., MEYER ZUM BÜSCHENFELDE, K. H.: Behandlung des akuten Leberversagens. Dtsch. med. Wschr. 104, 1692 (1979)

9. KREIENBÜHL, G.: "Hepatitis" nach Halothananaesthesie. Anaesthesist 30, 1 (1981)

10. MONROE, P. S., BAKER, A. L., SCHNEIDER, J. F.: The aminopyrine breath test and serum bile acids reflect histologic severity in chronic hepatitis. Hepatology 2, 317 (1982)

11. OHLER, W. G. A.: Leberversagen und Gerinnungsstörungen. Leber Magen Darm 7, 270 (1977)

12. STRUNIN, L.: The liver and anesthesia. Philadelphia: Saunders 1977

13. WILKINSON, S. P.: The kidney and liver diseases. J. clin. Pathol. 34, 1241 (1981)

Auswirkungen der akuten Pankreatitis auf die Homöostase, ihre Diagnose und Therapie

Von H. Schönborn

I Definition der akuten Pankreatitis

Störungen der Homöostase finden sich nur bei der schweren autodigestiv-tryptischen Pankreatitis. Die autodigestiv-tryptische Pankreatitis ist morphologisch durch Ödembildung, tryptische Nekroseherde, fokale Einblutungen und entzündliche Zellinfiltrationen charakterisiert. Sie führt klinisch zu einem akut einsetzenden schweren Krankheitsbild mit den humoralen Zeichen der "komplexen Fermententgleisung" (19). Für diese schweren Formen der akuten Pankreatitis hat sich in der Klinik der Begriff der hämorrhagisch-nekrotisierenden Pankreatitis allgemein durchgesetzt.

II Homöostasestörungen bei akuter Pankreatitis und ihre Therapie

Pathogenese: Unter "komplexer Fermententgleisung" ist die Freisetzung von proteolytischen, lipolytischen und lysosomalen Enzymen einschließlich des MDF (Myocardial depressant factor), toxischer Peptide und des Kallikreins, das zur Kininaktivierung führt, zu verstehen (24).

Die durch die komplexe Fermententgleisung verursachten Störungen der Homöostase resultieren aus der toxischen Schädigung der Kapillaren (Zunahme der Gefäßpermeabilität, tryptische Gefäßschädigung, Mikrothrombosen) und aus der toxischen Schädigung von Zellen und Zellmembranen (Nekrobiose, Nekrose) mit Entwicklung von Organfunktionsstörungen. Schließlich spielen Stoffwechselstörungen mit Hypoxie, Azidose und Entgleisung des Kohlenhydratstoffwechsels eine wesentliche Rolle (Abb. 1).

Die toxischen Enzymwirkungen und alle hieraus resultierenden Störungen der Homöostase spielen sich lokal im Pankreas und in seiner unmittelbaren Nachbarschaft und systemisch durch Abstrom über Lymphe und Blut unter Einbeziehung des Gesamtorganismus und fernab gelegener Organsysteme ab.

Pathophysiologie: Für das Verständnis der pathophysiologischen Zusammenhänge ist es wichtig, die verschiedenen Stadien der Homöostasestörungen zu berücksichtigen.

Das Anfangsstadium der hämorrhagisch-nekrotisierenden Pankreatitis (Abb. 2) ist lokal durch eine ausgeprägte retroperitoneale und peritoneale Ödembildung, durch reflektorische Darmatonie und durch starke Schmerzen geprägt. Die hieraus resultierenden systemischen Störungen bestehen in einem erheblichen Wasser- und Elektrolytverlust, in einer mehr oder minder ausgeprägten diabetischen Entgleisung und einer metabolischen Azidose (durch Hypoxie und Ketonkörperbildung) mit allen damit verbundenen Störungen.

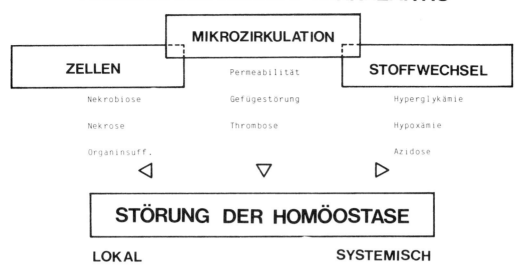

Abb. 1. Pathogenese der Homöostasestörungen bei hämorrhagisch-nekrotisierender Pankreatitis

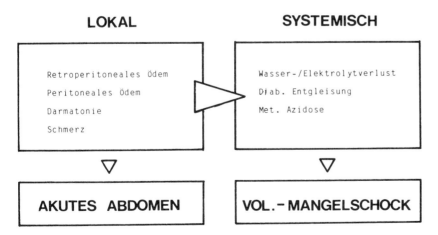

Abb. 2. Stadium I der Homöostasestörungen bei hämorrhagisch-nekrotisierender Pankreatitis

Akutes Abdomen und Volumenmangelschock sind die klinischen Leitsymptome der Homöostasestörung im Stadium I der hämorrhagisch-nekrotisierenden Pankreatitis.

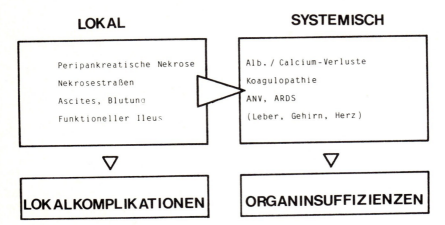

Abb. 3. Stadium II der Homöostasestörungen bei hämorrhagisch-nekrotisierender Pankreatitis

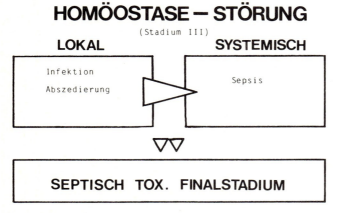

Abb. 4. Stadium III der Homöostasestörungen bei hämorrhagisch-nekrotisierender Pankreatitis

Eng überlappend bahnt sich frühzeitig das Stadium II der hämorrhagisch-nekrotisierenden Pankreatitis (HnP) an (Abb. 3). Dieses Stadium ist durch lokales Übergreifen der tryptischen Nekrosen auf benachbarte Gewebe und Organe und durch Entwicklung typischer Nekrosestraßen entlang des Diaphragmas und entlang des Mesokolons mit zunehmender Entwicklung eines paralytischen Ileus charakterisiert. Dabei kommt es häufig zur Ausbildung eines bräunlich-trüben Aszites, gelegentlich auch zu Blutungen aus arrodierten Gefäßen (1).

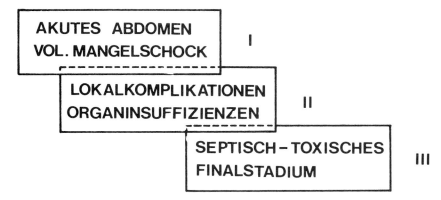

Abb. 5. Klinische Verlaufsstadien bei hämorrhagisch-nekrotisierender Pankreatitis

Die systemischen Störungen betreffen zum einen die Homöostase des Albumin- und Kalziumstoffwechsels und die Homöostase des Gerinnungssystems, zum anderen die Funktionen von Nieren, Lungen, Leber, Gehirn und Herz. Dabei stehen akutes Nierenversagen und akutes Lungenversagen im Vordergrund und werden häufig für das Schicksal des Patienten verlaufsbestimmend.

Abdominelle Komplikationen und das Versagen lebenswichtiger Organsysteme prägen somit das Stadium II der hämorrhagisch-nekrotisierenden Pankreatitis.

Das Endstadium der schweren akuten Pankreatitis steht in aller Regel unter den Zeichen des septischen Schocks mit protrahiertem Kreislaufversagen und nicht mehr beherrschbarem Organversagen (Abb. 4). Dieses septische Finalstadium charakterisiert nicht nur das Endstadium konservativ behandelter, sondern auch erfolglos operativ behandelter Patienten.

Die den drei Stadien der HnP zuzuordnenden klinischen Leitsymptome der Homöostasestörungen sind in der Abb. 5 noch einmal zusammengefaßt. Je nach Dynamik und Schwere der anfänglichen Schädigung schließt sich das Stadium II eng überlappend dem Stadium I an und erstreckt sich über mehrere Tage bis Wochen. Das septisch-toxische Finalstadium setzt in aller Regel schleichend ein und führt dann innerhalb weniger Tage zum Tode.

Grundzüge der Therapie: Aus der Einteilung der HnP in drei Verlaufsstadien und aus der nach pathophysiologischen Gesichtspunkten vorgenommenen Trennung in lokale und systemische Homöostasestörungen lassen sich die wichtigsten therapeutischen Richtlinien in chronologischer Reihenfolge ableiten.

Im Stadium I stehen die Erstmaßnahmen zur Versorgung des akuten Abdomens und die Soforttherapie des Volumenmangelschocks im Vordergrund (Abb. 6). Die Behandlung des akuten Abdomens umfaßt die

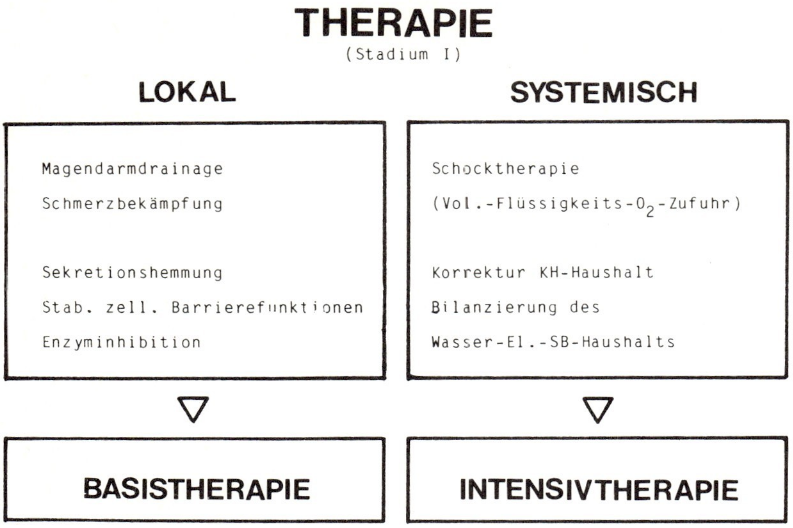

THERAPIE
(Stadium I)

LOKAL

- Magendarmdrainage
- Schmerzbekämpfung
- Sekretionshemmung
- Stab. zell. Barrierefunktionen
- Enzyminhibition

▽

BASISTHERAPIE

SYSTEMISCH

- Schocktherapie
- (Vol.-Flüssigkeits-O_2-Zufuhr)
- Korrektur KH-Haushalt
- Bilanzierung des Wasser-El.-SB-Haushalts

▽

INTENSIVTHERAPIE

Abb. 6. Therapeutische Richtlinien im Verlaufsstadium I der hämorrhagisch-nekrotisierenden Pankreatitis

THERAPIE
(Stadium II)

LOKAL

- Peritonealdialyse
- Operation

SYSTEMISCH

- Albuminsubstitution
- Heparinisierung
- Parenterale Ernährung
- Beatmung (PEEP)
- Hämodialyse

▽ ▽

AGGRESSIVE INTENSIVTHERAPIE

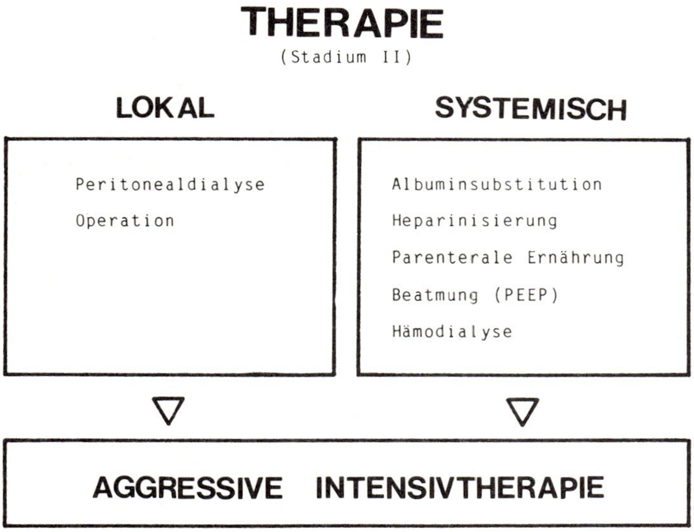

Abb. 7. Therapeutische Richtlinien im Verlaufsstadium II der hämorrhagisch-nekrotisierenden Pankreatitis

Entlastung des atonischen Magen-Darm-Trakts mittels Heberdrainage (zugleich Schutz vor Erbrechen und Aspiration), die Linderung der häufig starken abdominellen Schmerzen und die Ruhigstellung der sekretorischen Leistung des Pankreas als Versuch einer kausal wirkenden Behandlung der Grunderkrankung. Diese Maßnahmen werden seit den grundlegenden Arbeiten von KATSCH und NORDMANN Ende der 30er Jahre unter dem Begriff der <u>konservativen Basistherapie</u> zusammengefaßt und haben ihre Gültigkeit bis heute nicht verloren.

Parallel zu diesen Maßnahmen gilt es, den initialen Volumenmangelschock durch Zufuhr von Volumen, Flüssigkeit und Sauerstoff energisch zu behandeln, die Hyperglykämie mittels Insulinzufuhr zu korrigieren und für eine ausgeglichene Bilanz des Wasser-, Elektrolyt- und Säuren-Basen-Haushalts zu sorgen.

Das durch lokale Komplikationen und Organinsuffizienzen geprägte Stadium II erfordert weitere Behandlungmaßnahmen (Abb. 7). Die Diskussion über Nutzen und Schaden, aber auch über Zeitpunkt und Reihenfolge dieser Maßnahmen ist bis heute nicht zum Abschluß gekommen. Es handelt sich um die peritoneale Spülbehandlung zum Herauswaschen des enzymreichen, zelltoxischen und kreislaufdepressorischen Exsudats (19) und die operative Therapie zur Entfernung irreversibler Nekroseherde, die eine ständige Gefahrenquelle darstellen (10).

Aus systemischer Sicht werden folgende Korrekturen erforderlich: Ausgleich der Albumin-Kalzium-Homöostase durch Zufuhr von Albumin (7), Heparinisierung, parenterale Ernährung und eine möglichst frühzeitige Hämodialyse und Beatmung mit PEEP, falls sich entsprechende Organinsuffizienzen abzuzeichnen beginnen (2, 8, 18, 19, 21).

Die Heparinisierung erfolgt zunächst im Sinne der Thromboembolieprophylaxe in niedriger Dosierung, bei Zeichen einer disseminierten intravaskulären Gerinnung kurativ zur Vermeidung einer Verbrauchskoagulopathie. In Anlehnung an NUGENT und ATENDIDO (14), die schon 1966 zu einer aggressiven Behandlung aller metabolischen Störungen aufrufen, haben wir im Rahmen des Mainzer Behandlungskonzepts hierfür den Begriff der "aggressiven Intensivtherapie" gewählt (18). Die aggressive Intensivtherapie ist zugleich der Stützpfeiler nach <u>operativer Therapie</u> der schweren HnP.

III Praxisorientierte Diagnostik und Therapie

<u>Diagnostisches Untersuchungsprogramm</u>: Die Diagnose der akuten Pankreatitis stützt sich auf die typischen abdominellen Symptome, eine Erhöhung von Amylase und Lipase und einen Anstieg von Leukozyten und Blutzucker (Tabelle 1). Anstieg von Transaminasen, alkalischer Phosphatase und Gamma-GT sind typische Begleitsymptome bei schwerer und insbesondere bei biliärer und bei äthylischer Pankreatitis. Von den Pankreasenzymen ist bekannt, daß sie nicht organspezifisch sind und bei schweren Pankreatitisfällen wegen der häufig nur flüchtigen Aktivitätserhöhung im Serum am sichersten im Urin oder in anderen Körperflüssigkeiten (Pleuraerguß, Aszites) nachweisbar sind. Die bildgebenden Verfahren mit Sonographie und Computertomographie haben heute die Diagnose der akuten Pankreatitis wesentlich sicherer

Tabelle 1. Diagnostisches Untersuchungsprogramm bei akuter Pankreatitis

---

Palpation und Auskultation des Abdomens
Amylase im Serum und Urin, Lipase
Transaminasen, alkalische Phosphatase, Gamma-GT
Leukozyten, Blutzucker
Abdomenleeraufnahme
Sonographie (CT)
Peritoneallavage

Tabelle 2. Allgemeines Überwachungsprogramm bei akuter Pankreatitis

---

Arterieller Druck, Herzfrequenz, ZVD	1stündlich
Atemfrequenz (AMV, Compliance)	
Diurese	
Bewußtseinslage	
Körpertemperatur	zweimal täglich
EKG	fortlaufend
Röntgenthorax	bei Bedarf

---

gemacht (3, 9). Die Peritoneallavage in der Technik von PICKFORD et al. (15) hat sich vermutlich wegen ihres Aufwands nicht allgemein durchsetzen können.

Überwachungsprogramme: Die allgemein-klinische Überwachung (Tabelle 2) betrifft die Vitalfunktionen Kreislauf, Atmung, Diurese, Bewußtseinslage, Körpertemperatur. Auf Frühzeichen einer Niereninsuffizienz und einer respiratorischen Insuffizienz ist besonders sorgfältig zu achten. Für die Stadien I und II der Pankreatitis ist die Überwachung des Lokalbefunds mit Beurteilung von Druckschmerz, Abwehrspannung, Bauchumfang, Darmgeräuschen, Rücklauf aus der Magensonde, Nachweis eines Konglomerattumors oder von Flankenekchymosen von besonderer Bedeutung (Tabelle 3). Sonographie und gegebenenfalls Computertomographie haben sich nicht nur für die anfängliche Diagnosestellung, sondern auch für die weitere Verlaufsbeurteilung (3, 9), insbesondere was die Klassifizierung in Schweregrade betrifft, als äußerst hilfreiche Verfahren erwiesen.

Das Spektrum des täglichen Labor-Screenings ist umfangreich. Die auf Tabelle 4 aufgeführten Parameter sollten mindestens einmal täglich, bei Bedarf auch häufiger kontrolliert werden. Besonders hinzuweisen ist auf die anfängliche Hypokaliämie und auf die bei sehr schweren Krankheitsverläufen am zweiten bis dritten Krankheitstag auftretende Hypokalziämie, die nach Untersuchungen von IMRIE (7) eng mit der Hypalbuminämie korreliert ist. Die Urinosmolalität zählt zu den empfindlichsten Indikatoren einer beginnenden Niereninsuffizienz (18).

Tabelle 3. Überwachung des Lokalbefunds bei akuter Pankreatitis

Druckschmerz, Abwehrspannung Bauchumfang (Aszites, Meteorismus) Darmgeräusche, Konglomerattumor Flankenekchymosen Rücklauf aus Magensonde	zweimal täglich
Sonographie	einmal täglich
Abdomenleeraufnahme	bei Bedarf

Tabelle 4. Biochemisches Überwachungsprogramm bei akuter Pankreatitis

Blutglukose, Blutgase, Säuren-Basen-Status, Laktat
Erythrozyten, Hb, Hk, Leukozyten, Thrombozyten
Pankreasenzyme, Leberenzyme, Cholestaseenzyme
Kreatinin, Harnstoff, Gesamteiweiß
Natrium, Kalium, Kalzium, (Magnesium) im Serum
Natrium, Kalium, Osmolalität im Urin
Quick, PTT, Reptilasezeit, Fibrinogen, AT III

Klassifizierung der akuten Pankreatitis in Schweregrade: Um die Therapie adäquat einsetzen zu können, ist eine Einteilung in Schweregrade mit prognostischer Aussage von ausschlaggebender Bedeutung. Eine solche Klassifizierung muß zum Ziel haben, schwere und potentiell letale Verlaufsformen der HnP sicher von rein konservativ zu behandelnden leichteren und mittelschweren Formen unterscheiden zu können.

Durch prospektive Untersuchungen an frühoperierten Patienten mit HnP wurde ein Klassifizierungsschema erarbeitet (18, 20), das eine annähernde Zuordnung des jeweiligen klinischen Krankheitsbildes zur Morphologie der Pankreatitis und damit eine prognostische Aussage erlaubt. Der Einteilung in drei Schweregrade liegt die Erfahrung zugrunde, wonach neben den Extremformen einer ödematösen Pankreatitis mit günstiger Prognose (Schweregrad I) und einer Totalnekrose mit infauster Prognose (Schweregrad III) noch jene schweren und komplikationsreichen Krankheitsverläufe existieren, die auf Teilnekrosen zurückzuführen sind und auf konservative Behandlungsmaßnahmen nur verzögert oder vorübergehend ansprechen (Schweregrad II).

Die in Tabelle 5 aufgeführten diagnostischen Kriterien haben sich für die prognostische Einschätzung als brauchbar erwiesen. Bei drei und mehr positiven Zeichen liegt ein Schweregrad II vor, dem morphologisch eine partiell nekrotisierende Pankreatitis, in einem Teil der Fälle auch eine Totalnekrose zugrunde liegt. In Gegenwart von sechs und mehr positiven Zeichen handelt es sich um den klinischen Schweregrad III, bei dem praktisch immer das Vorliegen einer Totalnekrose angenommen werden muß. Sonographische (3) und computertomographische Untersuchun-

Tabelle 5. Diagnostisch-prognostische Kriterien der akuten Pankreatitis

Abwehrspannung	
Entzündlicher Konglomerattumor	
Ileuszeichen	
Leukozyten	> 12.000/mm³
Blutzucker	> 140 mg/dl
Kalzium	< 4,2 mval/l
Kreatinin	> 1,4 mg/dl
BUN	> 24 mg/dl
HnP, Schweregrad II	≥ 3 positive Zeichen
HnP, Schweregrad III	≥ 6 positive Zeichen

Tabelle 6. Konservative Basistherapie der akuten Pankreatitis

Nulldiät, Magen-Darm-Drainage
Analgetika (Metamizol, Pethidin, Procain)
Parenterale Flüssigkeitszufuhr (initial 3 - 6 l/24 h)
Cimetidin (6x 200 mg/24 h)
Antibiotikaprophylaxe (z. B. 3x 2 - 4 g Mezlocillin)

Kalzitonin (300 IE per infusionem/24 h)

Aprotinin (initial 500.000 K IE i.v.,
         dann   200.000 K IE i.v. 4stündlich)

Tabelle 7. Analgetika bei akuter Pankreatitis

Metamizol-Natrium	(500 mg)
Pethidin	(100 mg/Einzelgabe)
Procaininfusion	(2 g/24 h)

Morphin kontraindiziert!

gen (9) haben dieses seinerzeit aufgestellte Klassifizierungsschema weitgehend bestätigen können.

Therapie der akuten Pankreatitis: Grundlage jeglicher Therapie bilden die allgemein anerkannten und geübten Maßnahmen der Basistherapie (6, 11, 19), die für jede Form, jedes Stadium und für jeden Schweregrad der Pankreatitis anzuwenden sind.

Die Basistherapie umfaßt die sekretorische Ruhigstellung des Pankreas mittels Nulldiät und Magen-Darm-Drainage, die Gabe von Analgetika, die parenterale Flüssigkeitszufuhr, die Sekretionshemmung des Magens mit Cimetidin oder Ranitidin und die Antibiotikaprophylaxe bei biliären und idiopathischen Formen der Pankreatitis (Tabelle 6). Es steht im Ermessen des einzelnen Therapeuten, zusätzlich den Sekretionshemmer Kalzitonin und

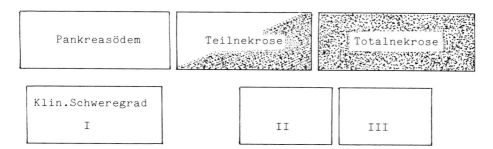

Abb. 8. Morphologisch-klinische Differenzierung der autodigestiv-tryptischen Pankreatitis

den Proteinaseinhibitor Trasylol während der ersten drei bis sechs Tage der Erkrankung in die Basistherapie mit einzubeziehen.

Nulldiät und Magen-Darm-Drainage dienen zur Magen- und Ileusentlastung, indirekt auch zur Ruhigstellung des Pankreas. Als Basismaßnahmen bei akutem Abdomen stehen sie außer jeder Diskussion und werden heute allgemein als notwendige Maßnahme akzeptiert.

Zur Schmerzbekämpfung (Tabelle 7) empfiehlt sich trotz bekannter Vorbehalte die Gabe von Novalgin, da es die abdominelle Symptomatik (Abwehrspannung, Darmgeräusche) wenig beeinflußt. Im Verlaufsstadium II können auch Pethidin oder Procain, letzteres als Dauerinfusion, herangezogen werden. Morphinpräparate sind wegen der kontrahierenden Wirkung auf den Sphinkter Oddi kontraindiziert (6).

Im deutschen Schrifttum wird die prophylaktische Gabe eines gallengängigen Antibiotikums bei biliärer und bei idiopathischer Pankreatitis allgemein empfohlen, wenngleich die Wirksamkeit einer solchen Prophylaxe nicht erwiesen ist (11).

Sekretionshemmung: Direkte und indirekte Hemmung der exokrinen Pankreassekretion galten von jeher als ein wesentliches Prinzip der kausalen Pankreatitistherapie. Für die Mehrzahl der in Tabelle 8 genannten Pharmaka konnte die Wirksamkeit auf den Verlauf der Pankreatitis in kontrollierten Studien aber nicht erwiesen werden (6, 11, 19).

Atropin gilt heute trotz seiner guten sekretionshemmenden Wirkung wegen zu kurzer Halbwertszeit und wegen unerwünschter Nebenwirkungen (Ileus, Tachykardie, Psychosen) als obsolet.

Cimetidin wird zur Streßulkusprophylaxe empfohlen. Nach anfänglichen Zweifeln war in neueren Studien kein schädlicher Einfluß auf den Pankreatitisverlauf nachweisbar. Als wirksamer Sekretionshemmer des Magens hat Cimetidin die Gabe von Antazida weitgehend überflüssig gemacht (11). Über Ranitidin bei akuter Pankreatitis liegen noch keine entsprechenden Studien vor.

Tabelle 8. Wirksamkeit von Sekretionshemmung und Enzyminhibition bei akuter Pankreatitis

Sekretionshemmung		Enzyminhibition	
Antazida	(−)	Aprotinin	(?)
Cimetidin	(?)	EACA	(−)
Ranitidin	(?)	AMCA	(−)
Atropin	(−)	PAMBA	(−)
Acetazolamid	(−)		
Glukagon	(−)		
Kalzitonin	(+)		
Somatostatin	(?)		

Acetazolamid hemmt die hydrokinetische Pankreassekretion, d. h. die Sekretion von Flüssigkeit und Bikarbonat. Es wird heute wegen der nicht nachgewiesenen Wirksamkeit auf den Pankreatitisverlauf und wegen der theoretisch möglichen Eindickung des Pankreassekrets abgelehnt (11).

Von den hormonalen Hemmern der exokrinen Pankreassekretion konnte in kontrollierten Studien bisher lediglich für Kalzitonin eine Wirksamkeit auf einzelne Parameter der Pankreatitis (Serumamylase, Leukozyten, Schmerzen) nachgewiesen werden. Hinsichtlich der Letalität konnten keine signifikanten Unterschiede gefunden werden (19).

Die APTS-Studie über Somatostatin ist noch nicht abgeschlossen (23).

Enzyminhibition: Nach den derzeit vorliegenden widerprüchlichen Studien ist die Bedeutung des Proteinaseninhibitors Trasylol auch heute noch offen und umstritten. Es steht im Ermessen des jeweiligen Therapeuten, Trasylol in der Pankreatitistherapie einzusetzen (6, 11, 19).

Für die Antifibrinolytika EACA, AMCA, PAMBA, die nicht nur Plasmin, sondern auch Trypsin zu hemmen vermögen, war keine Wirksamkeit auf den Pankreatitisverlauf nachweisbar (11). Ihr Einsatz kommt deshalb nicht in Betracht.

Intensivtherapie: Die bei akuter Pankreatitis erforderlichen intensivtherapeutischen Maßnahmen entsprechen den allgemein üblichen Regeln der Intensivmedizin (Tabelle 9).

Die Wahl des Volumenersatzmittels beeinflußt den Verlauf der akuten Pankreatitis nicht. Dextranhaltige Volumenersatzmittel ergaben keine Vorteile. Wegen der fast obligatorisch auftretenden Eiweißverluste sind Plasmapräparate, insbesondere PPL, den künstlichen Kolloiden vorzuziehen.

Ist ein Sympathikomimetikum zur Schockbehandlung erforderlich, so empfiehlt sich - nicht zuletzt auch wegen seiner günstigen renalen Wirkungen - Dopamin. Die basale Pankreassekretion des Menschen wird durch Dopamin nicht stimuliert (11).

Tabelle 9. Intensivtherapeutische Maßnahmen bei akuter Pankreatitis

Flüssigkeits-, Elektrolytsubstitution (5%ige Kohlenhydratlösung, 0,9%ige NaCl-Lösung)

Volumensubstitution (PPL, Plasma, Kolloidlösungen)

O_2-Insufflation, Azidoseausgleich (Bikarbonat 8,4 %)

Sympathikomimetika (Dopamin 200 - 1.200 µg/min)

Diuretika (Furosemid 20 mg i.v., bei Bedarf 250 mg/250 ml/60 min)

Insulintherapie (12 - 20 E Altinsulin/h per infusionem in Albumin oder Gelatine)

Heparinisierung (500 - 1.500 USP-E/h nach PTT)

Flüssigkeits-, Elektrolytbilanzierung (Na^+, K^+)

Albuminsubstitution (150 - 300 ml Albumin 20 %/die)

Parenterale Ernährung (Kohlenhydrate, Aminosäuren, Fettlösung?)

Thromboembolieprophylaxe (5.000 USP-E 8stündlich s.c.)

Tabelle 10. Aggressive Intensivtherapie bei akuter Pankreatitis

Frühzeitige (prophylaktische) Beatmung mit PEEP

Frühzeitige Hämodialyse (Shaldon-Katheter, Single-needle-System)

Peritoneale Spülbehandlung (isotone Glukoselösung 40 - 60 l/die Antibiotikazusatz)

Operative Nekroseausräumung

Frühzeitiger Albuminersatz durch Zufuhr 20%iger Albuminlösungen führt zur Stabilisierung von Kreislauf und Nierenfunktion und korrigiert die bei schweren Pankreatitisverläufen entstehende Hypokalziämie, so daß eine Kalziumzufuhr unnötig wird (7).

Eine komplette und insbesondere hochkalorische parenterale Ernährung sollte erst nach Stabilisierung der Kreislaufverhältnisse (ab drittem bis fünften Krankheitstag) eingeleitet werden, da im Stadium der Stoffwechseldekompensation nicht mit einer ausreichenden Verwertung zu rechnen ist. Die stimulierende Wirkung bestimmter Aminosäuren auf die Pankreassekretion scheint ohne klinische Bedeutung zu sein. Der Einsatz von Fettemulsionen ist umstritten und sollte vermieden werden.

Aggressive Intensivtherapie: Die Maßnahmen der aggressiven Intensivtherapie sind in Tabelle 10 wiedergegeben. Frühzeitige Hämodialyse und Beatmung mit PEEP sind als etablierte Behandlungsverfahren anzusehen. Peritoneale Spülbehandlung und operative Nekroseausräumung stehen zur Diskussion (13, 18, 22). Einigkeit besteht darin, daß sich die operative Behandlung bei Komplikationen der HnP in der postakuten Phase als richtig und

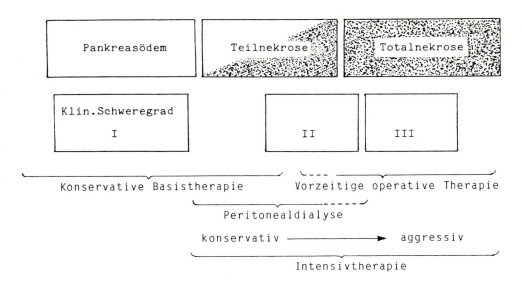

Abb. 9. Konservativ-operatives Therapiekonzept bei akuter Pankreatitis

erfolgreich erwiesen hat (9, 12, 16). Hinsichtlich der Frühoperation (10) sind die Meinungen bis heute kontrovers geblieben (4, 10, 16, 19). Sie scheint bei potentiell letalen Verlaufsformen angezeigt.

Noch offen ist die Bedeutung der endoskopischen Papillotomie bei akuter Pankreatitis biliärer Ursache (17). In Anbetracht des wenig aufwendigen Untersuchungsverfahrens sollte im Zweifelsfalle nach obturierenden Konkrementen gesucht werden, um sie mittels Papillotomie und Extraktion zu entfernen.

Peritonealdialyse: Experimentelle und klinische Studien über die Wirksamkeit der peritonealen Spülbehandlung zeigen zwar übereinstimmend eine wesentliche Besserung des Allgemeinzustandes und der Schmerzen und einen deutlichen Rückgang der Frühletalität, leider aber keine Senkung der Gesamtletalität (13, 18, 22). Lediglich in der 1980 publizierten Studie von STONE und Mitarbeitern (22) konnte ein positiver Effekt auf die Gesamtletalität nachgewiesen werden.

Neuerdings wird auch die Spülbehandlung nach Nekrosektomie und nach Pankreasresektion erprobt (5). Die Gefahren der Spülbehandlung liegen in der Begünstigung einer respiratorischen Insuffizienz durch Zwerchfellhochstand, in der Begünstigung von Hyperglykämie, Hämokonzentration und Eiweißverlusten sowie in der Entwicklung septischer Komplikationen.

Konservativ-operatives Therapiekonzept:
Die mehrjährigen Erfahrungen einer intensiven Beobachtung und Koordination konservativer und operativer Maßnahmen haben zu einem Behandlungskonzept geführt (10, 12, 19), das sich inzwischen breiterer Anwendung erfreut (Abb. 9):

1. Konservative Basistherapie als Grundlage jeglicher Pankreatitistherapie.

2. Frühoperation bei Schweregrad II und III, sofern sich trotz intensiver konservativer Therapie eine deutliche Verschlechterung einstellt.

3. Alternativ besteht die Möglichkeit (insbesondere bei Schweregrad II), die peritoneale Spülbehandlung einzusetzen.

4. Intensivtherapie bzw. aggressive Intensivtherapie bei den Schweregraden II und III, insbesondere in der perioperativen Phase.

5. Verzögerte Operation bei Spätkomplikationen der Schweregrade II und III.

Literatur

1. BECKER, V.: Bauchspeicheldrüse, Bd. VI: Spezielle pathologische Anatomie (eds. W. DOERR, G. SEIFERT, E. UEHLINGER). Berlin, Heidelberg, New York: Springer 1973

2. BOUMGHAR, M., CAVIN, R.: Respiratorische Komplikationen bei schwerer akuter Pankreatitis. Schweiz. Rundschau Med. (Praxis) 67, 1394 (1978)

3. BRAUN, B.: Sonographische Untersuchungen bei akuter Pankreatitis. In: Intensivmedizin bei gastroenterologischen Erkrankungen. Bd. XX (eds. H. SCHÖNBORN, M. NEHER, H. P. SCHUSTER, G. MANGOLD). Stuttgart: Thieme 1980

4. EDELMANN, G., BOUTELIER, P.: Le traitement des pancréatites aigues nécrosantes par l'ablation chirurgicale précoce des portions nécrosées. Chirurgie 100, 155 (1974)

5. GEBHARDT, Ch.: Die Bedeutung der Peritonealspülung für die Behandlung der hämorrhagisch-nekrotisierenden Pankreatitis. Fortschr. Med. 101, 509 (1983)

6. GOEBELL, H., HOTZ, J.: Akute Pankreatitis - Gesichertes und Ungesichertes in der Behandlung. Dtsch. Ärztebl. 76, 2399 (1979)

7. IMRIE, C. W.: The conservative management of acute pancreatitis. In: Intensivmedizin bei gastroenterologischen Erkrankungen, Bd. XX (eds. H. SCHÖNBORN, M. NEHER, H. P. SCHUSTER, G. MANGOLD). Stuttgart: Thieme 1980

8. HAYES, M. E., ROSENBAUM, R. W., ZIBELMAN, M., MATSUMOTO, T.: Adult respiratory distress syndrome in association with acute pancreatitis. Evaluation of positive end expiratory pressure ventilation and pharmacologic doses of steroids. Amer. J. Surg. 127, 314 (1974)

9. KLOSE, K. J., NEHER, M., KUHN, F. P., KÜMMERLE, F., THELEN, M.: Operative Behandlung bei akuter Pankreatitis. Wandel unter dem Einfluß von Sonographie und Computertomographie. Dtsch. med. Wschr. 108, 490 (1983)

10. KÜMMERLE, F., NEHER, M., SCHÖNBORN, H., MANGOLD, G.: Vorzeitige Operation bei akuter hämorrhagisch-nekrotisierender Pankreatitis. Dtsch. med. Wschr. 100, 2241 (1975)

11. LANKISCH, P. G.: Konservative Therapie der akuten Pankreatitis. Dtsch. med. Wschr. 107, 630 (1982)

12. NEHER, M., KÜMMERLE, F., MANGOLD, G., SCHÖNBORN, H.: Verzögerte Operation bei akuter Pankreatitis. Chirurg 48, 439 (1977)

13. NEHER, M., SCHUSTER, H. P.: Peritoneal lavage in severe pancreatitis. Acta hepato-gastroent. (Stuttg.) 29, 263 (1982)

14. NUGENT, F. W., ATENDIDO, W.: Hemorrhagic pancreatitis. Aggressive treatment. Postgrad. Med. 40, 87 (1966)

15. PICKFORD, R., BLACKETT, R. L., McMAHON, M. M.: Early assessment of severity of acute pancreatitis using peritoneal lavage. Brit. med. J. 1977 II, 1377

16. RANSON, J. H. C.: Conservative surgical treatment of acute pancreatitis. World J. Surg. 5, 351 (1981)

17. SAFRANY, L., NEUHAUS, B., KRAUSE, S., PORTOCARRERO, G., SCHOTT, B.: Endoskopische Papillotomie bei akuter, biliär bedingter Pankreatitis. Dtsch. med. Wschr. 105, 115 (1980)

18. SCHÖNBORN, H., KÜMMERLE, F.: Die akute Pankreatitis und ihre Intensivtherapie. Intensivmed. 15, 39 (1978)

19. SCHÖNBORN, H.: Akute Pankreatitis. In: Interne Intensivmedizin (eds. P. SCHÖLMERICH, H. P. SCHUSTER, H. SCHÖNBORN, P. P. BAUM), 2. Aufl. Stuttgart: Thieme 1980

20. SCHÖNBORN, H., NEHER, M., DORMEYER, H. H.: Frühdiagnostik und Klassifizierung bei akuter Pankreatitis. In: Intensivmedizin bei gastroenterologischen Erkrankungen, Bd. XX (eds. H. SCHÖNBORN, M. NEHER, H. P. SCHUSTER, G. MANGOLD). Stuttgart: Thieme 1980

21. SCHUSTER, H. P., NEHER, M., SCHÖNBORN, H., KÜMMERLE, F.: Akutes Nieren- und Lungenversagen bei diffuser Peritonitis und hämorrhagisch-nekrotisierender Pankreatitis. Therapie und Prognose. Dtsch. med. Wschr. 105, 82 (1980)

22. STONE, H. H., FABIAN, T. C.: Peritoneal dialysis in the treatment of acute alcoholic pancreatitis. Surg. Gynec. Obstet. 150, 878 (1980)

23. USADEL, K. H., LEUSCHNER, U., ÜBERLA, K. K.: Treatment of acute pancreatitis with Somatostatin: A multicenter double-blind trial. New Engl. J. Med. 303, 999 (1980)

24. WANKE, M.: Pathogenese und morphologisches Bild akuter Pankreaserkrankungen. In: Handbuch der Inneren Medizin. 3. Band. Verdauungsorgane, Teil 6 (ed. M. FORELL), p. 519. Berlin: Springer 1976

Auswirkungen der akuten und chronischen Niereninsuffizienz auf die Homoiostase, ihre Diagnose und Therapie

Von H. G. Sieberth

1 Einleitung

Für die Homoiostase im Organismus ist die Niere von besonderer Bedeutung. Ihr Leistungsvermögen zeigt sich vielleicht darin am besten, daß wir so ziemlich alles, was tolerabel ist, ohne nachzudenken trinken, essen und auch infundieren können, ohne dadurch Schaden zu erleiden. Ist die Nierenfunktion eingeschränkt oder fällt sie gar aus, ändert sich die Situation völlig. Bereits eine etwas größere Flüssigkeitsbelastung kann für einen Dialysepatienten tödliche Folgen haben.

Bevor ich auf die Folgen der gestörten Nierenfunktion eingehe, lassen Sie mich die Aufgaben der Niere, die wir bisher kennen, kurz zusammenfassen. Grob betrachtet lassen sich die Funktionen der Niere in exkretorische und inkretorische unterscheiden.

A Exkretorische Funktionen
1. Ausscheidung von Stoffwechselendprodukten und exogen zugeführten Stoffen.
2. Homoiostase im Wasser-Elektrolyt- und Säuren-Basen-Haushalt.

B Endokrine Funktionen
1. Blutdruck- und Blutvolumenregulation,
2. Regulation der Erythropoese,
3. Regulation im Kalzium- und Vitamin-D-Stoffwechsel.

Zwischen der maximalen Leistung der Niere und ihrem Versagen gibt es Übergänge, die diagnostisch und therapeutisch von Bedeutung sind. Unter extremen Bedingungen kann die Niere noch völlig funktionstüchtig sein und trotzdem kann bereits eine verminderte Ausscheidung von harnpflichtigen Substanzen bestehen. Auf extreme Flüssigkeitsverluste, z. B. durch Diarrhö oder Erbrechen, reagiert die gesunde Niere mit maximaler Flüssigkeits- und Natriumrückresorption. Die Ausscheidung von Harnstoff geht dabei zurück. Teleologisch betrachtet tut die Niere alles, um den Kreislauf aufrechtzuerhalten und nimmt dabei den weniger gefährlichen Anstieg der Retentionswerte in Kauf. Pathophysiologisch gesehen kommt es durch die Exsikkose zu einer Hypovolämie. Wird das Extrazellulärvolumen über einen bestimmten Punkt hinaus vermindert, wird die ADH-Sekretion maximal stimuliert und die Osmorezeptoren in ihrer Regelfunktion ausgeschaltet. Das bedeutet, daß auch bei hypertoner Dehydratation vermehrt ADH sezerniert wird und somit die Niere maximal Wasser rückresorbiert. Gleichzeitig kommt es zu einer vermehrten Renin-Aldosteron-Sekretion mit einer ebenfalls maximal gesteigerten Rückresorption. Das bei der Exsikkose verminderte Herzzeitvolumen führt zur Abnahme des Glomerulumfiltrates, wodurch es ebenfalls im proximalen Tubulus zu einer relativ vermehrten Rückresorption von Wasser und Natrium kommt. Eine ähnliche Situation besteht bei der kongestiven Herzinsuffizienz. Auch hierbei kommt es durch die Verminderung des Glomerulumfiltrates zur gesteigerten proximalen Rückresorption von Kochsalz und Wasser und einer hierdurch bedingten verminderten Verdünnungsfähigkeit im distalen Tubulus. Die Natriumkonzentration im Urin ist ebenfalls erniedrigt. Mit der vermehrten Diurese kommt es zu einer stärkeren Rückdiffusion von Harnstoff. Dies erklärt, daß der Harnstoff stärker ansteigt als das Kreatinin. Dieser rasch reversible Zustand wird als funktionelle Oligurie oder funktionelle Azotämie bezeichnet. Wird in diesem Zustand die Hypovolämie durch Flüssigkeits- und Elektrolytzufuhr ausgeglichen, was man früher als Therapie mit "Nierenstartern" bezeichnete, steigt die Diurese sofort wieder an. Bei der kongestiven Herzinsuffizienz führt Flüssigkeitsentzug mit Steigerung des Herzzeitvolumens zum Diureseanstieg. Neben der Exsikkose sind Tachykardie und niedriger Blutdruck die wichtigsten klinischen Hinweise auf eine funktionelle Oligurie. Im Blut findet man häufig eine Erhöhung des Hämatokrits und Anstieg des Gesamteiweißes bei erniedrigtem zentralem Venendruck. Der Serumharnstoffwert ist im Vergleich zum Serumkreatinin stark erhöht und kann 300 mg/dl übersteigen.

Die funktionelle Oligurie kann in ein akutes Nierenversagen übergehen. Natürlich kann auch ein akutes Nierenversagen anderer Genese bestehen und gleichzeitig eine Exsikkose vorliegen. Die Diagnose funktionelle Oligurie läßt sich anhand einiger Urinparameter sichern. Die Osmolalität liegt bei der funktionellen Oligurie meistens über 1.000 mosmol/kg und das Natrium ist auf unter 30 mmol/l erniedrigt (Tabelle 1).

Beim akuten Nierenversagen liegt die Osmolalität dagegen meistens unter 400 mosmol/kg und das Urinnatrium übersteigt 35 mmol/l. Der letzte Wert ist jedoch besonders beim postoperativen Patienten nicht zuverlässig. Das akute Nierenversagen, das sich heute in der Mehrzahl der Fälle auf Wach- und Intensivstationen entwickelt, wird bei oligurischem Verlauf frühzeitig erkannt. In 20 - 30 % der Fälle verläuft das akute Nierenversagen jedoch spontan norm- oder gar polyurisch. Diese Verlaufsform kann nur anhand der steigenden Retentionswerte erkannt werden. Wird beim Rückgang der Diurese frühzeitig Furosemid gegeben, so lassen sich bis zu 70 % aller akuten Nierenversagen in ein norm- bis polyurisches Nierenversagen konvertieren. Werden in den Fällen mit normaler Diurese die Retentionswerte nicht kontrolliert, kann ein akutes Nierenversagen verspätet oder gar nicht erkannt werden.

Vom akuten Nierenversagen im engeren Sinne, das zirkulatorisch nach Traumen und Operationen, aber auch durch Nephrotoxine ausgelöst werden kann, müssen das postrenale akute Nierenversagen und akute Erkrankungen der Niere abgegrenzt werden.

Das postrenale akute Nierenversagen ist meistens durch eine Anurie mit sogenannter trockener Blase charakterisiert. Ursache ist meistens ein beidseitiger Ureterverschluß, der auch operativ bedingt sein kann. Dabei muß der bilaterale Ureter-

Tabelle 1. **Differentialdiagnose** zwischen funktioneller Oligurie und akutem Nierenversagen

Urin	Funktionelle Oligurie	Akutes Nierenversagen
Spezifisches Gewicht	> 1,025	< 1,015
Osmolalität (Osmolarität)	> 1.000 mosmol/kg (mmol/l)	< 400 mosmol/kg (mmol/l)
Harnstoff	> 1 g/dl (> 167 mmol/l)	< 1 g/dl (< 167 mmol/l)
Natrium	< 30 mmol/l	(> 35 mmol/l)*
Quotient aus Urin- und Plasmaharnstoff	> 10	< 5
Eiweiß	negativ – (+)	< 1 g/die
Sediment	unauffällig	Erythrozyten und Leukozyten in verschiedener Zahl

*Nicht verläßlich

Tabelle 2. Differentialdiagnose des akuten Nierenversagens (A N V)

	zirkulatorisch nephrotoxisch	Postrenal	Akute interstitielle Nephritis, rapid progressive Glomerulonephritis
Anamnese	Unfall, Operation Toxine, Medikamente	trockene Blase	allergische Reaktion, langsame Entwicklung
Sonographie	große Nieren	gestautes Nierenbecken	große Nieren
Nierenbiopsie			bei bis dahin unklarer Diagnose

verschluß nicht unbedingt gleichzeitig auftreten. Häufig besteht schon längere Zeit ein einseitiger Verschluß, der entweder unbemerkt oder im Zusammenhang mit früheren Beschwerden eingetreten ist, jedoch nicht weiter abgeklärt wurde. Die rasche Bestätigung der postrenalen Anurie gelingt heute durch die Sonographie, mit deren Hilfe ein Stau des Nierenbeckens nachgewiesen werden kann (Tabelle 2).

Akute Erkrankungen der Niere spielen für den Anästhesisten eine untergeordnete Rolle. Die Anamnese und Verlauf sind bei rapid progressiven Glomerulonephritiden für gewöhnlich so charakteristisch, daß die Abtrennung von den zirkulatorisch bedingten akuten Nierenversagen wenig Schwierigkeiten bereitet.

Wichtiger sind die arzneimittelbedingten Nierenschädigungen. Besonders die Kombinationsbehandlung mit Aminoglykosiden und Cephalosporinen führt zu Nierenschädigungen, die zum akuten Nierenversagen im engeren Sinne gehören. Arzneimittel können auch eine interstitielle Nephritis hervorrufen, die sehr schwer vom akuten Nierenversagen abtrennbar ist. Ein Hinweis auf eine interstitielle Nephritis ergibt sich aus einer allgemeinen allergischen Reaktion und gelegentlich auch durch eine Bluteosinophilie. Die Abgrenzung dieses akuten Nierenversagens ist wichtig, da durch die einmalige Gabe von 1 g eines Glukokortikoids das akute Nierenversagen bei akuter interstitieller Nephritis durchbrochen werden kann.

Eine bis dahin unerkannte chronische Niereninsuffizienz kann insbesondere im Rahmen der Intensivpflege oder Anästhesie erhebliche Schwierigkeiten bereiten, wenn der Patient zur Behandlung einer anderen Erkrankung eingewiesen wird. Die wichtigsten diagnostischen Kriterien sind in Tabelle 3 zusammengefaßt.

Die Differenzierung der verschiedenen Grundformen der Niereninsuffizienz ist erforderlich, da sie oft recht unterschiedliche therapeutische Maßnahmen zur Aufrechterhaltung der Homoiostase erfordern.

2 Prophylaxe des akuten Nierenversagens

Am wenigsten Schwierigkeiten bei der Aufrechterhaltung der Homoiostase treten auf, wenn es gelingt, ein akutes Nierenversagen zu verhindern. Aus diesem Grunde sollen hier auch prophylaktische Maßnahmen besprochen werden. Die Prophylaxe des akuten Nierenversagens kann man in eine Prophylaxe vor und nach einer möglichen, zum akuten Nierenversagen führenden Schädigung unterteilen.

2.1 Prophylaxe vor einer möglicherweise zum akuten Nierenversagen führenden Schädigung

Wir geben in unserer Klinik zur Prophylaxe eines akuten Nierenversagens, z. B. vor Operationen oder der Gabe von Cisplatin, drei Tage lang täglich 10 g Kochsalz zusätzlich und reichlich

Tabelle 3. Wichtige diagnostische Hinweise auf eine chronische Niereninsuffizienz

Klinische Hinweise

Blasse, gräuliche Hautfarbe
Hypertonie (Augenhintergrundveränderungen)
Ödeme (bei nephrotoxischem Syndrom)

Laborbefunde (präoperatives Screening-Programm)

Bei erhöhten Retentionswerten	Harnstoff, Kreatinin (Kreatininclearance), Säuren-Basen-Status, Na, K, Ca, anorganisches Phosphat
Bei Anämie	Hb, Hk, Leukozyten, Differentialblutbild Gesamteiweiß, Elektrophorese
Bei pathologischem Urinbefund	Urinstatus, Keimzahl, Resistenz
Bei Salzverlustniere	tägliche Natriumausscheidung

Sonographie:

Kleine Nieren

Flüssigkeit. Durch die Gabe von Kochsalz kommt es zur Steigerung des Glomerulumfiltrates und zu einer Ausdehnung des Extrazellulärraumes (2). Einige Autoren bringen die prophylaktische Wirkung von Kochsalz auch mit einer möglichen Reninverarmung des juxtaglomerulären Apparates in Zusammenhang. Die Kochsalzzufuhr über mehr als drei Tage auszudehnen, ist wenig sinnvoll, da drei Tage nach Beginn der Belastung die Natriumausscheidung durch einen Rebound-Effekt erheblich ansteigt. Am Tage der Medikation oder der Operation wird durch reichlich Flüssigkeitszufuhr und Gabe von Furosemid die Diurese auf über 2 ml/min gesteigert. Hierfür sind etwa zwei- bis dreimal 40 mg Furosemid über den Tag verteilt erforderlich. Bei bereits niereninsuffizienten Kranken wird die Furosemiddosis individuell oft erheblich erhöht werden müssen. Bei kardial insuffizienten Kranken und auch bei Patienten mit nephrotoxischem Syndrom oder renaler Hypertonie kann diese Form der Prophylaxe nicht oder nur mit verminderter Kochsalzgabe durchgeführt werden.

2.2 Prophylaxe bei einer bereits eingetretenen Schädigung, die zum akuten Nierenversagen führen kann

Durch eine Schockprophylaxe oder Schockbehandlung intraoperativ oder posttraumatisch läßt sich zusammen mit anderen Maßnahmen in vielen Fällen ein akutes Nierenversagen verhindern. Zu den hier zu besprechenden Maßnahmen gehören die prophylaktische Gabe von osmotisch wirksamen Substanzen und Schleifen-

Tabelle 4. Maßnahmen zur Prophylaxe eines akuten Nierenversagens

Mittel	Wirkungsmechanismus	Kontradindikationen und Nebenwirkungen
Mannitol	Osmotische Diurese	Hypertonie Herzinsuffizienz
Schleifendiuretika: Furosemid (Lasix) Etacrynsäure (Hydromedin)	Hemmung des Na^+- und Cl^--Transports	Hypernatriämie Taubheit Intestinale Blutung
Flüssigkeit	Diuresesteigerung (Hemmung der ADH-Sekretion)	Hypertonie Herzinsuffizienz
Kochsalz (ca. 10 g/Tag)	Steigerung des Glomerulumfiltrates, Expansion des Extrazellulärraumes	Hypertonie Herzinsuffizienz Ödeme
$NaHCO_3$	Bikarbonatdiurese Beseitigung der Azidose	Hypokaliämie Hypernatriämie Hypoxie

diuretika. Aber auch der Diureseanstieg durch vermehrte Flüssigkeitszufuhr und die Gabe von Kochsalz können, wie im Tierexperiment belegt, die Ausbildung eines akuten Nierenversagens verhindern. In den letzten Jahren wird von KOPP als prophylaktische Maßnahme besonders die Gabe von Bikarbonat propagiert. Dabei wird Bikarbonat so lange gegeben, bis der Urin alkalisch wird und der Base excess maximal + 6 erreicht. Nach seinen Angaben tritt die Diuresesteigerung dann ein, wenn die tubuläre Schwelle für Bikarbonat überschritten wird und Bikarbonat damit im Urin erscheint. Da sich nach seinen Vorstellungen ein akutes Nierenversagen nur bei Azidose entwickeln kann, wäre so ein akutes Nierenversagen konstant zu verhindern. Die Überlegenheit dieser Art der Prophylaxe gegenüber anderen Maßnahmen ist bisher jedoch noch nicht bestätigt worden.

Die Frage nach der optimalen Prophylaxe eines akuten Nierenversagens ist weiterhin offen. Aus Tierversuchen weiß man, daß die prophylaktische Wirkung je nach auslösendem Toxin sehr unterschiedlich sein kann. Furosemid zum Beispiel hat bei Quecksilberchloridvergiftungen eine prophylaktische Wirkung, kann aber andererseits unter bestimmten Bedingungen die nephrotoxische Wirkung von Cephalosporinen verstärken (10). Am Menschen sind alle hier erwähnten prophylaktischen Maßnahmen nur kasuistisch belegt, kontrollierte Studien liegen verständlicherweise nicht vor. Eine Verschlechterung der Nierenfunktion ist sowohl nach osmotischen Diuretika als auch nach Schleifendiuretika, wenn auch in wenigen Fällen, beschrieben worden.

Tabelle 5. Überwachung bei akutem Nierenversagen

Überwachung	Kontrollen (zeitlicher Abstand)
EKG, Puls	fortlaufend (Monitor)
Puls, arterieller Druck, Atmung (falls nicht mit dem Monitor möglich)	30 min
Zentraler Venendruck	1 h
Urinausscheidung (Ein- und Ausfuhrbilanz bei Mannit- oder Furosemidbehandlung)	2 h
Serumkalium bei bedrohlicher Hyperkaliämie	4 h
Säuren-Basen-Status bei Behandlung einer bedrohlichen Azidose oder Alkalose; Hk oder Hb bei Blutungen oder Hämokonzentration, P_aO_2 und P_aCO_2 bei Beatmungsfällen, Temperatur	6 h
Harnstoff bei erhöhtem Katabolismus und fraglicher Indikation zur Dialysebehandlung; Na, K, Säuren-Basen-Status bei Korrektur pathologischer Werte; Gewicht	12 h
Flüssigkeits- und Elektrolytbilanz (Na und K im Serum, Urin, Wundsekreten, Darmsäften), Harnstoff, Kreatinin, Osmolalität, Ca, Säuren-Basen-Status, (SGOT, SGPT, GLDH, Bilirubin bei Schockleber), Hb, Hk, Leukozyten, Gewicht, Inspektion der Mundhöhle, Auskultation der Lungen und des Herzens, Beurteilung der Feuchtigkeit der Haut, neurologische Untersuchung, Röntgenaufnahme des Thorax bei Behandlung eines Lungenödems oder einer "Fluid lung"	24 h
BSG, Gesamteiweiß, Cl, Elektrophorese Blutgruppe, Augenhintergrund, Röntgenaufnahme des Thorax, Sonographie der Nieren, eventuell CT der Nieren, urologische und gynäkologische Untersuchung	einmalig oder in größeren Abständen
Bei der Peritonealdialyse zusätzlich:	
Flüssigkeitsein- und -ausfuhr, Farbe und Trübung des Peritonealdialysats, Summenbilanz	fortlaufend
Temperatur, klinischer Befund des Abdomens, Gewicht bei Verwendung von Bettwaagen nach Auslauf des Peritonealdialysats	4 h
Gesamteiweiß, Eiweiß im Peritonealdialysat	24 h

3 Therapeutische Beeinflussung der Homoiostase bei gestörter Nierenfunktion

Auch wenn der Wasser-Elektrolyt- und Säuren-Basen-Haushalt sowie die Ausscheidung von harnpflichtigen Substanzen eng miteinander verwoben sind, soll aus didaktischen und therapeutischen Gründen eine, wenn auch etwas willkürliche, Trennung erfolgen.

3.1 Störungen der Wasser- und Natriumbilanz

Zahlenmäßig sind die Wasser- und Elektrolytverluste überwiegend extrarenal bedingt. Aber auch Störungen der Nierenfunktion selbst, wie Saluretikaabusus, osmotische Diurese (z. B. Diabetes mellitus, Harnstoffdiurese bei Niereninsuffizienz, Therapie mit osmotisch wirksamen Substanzen, z. B. Mannitol oder Glukose bei Überschreiten der Nierenschwelle), bei Salzverlustniere und Polyurie bei akutem Nierenversagen können zu übermäßigen Flüssigkeits- und Elektrolytverlusten führen. Jeder im Verhältnis zum Natriumverlust übersteigerte Flüssigkeitsverlust führt zum Anstieg der extrazellulären Osmolalität mit Hypernatriämie und intrazellulären Flüssigkeitsverlusten. Das klinische Bild wird hauptsächlich durch die intrazelluläre Dehydratation geprägt. Dabei sind nicht alle Zellen gleich empfindlich. Besonders vulnerabel ist das Gehirn, das bei sich rasch entwickelnder Hypertonizität Volumenverluste aufweist. Bei länger anhaltender Hypertonizität im Extrazellulärraum kommt es durch Bildung von intrazellulären "Idiogenic osmols" wieder zur Normalisierung des Hirnvolumens (1). Durch die Verlagerung von Flüssigkeit aus dem Intra- in den Extrazellulärraum ist die hypertone Dehydratation weniger kreislaufwirksam als die isotone Dehydratation (Abb. 1). Das klinische Bild bei der hypotonen Dehydratation ist durch besonders starken Blutdruckabfall und ausgeprägte intrazelluläre Ödeme gekennzeichnet. Dabei stehen zentralnervöse Erscheinungen, wie Müdigkeit, Verwirrtheit, Muskelschwäche bis hin zu Krämpfen und Koma, im Vordergrund. Die hypotone Dehydratation ist jedoch selten und läßt an eine Salzverlustniere mit ungenügender Kochsalzzufuhr oder Morbus Addison denken. Meistens wird sie jedoch iatrogen durch Zufuhr osmotisch freien Wassers ausgelöst.

Bei der Bestimmung des Serumnatriums sollte man immer berücksichtigen, daß das Serumnatrium keine Aussage über das Gesamtkörpernatrium gestattet. Dies läßt sich nur aus dem Serumnatrium, dem Hydratationszustand und dem aktuellen pH-Wert abschätzen. Auf zwei Fehlermöglichkeiten, die therapeutisch berücksichtigt werden müssen, soll hier noch hingewiesen werden. Das Serumnatrium kann bei der Infusion von Lipoiden und/oder Proteinen, die Plasmawasser verdrängen, flammenphotometrisch falsch niedrig gemessen werden (isotone Hyponatriämie). Im Plasmawasser ist die Natriumkonzentration jedoch normal hoch.

Legt man zur Berechnung der Osmolalität nur die Serumnatriumkonzentration zugrunde, wird diese häufig zu niedrig kalkuliert. Der Blutzuckerwert und die Harnstoffkonzentration müs-

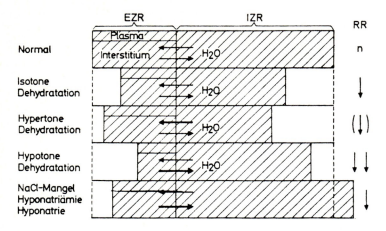

Abb. 1. Der Einfluß von unterschiedlichen Wasser- und Salzverlusten auf den Extra- und Intrazellulärraum

sen in die Berechnung mit einbezogen werden. Eine Erhöhung des Blutzuckers auf 180 mg/dl und des Harnstoffs auf 240 mg/dl bewirken eine Erhöhung der Osmolalität um 50 mosmol/kg. Der Einfluß alkoholischer Zucker, wie Mannitol und Xylit, läßt sich in der Routine nur durch direkte Bestimmung der Osmolalität erfassen.

Eine adäquate Flüssigkeits- und Elektrolytsubstitution läßt sich nur unter Kenntnis der Diagnose, des klinischen Befundes und der Labordaten erzielen. Vor Kenntnis dieser Befunde wird man beim vital gefährdeten, exsikkierten Kranken im Schock zunächst eine Plasmaersatzlösung infundieren. Plasmaexpander (z. B. Rheomacrodex) würden in einem solchen Zustand die periphere Exsikkose verstärken. Gleichzeitig oder danach wird man Flüssigkeit substituieren. Da es sich in der Mehrzahl der Fälle um hypertone Dehydratationszustände handelt, empfiehlt sich anfangs eine 5%ige Glukoselösung mit 60 mmol NaCl/l. Wie bereits erwähnt, wird bei funktioneller Oligurie die Diurese sofort einsetzen und wird in unserer Flüssigkeits- und Elektrolytbilanz berücksichtigt werden. Der Versuch, die Oligurie bei bereits manifestem akutem Nierenversagen durch große Infusionsmengen ohne Beachtung des zentralen Venendrucks zu durchbrechen, endet nicht selten in einer Fluid lung oder gar im Lungenödem.

Gefährlich sind auch rasche und starke Änderungen der Serumnatriumkonzentration. Bei länger bestehender Hypernatriämie führt eine rasche Erniedrigung des Serumnatriums wegen des nur langsamen Abbaus der intrazellulären "Idiogenic osmols" zum Hirnödem und eine schlagartige Erhöhung des Serumnatriums vor Entwicklung dieser schützenden, osmotisch wirksamen Substanzen zur Dehydratation des Gehirns. In beiden Fällen kommt es nicht selten zu Krämpfen und intrazerebralen Blutungen (5).

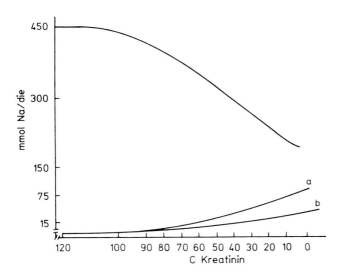

Abb. 2. Verlust der Homoiostase im Natriumhaushalt mit zunehmender Niereninsuffizienz.
Obere Linie: Maximale Natriumausscheidung.
Untere Linie: Minimale Natriumausscheidung
  a) bei Salzverlustniere,
  b) bei glomerulären Erkrankungen

Erwähnung finden sollen noch einige Besonderheiten der chronischen Niereninsuffizienz. Trotz der verminderten Zahl der funktionstüchtigen Nephrone steigt die Diurese durch vermehrtes Harnstoff-Load mit zunehmender Niereninsuffizienz zunächst an. Erst im Terminalstadium kommt es zur Oligurie. Die Fähigkeit zur Natriumhomoiostase nimmt mit Entwicklung der Niereninsuffizienz ab (Abb. 2). Die Fähigkeit zur Natriumrückresorption ist besonders bei interstitieller Nephritis vermindert (Salzverlustniere). Die Möglichkeit, eine vermehrte Salzzufuhr auszugleichen, ist bei jeder Niereninsuffizienz, auch bei der Salzverlustniere, herabgesetzt. Werden die erhöhten Kochsalzverluste nicht ausgeglichen, kommt es zur Hypovolämie mit Rückgang der Diurese. Überhöhte Kochsalzzufuhr kann zu Ödemen bis hin zum Lungenödem und hypertoner Krise führen. Bei fortgeschrittener Niereninsuffizienz mit Clearance-Werten unter 10 ml/min wird man immer berücksichtigen müssen, daß auch die freie Wasser-Clearance eingeschränkt ist und diese leicht durch zu reichliche Flüssigkeitszufuhr überschritten werden kann. Dies kann dann Ursache einer hypotonen Überwässerung sein.

3.1.1 Flüssigkeits- und Natriumelimination

Wasser und Natrium können heute leicht mit Saluretika entzogen werden. Bei einer Verminderung des Glomerulumfiltrates unter 40 ml/min sind Schleifendiuretika wie Furosemid oder Etacrynsäure in steigender Dosierung erforderlich. Bei hypotoner Hyperhydratation mit Natriumwerten unter 130 mval/l sind auch

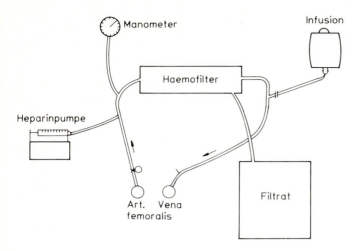

Abb. 3. Arteriovenöse Spontanfiltration nach KRAMER

diese Saluretika eingeschränkt wirksam. Bei überwässerten Kranken mit bedrohlicher Herzinsuffizienz und erheblich vermindertem Herzzeitvolumen und konsekutiv herabgesetztem Glomerulumfiltrat oder bei Patienten mit schwerer Niereninsuffizienz können gelegentlich Saluretika nicht mehr oder zu langsam wirksam werden. In diesen Fällen, ganz besonders dann, wenn eine hypertone Krise oder ein Lungenödem besteht, gelingt eine rasche Entwässerung durch Hämofiltration. Man kann dies über einen großlumigen Subklaviakatheter mit Hilfe einer Blutpumpe venovenös oder nach Punktion der Arteria femoralis durch Spontanfiltration erreichen (8). Mit diesem Verfahren gelingt es in jedem Fall, die erforderliche Flüssigkeitsmenge innerhalb kürzester Zeit zu eliminieren. Ein Kranker mit Lungenödem oder hypertoner Krise läßt sich so in weniger als 1 h außer Lebensgefahr bringen. Elektrolytstörungen lassen sich bei der Hämofiltration leicht durch die Substitution entsprechender Elektrolytlösungen beseitigen. Ein zu rascher Ausgleich soll aus den erwähnten Gründen auch hierbei vermieden werden. Als Faustregel kann gelten, daß der Ausgleich der Natriumkonzentration etwa so rasch vorgenommen werden soll, wie die Abweichung entstanden ist.

3.2 Homoiostase der harnpflichtigen Substanzen

Die Serumkonzentration von Kreatinin wird in erster Linie vom Glomerulumfiltrat und dann von der Muskelmasse bestimmt. Die Konzentration von Harnstoff, aber auch die anderer Substanzen, ist außer vom Glomerulumfiltrat auch von der Diurese und in stärkerem Maße vom Katabolismus abhängig. Wenn auch nicht von allen Untersuchern bestätigt, scheint doch ein möglicher Zusammenhang zwischen der Höhe der Harnstoffkonzentration und der Letalität beim akuten Nierenversagen zu bestehen (6, 9).

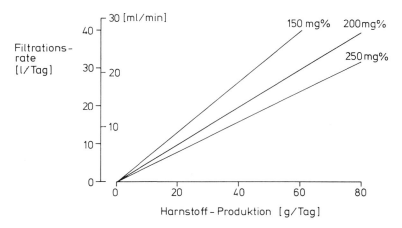

Abb. 4. Beziehung zwischen Harnstoffelimination und Filtratmenge bei unterschiedlichen Serumharnstoffkonzentrationen

Man wird also neben dem Versuch, das Glomerulumfiltrat durch Dopamin und die Diurese durch Furosemid zu steigern, auch versuchen müssen, den Katabolismus zu unterdrücken. Dies gelingt nach der heutigen Vorstellung am besten mit einer hohen Kalorienzufuhr von über 35 kcal/kg/Tag (150 kJoul pro kg/Tag) und der kontinuierlichen Gabe von ca. 1 g Aminosäure/kg/Tag. Durch den Einsatz der bereits erwähnten Spontanfiltration läßt sich diese Kalorienzufuhr durch parenterale Ernährung auch bei anurischen Kranken ohne Gefahr der Überwässerung erreichen. Kontrovers ist zur Zeit noch, ob die Spontanfiltration allein ausreicht, die anfallenden Retentionswerte zu eliminieren und die Serumharnstoffkonzentration gleichzeitig in einem optimalen Bereich zu halten. Die zur Aufrechterhaltung einer bestimmten Serumharnstoffkonzentration notwendige Filtrationsmenge bei unterschiedlichem Harnstoffanfall ist in Abb. 4 wiedergegeben. Um dieses Ziel bei katabolen Kranken zu erreichen, benötigt man entweder sehr hohe Filtrationsraten, die mit der Gefahr der Fehlbilanzierung verbunden sind, oder man muß, was wir bevorzugen, zusätzlich hämofiltrieren oder dialysieren (Abb. 5).

3.3 Pharmakokinetik oder Pharmakodynamik bei Niereninsuffizienz

Pharmaka und ihre Metaboliten werden entweder völlig, teilweise oder nicht über die Niere ausgeschieden. Um Überdosierungen bei renal eliminierten Medikamenten zu vermeiden, muß deshalb die Dosis oder das Dosisintervall der eingeschränkten Nierenfunktion angepaßt werden (3). Neben dieser heute allgemein bekannten, aber nicht immer beachteten Regel muß auch berücksichtigt werden, daß bei Niereninsuffizienz sowohl die Pharmakodynamik als auch die Bioverfügbarkeit verändert sein kann (11). Beispielhaft seien hierfür Veränderungen der Blut-Liquor-Schranke, die verminderte intestinale Resorption und die gestörte Gegenregulation bei Verwendung oraler Antidiabetika genannt.

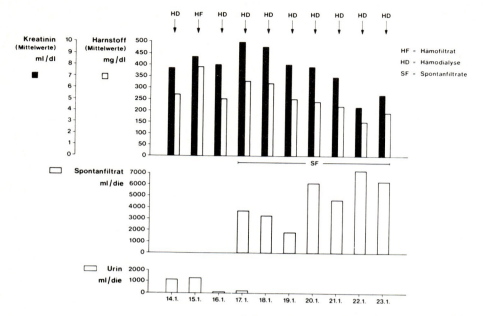

Abb. 5. Verhalten der Harnstoff- und Kreatininkonzentration bei einem hyperkatabolen Kranken unter Spontanfiltration und Hämodialysebehandlung

3.4 Zur Homoiostase des Kaliumhaushaltes

Renal bedingte Hypokaliämien können bei Diuretikagabe, bei Polyurie und bei tubulärer Nephropathie (tubulärer Azidose) auftreten. Da die Kalium-Clearance bis auf das Fünffache des Glomerulumfiltrates ansteigen kann, werden bei normurischem Nierenversagen (1.200 ml/Tag) Hyperkaliämien selten beobachtet. Sie treten besonders gern auf, wenn sich rasch eine Azidose entwickelt, bei Hämolyse oder bei exzessiver enteraler Kaliumzufuhr. Die Gabe von Spironolacton, Triamteren oder Amilorid kann bei eingeschränkter Nierenfunktion ebenfalls zur bedrohlichen Hyperkaliämie führen. Bei Anurie sollte man auf eine orale oder parenterale Kaliumzufuhr möglichst ganz verzichten. Die Korrektur eines Kaliumdefizits bei exzessiven Darmsaftverlusten muß äußerst vorsichtig erfolgen. Zur langsamen Korrektur einer Hyperkaliämie eignen sich am besten oral oder rektal verabfolgte Kunstharzionenaustauscher. Bestehen bedrohliche EKG-Veränderungen, lassen sich diese am besten durch intravenöse Gabe von Kalzium und rasche Behandlung der Azidose ausgleichen. Zusätzlich empfiehlt sich die Gabe eines Insulin-Glukose-Tropfes (4). Am raschesten und anhaltend läßt sich eine Hyperkaliämie durch eine Hämodialyse beseitigen. Diese Maßnahme ist heute jedoch nur noch selten, besonders bei hyperkatabolen Zuständen, erforderlich.

Literatur

1. ARIEFF, A. L., GUISADO, R.: Effects on the central nervous hypernatremic and hyponatremic states. Kidney Int. 30, 104 (1976)

2. BEHRENBECK, D. W., REINHARDT, H. W.: Untersuchungen an wachen Hunden über die Einstellung der Na-Bilanz. II Postprandiale Elektrolyt- und Wasserbilanz bei unterschiedlicher Kochsalzzufuhr. Pflügers Arch. 295, 280 (1967)

3. DETTLI, L.: Pharmakokinetik bei repetierter Arzneimittelapplikation: Kumulationslehre. In: Lehrbuch der klinischen Pharmakologie und Toxikologie (eds. H. P. KÜMMERLE, E. R. GARRET, K. H. SPITZY), 3. Aufl. München: Urban & Schwarzenberg 1976

4. GROSS, R., GROSSER, K. D., SIEBERTH, H. G.: Der internistische Notfall, p. 467. Stuttgart: Schattauer 1973

5. HUMES, H. D., NARINS, R. G., BRENNER, B. M.: Disorders of water balance. Hospital Practice, March 1979, p. 133

6. KLEINKNECHT, D., JUNGERS, P., CHANARD, J., BARBANEL, C., GONEVAL, D., RONDON-NUCETE, M.: Factors influencing immediate prognosis in acute renal failure, with special reference to prophylactic hemodialysis. Advanc. Nephrol. 1, 207 (1971)

7. KOPP, F. K.: Prophylaxe des akuten Nierenversagens (ANV) mit Hilfe der Bikarbonat-Diurese (BD). Intensivmed. 18, 254 (1967)

8. KRAMER, P., LANGESCHEID, C., MATTHAEI, D., RIEGER, J.: Behandlung der Diuretika-resistenten Überwässerung mit arteriovenöser Hämofiltration. In: Hämofiltration (eds. F. SCHELER, H. V. HENNING). München-Deisenhofen: Dustri 1977

9. SCHREINER, G. E., MAHER, J. F.: Uremia, p. 82. Springfield/Ill.: Thomas 1961

10. SIEBERTH, H. G.: Akutes Nierenversagen. In: Klinische Nephrologie (eds. H. LOSSE, D. RENNER), Bd. 1, p. 315. Stuttgart: Thieme 1982

11. SIEBERTH, H. G.: Einführung zum Thema: Medikamentendosierung bei Niereninsuffizienz. Internist 22, 597 (1981)

Vorbereitung und Durchführung der Anästhesie bei Funktionsstörungen der metabolischen Organe

Von U. Börner und G. Hempelmann

Anästhesie und Leber

Wenn man sich Gedanken über die Durchführung anästhesiologischer Maßnahmen bei Patienten mit Lebererkrankungen macht, sind vorher einige pathophysiologische Gedanken speziell zur Leberfunktion unter Anästhesiebedingungen notwendig. Normalerweise entfallen auf die Durchblutung der Leber ca. 25 % des Herzminutenvolumens, was beim gesunden Erwachsenen etwa 1,5 l/min entspricht. Ein Drittel der Durchblutung erfolgt über die A. hepatica, zwei Drittel über die V. portae.

Die Durchblutungsregulation der Leber unterliegt im wesentlichen drei Mechanismen (Abb. 1). Die homöostatische Reaktion wird extrahepatisch, vermutlich über spezifische mesenteriale vaskuläre Glukagonrezeptoren hervorgerufen. Die portoarteriell-nutritive Reaktion wird dadurch ausgelöst, daß sich bei einer vermehrten Durchblutung im Splanchnikusgebiet, beispielsweise nach Nahrungsaufnahme, die Sauerstoffextraktion durch die Leberzellen erhöht; im übrigen steigt bei vermehrter Durchblutung natürlich auch das Sauerstoffangebot. Die venovasomotorische Reaktion ist so etwas wie der Basismechanismus zur Regulation der Leberdurchblutung. Bei freiem Fluß durch die Pfortader wird über Druckrezeptoren in den venösen Sinusoiden der Anteil der Durchblutung über die Gefäße der A. hepatica gering gehalten. Bei Drosselung der portalen Durchblutung wird sich der Anteil der arteriellen Durchblutung erhöhen. Abb. 2 macht diese wichtige Regulation deutlich. Wenn z. B. aufgrund einer Leberzirrhose oder eines portokavalen Shunts die Durchblutung der Pfortader abnimmt, wird reaktiv die Durchblutung über die A. hepatica zunehmen.

Hierbei gilt es aber, folgendes zu beachten: Die Autoregulation im Sinne einer vermehrten O_2-Extraktion der Leberzellen geht nur über die V. portae. Außerdem hebt eine systemische Hypoxie die Autoregulation der Leber nicht auf. Daraus folgt, daß eine Steigerung der Durchblutung der A. hepatica nur eine teilweise Kompensation darstellen kann (6).

Die oben geschilderten Durchblutungsverhältnisse können, wie Tabelle 1 zeigt, durch verschiedene Anästhesiearten unterschiedlich beeinflußt werden. Es ist in diesem Zusammenhang wichtig, daß Untersuchungen ergeben haben, daß Halothan z. B. die Durchblutung der A. hepatica deutlich einschränkt, während es am Fluß durch die Pfortader wenig ändert (1).

Unter Neuroleptanalgesie kommt es zu keiner wesentlichen Durchblutungsänderung im arteriellen wie im portalvenösen System. Unter rückenmarksnaher Leitungsanästhesie kommt es aufgrund der Sympathikolyse im Splanchnikusgebiet vor allem zu einer Durch-

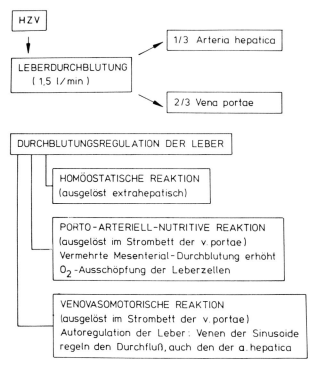

Abb. 1. Durchblutungsregulation der Leber

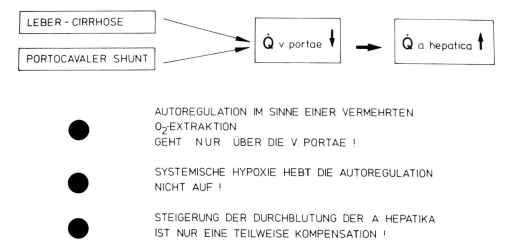

Abb. 2. Veränderungen der Leberdurchblutung mit Abnahme des Flusses in der Pfortader

Tabelle 1. Durchblutungsveränderungen in der Leber unter verschiedenen Anästhesieformen

	$\dot{Q}$ A. hepatica	$\dot{Q}$ V. portae
Halothan	--	∅
NLA	∅	∅
Spinalanästhesie/PDA	++	+
Vasopressinanaloga	∅	++

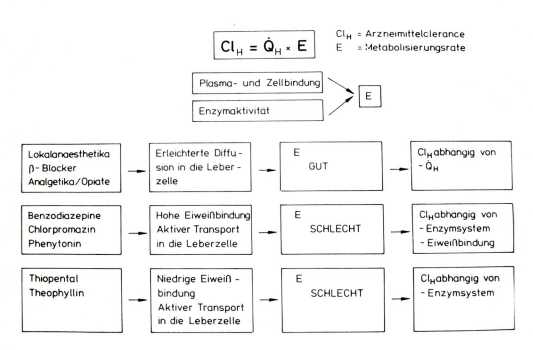

Abb. 3. Schema der hepatischen Arzneimittelclearance

blutungssteigerung im arteriellen System. Die Rolle von Vasopressinanaloga als Mittel zur Durchblutungssteigerung in der Pfortader soll an dieser Stelle erwähnt werden.

Da die Leber die zentrale Entgiftungseinrichtung des menschlichen Körpers ist, ist es für anästhesiologische Belange wichtig, sich die Eliminationsvorgänge von Arzneimitteln in der Leber etwas genauer anzusehen (Abb. 3). Die Arzneimittelclearance der Leber wird bestimmt von der Leberdurchblutung und der Metabolisierungsrate eines bestimmten Pharmakons, wobei die Metabolisierungsrate zum einen von der Plasma- und Zellbindung des Medikaments und zum anderen von der Enzymaktivität der Leberzelle abhängig ist (8).

Eine Reihe von Medikamenten, deren Einschleusung in die Leberzelle mittels erleichterter Diffusion stattfindet, somit also eine gute Metabolisierungsrate besitzen, sind in ihrer Elimination aus dem Körper hauptsächlich von der Leberdurchblutung abhängig. Zu diesen Medikamenten gehören die Lokalanästhetika, die Betablocker sowie die meisten Analgetika und Opiate. Medikamente mit hoher Plasmaeiweißbindung, die darüber hinaus aktiv in die Leberzelle transportiert werden müssen, besitzen demgegenüber eine schlechtere Metabolisierungsrate; ihre Clearance ist demzufolge abhängig zum einen vom Grad der Eiweißbindung und zum anderen von der Aktivität des Enzymsystems der Leberzelle.

In diese Gruppe gehören z. B. die Benzodiazepine, das Chlorpromazin und das Phenytoin.

Eine dritte Gruppe von Medikamenten, zu denen beispielsweise die Barbiturate und die Theophyllinpräparate gehören, besitzen zwar eine niedrige Eiweißbindung, müssen jedoch auch aktiv in die Leberzelle transportiert werden, woraus eine ebenfalls ungünstigere Metabolisierungsrate resultiert. Die Clearance hier ist also ausschließlich vom Enzymsystem der Leberzelle abhängig.

Aus dieser Übersicht ergibt sich, daß für anästhesiologische Belange vor allen Dingen bei Patienten mit Funktionsstörungen der Leber solche Medikamente den Vorzug finden sollten, deren Elimination im wesentlichen nur von der Durchblutung abhängig ist, da die Beeinflussung der Durchblutung der Leber durch entsprechende medikamentöse Therapie und durch ausreichende Überwachung der gesamten Hämodynamik am leichtesten überschaubar und am ehesten zu beeinflussen ist.

Das Dilemma der Anästhesie bei Lebererkrankungen besteht darin, daß die Metabolisierungsrate sich ebenso ändern kann wie das Verteilungsvolumen eines Pharmakons. Da diese Änderungen sowohl gleichgerichtet als auch gegenläufig sein können, man denke nur etwa an die Kombination von äthanolbedingter Enzyminduktion plus Hypalbuminämie sowie auf der anderen Seite an die Kombination von Enzyminduktion plus Aszites, lassen sich generelle Dosierungsrichtlinien für Medikamente nicht aufstellen; es muß individuell und nach Wirkung dosiert werden.

Sicherlich ist es jedoch sinnvoll, die Forderung aufzustellen, die Anästhesie mit "so wenig Medikament wie möglich" durchzuführen. Tabelle 2 enthält unsere Empfehlung zur Durchführung einer Anästhesie bei Lebererkrankungen. Neben den üblichen diagnostischen Maßnahmen sollte die Exkretionsleistung der Leber durch Bestimmung des direkten und indirekten Bilirubins überprüft werden. Die Syntheseleistung sowie die wahrscheinliche Metabolisierungsleistung der Leber kann anhand der Messung der Gerinnungsfaktoren, der Cholinesterase und des Serumalbumins überprüft werden. Die zelluläre Integrität, d. h. die Aussage darüber, ob zur Zeit Leberzellen untergehen oder nicht, läßt sich anhand der klassischen Leberenzyme überprüfen.

Tabelle 2. Anästhesiologisches Vorgehen bei Lebererkrankungen

Spezielle Diagnostik	Exkretion: Bilirubin, Bilirubin-Glukuronsäure Syntheseleistung, Metabolisierung: Gerinnungsfaktoren, Cholinesterase, Albumin Zelluläre Integrität: "Leberenzyme"
Denken an	Blutgerinnung RES (Immunologie) Wasser- und Elektrolythaushalt Dysproteinämie Hormonelle Veränderungen Hepatotoxizität von Pharmaka
Weg	Spezifische Probleme behandeln Hämodynamik beachten Anästhesiemethoden: - Leitungsanästhesie - Leitungsanästhesie plus NLA - NLA
Ziel	Möglichst wenig Medikament Möglichst keine Beeinflussung der Leberdurchblutung Möglichst keine Hypoxie

Bei anästhesiologischen und operativen Maßnahmen wird unser Augenmerk besonders auf den möglichen Veränderungen des Blutgerinnungspotentials, der humoralen Abwehr, des Wasser- und des Elektrolythaushalts, den Veränderungen im Proteinstoffwechsel sowie auf möglichen hormonellen Veränderungen ruhen. Außerdem sollten wir die mögliche Hepatotoxizität von Pharmaka berücksichtigen. Der Weg zu einer "leberschonenden" Anästhesie führt zum einen über die präoperative Behandlung spezifischer pathophysiologischer Besonderheiten und zum anderen über die Sorge um eine weitgehend ungestörte Hämodynamik während der Anästhesie und des operativen Eingriffs.

Aus diesem Grunde bieten sich als Anästhesiemethoden der Wahl die Leitungsanästhesie, die Leitungsanästhesie plus Neuroleptanalgesie sowie die Neuroleptanalgesie an. Unser Ziel sollte sein, möglichst wenig Medikamente zu applizieren, möglichst wenig die Leberdurchblutung zu beeinflussen und möglichst keine Hypoxie zu induzieren.

Anästhesie und Pankreas

Die pathophysiologischen Besonderheiten bei der akuten Pankreatitis sind in einem vorhergehenden Beitrag ausführlich dargestellt worden.

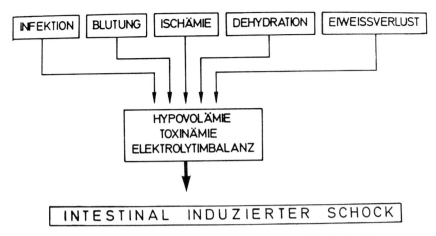

Abb. 4. Pathophysiologie des intestinal induzierten Schocks, I

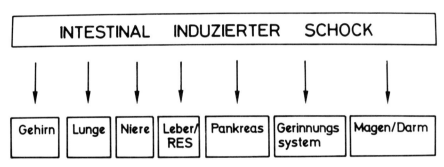

Abb. 5. Pathophysiologie des intestinal induzierten Schocks, II

Es gibt bei chronischen Affektionen des Pankreas wenig spezielle anästhesiologische Besonderheiten. Die akute Pankreatitis stellt sich intraoperativ in ihrer Problematik dem Anästhesiologen häufig als septisches Geschehen, nicht selten in Kombination mit einem Schock dar. Es würde den Rahmen dieser hier wiedergegebenen Ausführungen sprengen, auf den Komplex Sepsis und Anästhesie bzw. Schock und Anästhesie detailliert einzugehen.

Die Abb. 4 und 5 sollen lediglich verdeutlichen, welche Ursachen zu einem vom Intestinum ausgehenden Schockgeschehen führen können, und wie ein solches Schockgeschehen auf sämtliche Organe und Organsysteme des Körpers einwirkt. Ohne auf spezielle pathophysiologische und therapeutische Gesichtspunkte einzugehen, stellt Abb. 6 dar, wie sich diagnostische und therapeutische Bemühungen in ihrer Gewichtung und im Zusammenspiel zwischen konservativer und operativer Therapie darstellen.

Auch bei der akuten Pankreatitis halten wir die Kombination von Neuroleptanalgesie plus Periduralanästhesie für das Anästhesie-

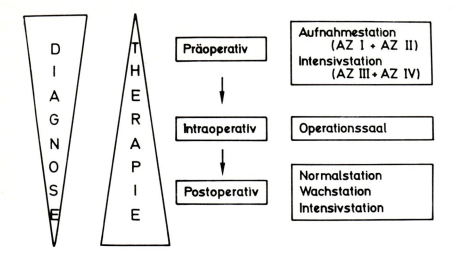

Abb. 6. Diagnostisches und therapeutisches Management bei akuten abdominellen Ereignissen

Tabelle 3. Anästhesiologisches Vorgehen bei schweren intraabdominellen Erkrankungen

Kombination von NLA und PDA

Vorteile:
- Minimale Dosierung der Anästhetika
- Sehr gute Analgesie bei oberflächlicher Narkose
- Senkung des Sympathikotonus
- Geringe Irritation des endokrinen Systems
- Aufhebung der peripheren Vasokonstriktion
- Gute Durchblutung des Splanchnikusgebietes
  (gleichzeitig Drucksenkung)
- Ideale postoperative Analgesie und Sympathikusblockade

verfahren der Wahl und führen dafür die in der Tabelle 3 genannten Gründe an.

Anästhesie und Niere

1905 hat der Dubliner Chirurg PRINGLE zum ersten Mal über die negative Beeinflussung der Nierenfunktion, gemessen an der Urinausscheidung, durch Operation und Anästhesie berichtet: Ätheranästhesie führe zum Nachlassen der Urinausscheidung (Abb. 7) (5). Eine Übersicht über die komplexen Vorgänge der Regulation der Nierenfunktion sind im Sinne einer Vorbemerkung zur Physiologie und Pathophysiologie der Abb. 8 zu entnehmen. Besonders hervorgehoben sind die Stellgrößen, die durch anästhesiologische Maßnahmen beeinflußt werden können und somit auf die Nierenfunktion Einfluß nehmen:

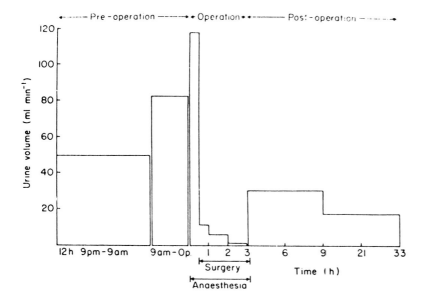

Abb. 7. Der Einfluß der Ätheranästhesie auf die Nierenfunktion (Nach PRINGLE (5))

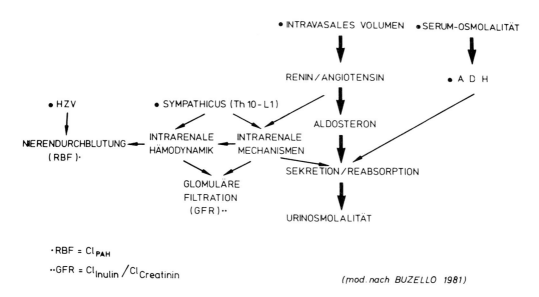

Abb. 8. Schema der Regulation der Nierenfunktion (4)

Es handelt sich hierbei hauptsächlich um das HZV, die sympathische Aktivität, das intravasale Volumen, die Serumosmolalität und die Höhe der ADH-Konzentration im Plasma.

Tabelle 4. Anästhetika und Nierenfunktion (2)

	RBF	GFR	Urin-volumen	ADH
Opiate (Pethidin, Morphin)	--	--	--	++
• Phenothiazine	∅	∅	++	komp. gehemmt
Benzodiazepine	?	?	?	?
Atropin	∅	∅	∅	∅
Barbiturate	---	---	---	++
Ketamin	(-)	--	--	(+)
• NLA (Fentanyl + DHB)	-	-	-	+
• N₂O	-	-	∅	+
Diäthyläther	---	--	---	+
Halothan	---	--	---	++
Enfluran	--	--	--	?
Isofluran	---	---	--	?
Cyclopropan	---	---	---	?
• Spinalanästhesie/PDA bis Th 4	-	-	∅	∅
über Th 4	---	---	--	∅/+

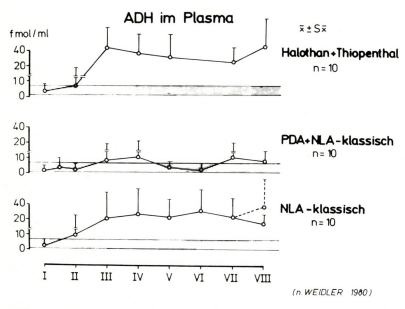

Abb. 9. ADH-Sekretion und Anästhesieverfahren (7)

Tabelle 5. Pathophysiologische Besonderheiten und deren Therapie bei Funktionsstörungen der Niere

Pathophysiologische Besonderheit	Therapeutische Maßnahme
Hyperkaliämie	Ionenaustauscher, Dialyse Akut: Glukose + Insulin
Metabolische Azidose	Dialyse Akut: $NaHCO_3$ (Cave: Kaliumabfall)
Hypermagnesiämie	Reduktion der Relaxanziendosis
Hypertonie	Diuretika und Dialyse bei Hypervolämie Digitalis, Antihypertonika (1. Wahl: Dihydralazin) Akut: Nitroglyzerin; Nitroprussidnatrium
Hypotonie	Nach Dialyse: Vorsichtig Volumen geben, Dopamin
Anämie	Hyperoxygenierung (O_2-Transportkapazität!). Transfusion nur, wenn Hb unter 5 - 6 g/dl bzw. wenn Kreislauf und Oxygenierung schlecht sind. Vorzugsweise Gabe von Erythrozytenkonzentraten.
Gerinnungsstörung	Zurückhaltung angezeigt! Postoperativ neigen vor allem Dialysepatienten zur Hyperkoagulopathie; Maßnahmen nur bei extremer Notlage unter Heparinschutz.

Bei der Beurteilung der Nierenfunktion unter Anästhesie sind es im wesentlichen vier Größen, die zur Quantifizierung von Wechselwirkungen zwischen Pharmaka und Nierenfunktion herangezogen werden können; es sind dies der renale Blutfluß (RBF), die glomeruläre Filtrationsrate (GFR), das Urinvolumen und die ADH-Konzentration im Plasma.

Tabelle 4 zeigt eine Zusammenstellung der wichtigsten anästhesiologischen Medikamente in ihrer Beeinflussung der einzelnen Größen. Wählt man aus den hier angeführten Pharmaka diejenigen aus, die die geringste Beeinflussung der Nierenfunktion im Zusammenhang mit der Anästhesie und Operation hervorrufen, reduziert sich die Anzahl der zu verwendenden Substanzen auf vier: Es sind dies die Phenothiazine, die Medikamente der Neuroleptanalgesie, das Lachgas und die Methode der rückenmarksnahen Anästhesie. Vor allen Dingen die rückenmarksnahen Anästhesiemethoden und hier vor allem die Kombination mit einer oberflächlichen Neuroleptanalgesie scheinen in der Lage zu sein, die bei allen übrigen Anästhesieverfahren während der Operation zu registrierenden Erhöhungen im Plasma-ADH-Spiegel mit der daraus resultierenden Abnahme der Urinproduktion zu verhindern. Abb. 9 soll diesen Zusammenhang verdeutlichen.

Es gibt bei Patienten mit Nierenkrankheiten, speziell bei solchen mit einer chronischen und akuten Niereninsuffizienz, einige pathophysiologische Besonderheiten, denen insbesondere im Zusammenhang mit anästhesiologischen und operativen Maßnahmen spezielle therapeutische Maßnahmen beigeordnet werden müssen (Tabelle 5). Es muß besonders darauf hingewiesen werden, daß eine Hyperkaliämie möglichst präoperativ ausgeglichen werden sollte, wobei dann, wenn genügend Zeit zur Verfügung steht, die Therapie mit Ionenaustauschern oder Dialyse sinnvoll erscheint. Ist ein erhöhter Kaliumspiegel akut zu senken, so bietet sich die Infusion von Glukose in Kombination mit Insulin an.

Eine metabolische Azidose bei Niereninsuffizienz sollte ebenfalls präoperativ ausgeglichen werden, wobei dies auch am sinnvollsten mit Dialyse geschieht und nur akut durch vorsichtige Pufferung mit Natriumbikarbonat durchgeführt werden sollte. Bei einer häufig anzutreffenden Hypermagnesiämie ist daran zu denken, daß die Relaxanziendosis reduziert wird. Die bei niereninsuffizienten Patienten häufig anzutreffende Hypertonie ist in den meisten Fällen Folge einer Hypervolämie. Diese Hypervolämie ist am sinnvollsten präoperativ durch die Gabe von Diuretika (wenn effektiv) oder gegebenenfalls durch Anwendung der Hämofiltration und Dialyse zu behandeln. Ansonsten gelten die üblichen Therapierichtlinien für den renalen Hochdruck. Dem Anästhesisten zur akuten Drucksenkung zur Verfügung stehen vor allen Dingen Nitroglyzerin und Nitroprussidnatrium.

Nach der Dialyse kommt es häufig durch zu starke Abnahme des intravasalen Volumens zu einer Hypotonie, die gegebenenfalls mit vorsichtigen Volumengaben behandelt werden kann. Ansonsten ist, vor allen Dingen bei Zuständen, die noch nicht mit einem totalen Versagen der Nieren einhergehen, die niedrig dosierte Gabe von Dopamin im Sinne einer Durchblutungssteigerung der Niere sinnvoll und auch intraoperativ durchzuführen.

Wegen der Gefahr der Hypervolämie und weil es sich in der Regel um eine chronische und langanhaltende Störung handelt, sollte eine Anämie nur dann mit Transfusion behandelt werden, wenn der Hb-Wert deutlich unter 5 - 6 g/dl liegt. Dann allerdings ist die Gabe von Erythrozytenkonzentraten sinnvoll, um eine ausreichende Sauerstofftransportkapazität zu gewährleisten.

Therapeutische Maßnahmen bei Gerinnungsstörungen sollten nur bei extremer Notlage durchgeführt werden, weil das Gerinnungssystem vor allem bei Dialysepatienten ausgesprochen labil auf Eingriffe reagiert. Tabelle 6 gibt das anästhesiologische Management bei Nierenerkrankungen wieder, so wie es an unserer Abteilung mit Erfolg durchgeführt wird.

Handelt es sich um elektive Eingriffe und befindet sich der Patient in Dialysebehandlung, ist anzustreben, daß die letzte Dialyse vor dem operativen Eingriff möglichst innerhalb von 6 - 12 h stattgefunden haben sollte. Dies bietet die beste Gewähr dafür, daß grobe Entgleisungen im Wasser- und Elektrolythaushalt präoperativ reguliert werden können. Es sollte eine Selbstverständlichkeit sein, daß die Vorbereitung von Dialyse-

Tabelle 6. Anästhesiologisches Vorgehen bei Nierenerkrankungen

Prämedikation
- Chlorpromazin + Atropin
- Diazepam + Atropin
- Fentanyl/DHB + Atropin

Anästhesie
- Methode der 1. Wahl: Leitungsanästhesie
- Wenn alleine nicht möglich: Kombination mit NLA
- Wenn auch Kombination nicht möglich: NLA
- Relaxanzien: Succinylcholin (Cave: Kaliumanstieg)
  Alle nichtdepolarisierenden Relaxanzien in angepaßter Dosis erlaubt, außer Gallamin

Monitoring
- EKG
- Blutdruck (unblutig oder blutig)
- ZVD
- Blutgase, Kalium, Hämatokrit

patienten zu einem operativen Eingriff in enger Zusammenarbeit zwischen dem Anästhesisten und dem Nephrologen stattfindet.

Die Indikation zur postoperativen Intensivüberwachung sollte großzügig gestellt werden und wird je nach dem durchzuführenden Eingriff sowohl in einer operativen als auch in einer konservativen Intensiveinheit durchgeführt. Die Möglichkeit der akuten Hämodialyse muß auf jeden Fall gewährleistet sein.

Anästhesiologische Maßnahmen im Zusammenhang mit einer Nierentransplantation richten sich gleichermaßen nach den oben genannten Grundsätzen.

Literatur

1. ANDREEN, M., IRESTEDT, L., ZETTERSTRÖM, B.: The different responses of the hepatic arterial bed to hypovolaemia and to halothane anaesthesia. Acta anaesth. scand. 21, 457 (1977)

2. BEVAN, D. R.: Renal function in anaesthesia and surgery. London: Academic Press 1979

3. BLASCHKE, T. F.: Protein binding and kinetics of drugs in liver diseases. Clin. Pharmacokinetics 2, 32 (1977)

4. BUZELLO, W.: Nierenfunktion während Anästhesie und Operation. In: Nierenfunktion während Anästhesie und Intensivbehandlung (eds. P. LAWIN, P. WISDORF). INA, Bd. 29. Stuttgart: Thieme 1981

5. PRINGLE, H., MAUNSELL, R. C. B., PRINGLE, S.: Clinical effects of ether anaesthesia in renal activity. Brit. Med. J. 1905 2, 542

6. RIETBROCK, I., LAZARUS, G.: Leberfunktion unter Anästhesie- und Intensivbedingungen. Med. Klin. 74, 1790 (1979)

7. WEIDLER, B., BORMANN, B. v., LENNARTZ, H., DENNHARDT, R., HEMPELMANN, G.: Plasma-ADH-Spiegel als perioperativer Streßparameter. Anästh. Intensivther. Notfallmed. 16, 315 (1981)

8. WILKINSON, G. R., SHAND, D. G.: A physiological approach to hepatic drug clearance. Clin. Pharmakol. Ther. 18, 377 (1975)

Zusammenfassung der Diskussion zum Thema: „Störung der Funktion metabolischer Organe"

FRAGE:
Die Zahl der Patienten mit Leberschäden ist sicherlich nicht gering. Durch welche Maßnahmen können solche Leberschäden bereits präoperativ erfaßt werden?

ANTWORT:
Häufig werden sicherlich die Anamnese und die Untersuchung alleine Hinweise auf pathologische Leberveränderungen erbringen. Floride entzündliche Prozesse der Leberzellen werden am besten durch die Bestimmung der Transaminasen, der Gamma-GT und des Bilirubins erfaßt. Parenchymschäden der Leber lassen sich am ehesten aufgrund eines erniedrigten Albuminspiegels, eines erniedrigten Quick- oder eines erhöhten Bilirubinwertes erkennen. Dennoch bleibt eine Restunsicherheit in den Fällen, bei denen eine inaktive Zirrhose weder klinische noch laborchemische Hinweise liefert. Die Funktionsteste, wie z. B. der Amidopyrintest oder der Galaktose-Eliminationstest, haben für die Diagnostik nur einen begrenzten Wert.

FRAGE:
Welches diagnostische Vorgehen kann man empfehlen, wenn präoperativ aufgrund der Anamnese, des klinischen Befunds und laborchemischer Parameter eine Leberschädigung festgestellt worden ist?

ANTWORT:
Zur Quantifizierung eines bereits bekannten Leberschadens sollte neben den Enzymwerten das Albumin, der Quick-Wert, die Elektrophorese, das Bilirubin und die Cholinesterase bestimmt werden. Die Ultraschalluntersuchung der Leber kann eine wertvolle Ergänzung sein. Die Funktionsreserve der Leber bei bestehender Zirrhose wird am besten nach dem Child-Schema geschätzt. Mit Hilfe dieses Schemas ist eine ausreichende Einteilung in die verschiedenen Stadien der Leberzirrhose möglich.

FRAGE:
Gibt es Maßnahmen, um eine dekompensierte Leberzirrhose präoperativ günstig zu beeinflussen?

ANTWORT:
Eine terminale Leberzirrhose ist kaum zu bessern. Lediglich die Behandlung einer Enzephalopathie scheint durch die Infusion verzweigtkettiger Aminosäuren möglich zu sein. Eine Punk-

tion des Aszites führt zu einer Verschlechterung der Leberfunktion, eine Volumen- und Albuminsubstitution verursacht umgekehrt eine Zunahme des Aszites. Durch die präoperative Gabe von Frischplasma erhöht man das Extrazellulärvolumen unnötig, zusätzlich besteht die Gefahr, daß eine B-Hepatitis übertragen wird. Schließlich kann durch die Substitution von Gerinnungsfaktoren eine latente Verbrauchskoagulopathie verstärkt werden.

FRAGE:
Welcher Volumenersatz empfiehlt sich intraoperativ bei Patienten mit dekompensierter Leberzirrhose?

ANTWORT:
Patienten, wie wir sie früher häufig im Rahmen von portokavalen Shuntoperationen zu versorgen hatten, sind heute durch die Ösophagussklerosierung selten geworden. Blutverluste können bei solchen Patienten grundsätzlich entweder mit Frischblut in Verbindung mit Thrombozytenkonzentraten oder mit Frischplasma und Erythrozytenkonzentraten ersetzt werden. Stehen Frischblut und Frischplasma nicht sofort zur Verfügung, kann man bis zur definitiven Blutstillung die Volumenersatztherapie auch mit 5%igem Humanalbumin in Verbindung mit Erythrozytenkonzentraten vornehmen. Aus ökonomischen Gründen wird das Frischblut in diesen Fällen häufig erst nach der Blutstillung transfundiert.

FRAGE:
Kann man eine Reduktion der Blutverluste durch eine systemische Blutdrucksenkung erreichen?

ANTWORT:
Dieses Verfahren ist sicher nur mit äußerster Vorsicht anzuwenden, da nicht nur die Pfortaderdurchblutung, sondern die gesamte Leberperfusion kritisch reduziert wird. Besser geeignet scheinen in solchen Fällen Vasopressinanaloga zu sein, da hierdurch eine isolierte Reduzierung des Pfortaderblutflusses erreicht werden kann (z. B. Glycylpressin).

FRAGE:
Ist der Einsatz halogenierter Kohlenwasserstoffe, wie z. B. Halothan, Enfluran oder Isofluran, bei bestehenden Leberschäden kontraindiziert?

ANTWORT:
Die generelle Aussage, daß z. B. Halothan bei bekannten Leberschäden kontraindiziert sei, ist sicherlich zu pauschal. Aufgrund der bisher in der Literatur veröffentlichten Berichte sind Leberschäden nach Halothan, Enfluran oder Isofluran äußerst selten. Zusätzlich gibt es noch Altersunterschiede; Leberschäden durch halogenierte Kohlenwasserstoff-Anästhetika treten bei Kindern noch wesentlich seltener auf als bei Er-

wachsenen. Aufgrund der bisher vorliegenden Erkenntnisse kann man zur Pathogenese der Leberschäden folgendes sagen: Aufgrund des Metabolismus der halogenierten Kohlenwasserstoffe entstehen kurzzeitig freie Radikale, die zu Veränderungen an den Membranen der Leberzellen führen. Gegen diese veränderten Membranbestandteile werden Antikörper gebildet, die dann im Rahmen einer Antigen-Antikörper-Reaktion zu den Leberschäden führen. Aufgrund dieses Pathomechanismus gibt es sicherlich auch keine prinzipiellen Unterschiede zwischen Halothan, Enfluran oder Isofluran. Möglicherweise spielt jedoch das Ausmaß des Metabolismus bei der Häufigkeit des Auftretens eine Rolle. Aus all diesen Gründen ist festzuhalten, daß ein chronischer Leberschaden keine absolute Kontraindikation für den Einsatz von Halothan, Enfluran oder Isofluran darstellt.

FRAGE:
Besteht eine Beziehung zwischen wiederholten Expositionen mit diesen volatilen Anästhetika und dem Auftreten von Leberschäden?

ANTWORT:
Eine feste Beziehung zwischen der Zahl der Narkosen mit diesen Anästhetika und möglichen Leberschäden konnte nicht nachgewiesen werden.

FRAGE:
Ist die im Beitrag BÖRNER erwähnte Kombination von thorakaler Periduralanästhesie und Neuroleptanalgesie generell als Narkoseverfahren bei der Operation einer Pankreatitis zu empfehlen?

ANTWORT:
Prinzipiell gilt, daß die thorakale Periduralanästhesie nur angewendet werden sollte, wenn ausreichende Erfahrungen mit dieser Methode vorliegen und eine entsprechende Überwachung der Größen, die durch die Ausschaltung des Sympathikus verändert werden, gewährleistet ist.

Bisher liegen noch keine Befunde vor, wonach die Periduralanästhesie spezifische Auswirkungen auf den postoperativen Verlauf einer Pankreatitis hätte. Die Entscheidung für dieses Verfahren ist also nur aus anästhesiologischer Sicht zu treffen.

FRAGE:
Welche Voraussetzungen von seiten der Blutgerinnung müssen für das Anlegen einer Periduralanästhesie erfüllt sein?

ANTWORT:
Verbindliche Richtwerte liegen noch nicht vor. Aus klinischer Erfahrung sollten jedoch folgende Grenzwerte beachtet werden: Quick-Wert über 50 %, Thrombinzeit nicht über 25 s, die PTT

nicht über 40 s (diese Werte können in Abhängigkeit von den Normgrößen der einzelnen Labors variieren), die Thrombozytenzahl sollte über 100.000/mm³ liegen. Eine Vollheparinisierung stellt eine Kontraindikation dar. Im Bedarfsfall kann der Periduralkatheter 24 h vor Beginn einer Vollheparinisierung gelegt werden.

Für die Low-dose-Heparinisierung gibt es unterschiedliche Aussagen, einerseits wird hierin keine Kontraindikation gesehen, andererseits wird jedoch oft eine sechs- bis achtstündige Pause vor Anlegen des Katheters gefordert. Nach Legen des Katheters kann eine Low-dose-Heparinisierung problemlos fortgesetzt werden.

FRAGE:
Müssen bei der chronischen Pankreatitis hinsichtlich des Narkoseverfahrens und der Narkosedurchführung Besonderheiten beachtet werden?

ANTWORT:
Im Prinzip gibt es keine Besonderheiten. Es sollten jedoch Medikamente vermieden werden, die den Tonus am Oddi-Sphinkter erhöhen. An allererster Stelle ist hier das Morphin zu nennen. Im postoperativen Verlauf sollte die Pankreasfunktion regelmäßig überprüft werden.

FRAGE:
Gibt es eine generelle Empfehlung für oder gegen die parenterale Fettapplikation im Rahmen einer Ernährungstherapie bei Pankreatitis?

ANTWORT:
Hierzu gibt es unterschiedliche Aussagen. In den skandinavischen Ländern wird Fett bei Pankreatitis routinemäßig infundiert, die entsprechenden Untersuchungen konnten keine nachteiligen Folgen zeigen. Auf der anderen Seite gibt es jedoch auch Empfehlungen, auf eine Fettzufuhr in diesen Situationen zu verzichten. Eine allgemein akzeptierte Aussage zu diesem Problem liegt nicht vor.

FRAGE:
Welchen Stellenwert hat die häufig beobachtete Hypokalziämie im Rahmen einer Pankreatitis?

ANTWORT:
Bei akuter Pankreatitis mit ausgedehnten Nekrosen kann eine Hypokalziämie einen schweren Verlauf mit schlechter Prognose anzeigen.

Unabhängig davon sind eine Hypokalziämie und eine Hypalbuminämie wegen der hohen Eiweißbindung von Kalzium häufig kombiniert.

Dementsprechend kann der Gesamtkalziumspiegel durch eine Albuminsubstitution in vielen Fällen angehoben werden. In aller Regel ist eine Kalziumzufuhr bei Hypalbuminämie jedoch nicht erforderlich. Erst wenn das ionisierte Kalzium stark abfällt, ist an eine Substitution zu denken.

FRAGE:
Kann man bei einer Hyperglykämie im Rahmen einer Pankreatitis eine generelle Empfehlung für die Insulinsubstitution geben?

ANTWORT:
Die Insulinzufuhr im Rahmen eines gestörten Glukosestoffwechsels bei Pankreatitis kann nie schematisch vorgenommen werden. Sie ist mit Hilfe regelmäßig durchgeführter Blutzuckerbestimmungen individuell zu steuern; der Bedarf kann in Einzelfällen sehr hoch liegen. Er ist in jedem Falle mitabhängig von der Menge an Kohlenhydraten, die im Rahmen der Infusionstherapie appliziert werden. Man muß daran denken, daß es im Rahmen einer hochdosierten Glukose- und Insulinzufuhr zu einer massiven Glykogenspeicherung in der Leber kommen kann, da keine Grenze für die Glykogenspeicherung in den Leberzellen vorgegeben ist.

FRAGE:
Welche Möglichkeiten der Schmerzbehandlung im Rahmen der akuten Pankreatitis stehen zur Verfügung?

ANTWORT:
In aller Regel ist eine Schmerzbehandlung nur für eine relativ kurze Zeit von 6 - 8 h erforderlich. Oft reichen peripher wirksame Analgetika wie Novalgin aus. Bei stärkeren Schmerzen wird von den Gastroenterologen nach wie vor die intravenöse Procaininfusion empfohlen. Weiterhin möglich ist die Schmerzausschaltung über einen Periduralkatheter, wobei in diesen Fällen vorzugsweise Lokalanästhetika verwendet werden sollten. Peridural applizierte Opiate, z. B. Morphin, können zu einer Tonuserhöhung am Oddi-Sphinkter führen und so das Krankheitsgeschehen ungünstig beeinflussen.

FRAGE:
Gibt es im Rahmen einer Inselzellhyperplasie, wie sie bei der Nesidioblastose vorliegt, Besonderheiten, die im Rahmen der Narkoseführung beachtet werden müssen?

ANTWORT:
Da es sich hier um einen regulierten Hyperinsulinismus handelt, treten unter der Narkose in aller Regel eher weniger als mehr Probleme auf. Durch die katecholamininduzierte Glykogenolyse und Insulinsekretionshemmung nimmt der Glukosebedarf intraoperativ deutlich ab. Hypoglykämien treten daher in der Narkose selten auf, in aller Regel kann man sogar auf die Glukosezufuhr intraoperativ verzichten.

FRAGE:
Bei nierengesunden Patienten finden sich postoperativ Urinkonzentrationen, die im Bereich zwischen 600 und 800 mosmol liegen. Da zusätzlich noch als Folge von Traumen und Operationen vermehrt harnpflichtige Substanzen anfallen, muß die Flüssigkeitszufuhr hierauf Rücksicht nehmen. Woran kann es liegen, daß selbst nierengesunde Patienten ihren Urin nicht höher konzentrieren?

ANTWORT:
Wahrscheinlich ist die Urinkonzentration zwischen 600 und 800 mosmol die Folge der ausreichenden intra- und postoperativen Flüssigkeitszufuhr, so daß die Niere gar nicht stärker zu konzentrieren braucht.

In aller Regel ist bei nierengesunden Patienten der intra- und postoperative Elektrolyt- und Flüssigkeitsbedarf relativ einfach zu bilanzieren. Der entscheidende Faktor für eine suffiziente Nierenfunktion ist ein ausreichender Filtrationsdruck. Der mittlere Blutdruck sollte dabei über dem minimalen Filtrationsdruck von 80 mm Hg liegen. Unter diesen Voraussetzungen ist die Niere in der Lage, größere Variationen in der Flüssigkeits- wie auch in der Elektrolytzufuhr zu kompensieren.

FRAGE:
Welches Vorgehen kann man bei Patienten mit kompletter Anurie empfehlen?

ANTWORT:
Bei Patienten mit kompletter Anurie treten Narkoseprobleme hauptsächlich durch die häufig vorhandene Hypertonie und ihre Folgen auf. Eine enge Kooperation zwischen Nephrologen und Anästhesisten ist erforderlich. Präoperativ sollten durch die Dialyse die Retentionswerte in den Normbereich gebracht sein. Der Nephrologe muß den Anästhesisten über die Reaktion des betreffenden Patienten auf eine Volumenbelastung informieren. Es gibt Patienten, die auf zusätzliche Volumenbelastung nicht oder nur gering mit dem Blutdruck reagieren, auf der anderen Seite gibt es Patienten, die schon geringe Volumenbelastungen von 300 - 400 ml mit einer deutlichen Blutdrucksteigerung beantworten. Die präoperative Dialyse sollte so erfolgen, daß der Patient in einem mäßig dehydrierten Zustand zur Operation kommt. Bei der Berechnung der Flüssigkeitszufuhr wird die individuelle 24-Stunden-Tagesmenge zugrunde gelegt und auf die entsprechende stündliche Zufuhr umgerechnet. Blut- und Flüssigkeitsverluste intraoperativ können dann quantitativ ersetzt werden. Bei problematischen Fällen ist die Kontrolle des zentralvenösen Drucks und der Elektrolyte sinnvoll; eine blutige Druckmessung kann die intraoperative Führung solcher Patienten erheblich erleichtern.

FRAGE:
Welche Probleme können intra- und postoperativ bei der Betreuung von Patienten entstehen, die an einer kompensierten Retention harnpflichtiger Substanzen im Rahmen einer Niereninsuffizienz leiden?

ANTWORT:
Diese Gruppe von Patienten macht in aller Regel am meisten Probleme. Es empfiehlt sich, die Elektrolytausscheidung im Urin präoperativ zu messen, um quantitativ substituieren zu können. Veränderungen durch den Einfluß von Operation und Narkose müssen beachtet werden, eine wiederholte Bestimmung der Urinelektrolyte erleichtert dabei die Bilanzierung. Ohne eine sorgfältige Bilanzierung besteht die Gefahr, daß die Niere aufgrund ihrer eingeschränkten Funktion die Homöostase nicht aufrechterhalten kann.

FRAGE:
Welche Probleme bieten Patienten, bei denen die Nierenfunktion nur geringgradig eingeschränkt ist?

ANTWORT:
Hier ergeben sich für die Bilanzierung keine besonderen Probleme; wichtig ist die Kreatininclearance. Dieser Wert muß bei der Applikation von Medikamenten, die über die Niere ausgeschieden werden, beachtet werden, um Kumulationen in der Wirkung verschiedener Medikamente zu vermeiden.

FRAGE:
Welchen Stellenwert haben die im Beitrag SIEBERTH angesprochenen therapeutischen Möglichkeiten zur Verhinderung eines akuten Nierenversagens?

ANTWORT:
Das Dopamin sollte in einer Dosierung von 3 bis maximal 5 µg/kg KG/min appliziert werden. 5 µg/kg KG/min stellen dabei die obere Grenze dar. Eine Erhöhung der Dopaminzufuhr über diesen Wert hinaus führt zu einer Vasokonstriktion im Bereich der Nierenarterien und damit zu einer Verschlechterung der Nierenfunktion. Bei der angesprochenen Bikarbonatdiurese muß darauf hingewiesen werden, daß diese nur unter Intensivbedingungen durchgeführt werden kann. Zum einen kann es durch pH-Veränderungen zu einer Verschiebung der Sauerstoffdissoziationskurve kommen und somit die O_2-Versorgung des Patienten problematisch werden. Zum zweiten kann die Alkalisierung die Atmung soweit beeinträchtigen, daß diese insuffizient wird. Am besten ist daher diese Therapie - wenn sie überhaupt eingesetzt wird - unter einer kontrollierten Beatmung durchzuführen.

Bei Intensivpatienten unter einer antibiotischen Therapie mit Aminoglykosiden ist bei einem drohenden Nierenversagen der Einsatz von Schleifendiuretika problematisch. Man sollte lediglich zwei- bis maximal viermal eine Dosis von 40 bis höchstens 100 mg Furosemid wählen. Führt diese Maßnahme nicht zum Erfolg, empfiehlt sich eine Hämofiltration oder eine Dialyse. Eine Dosiserhöhung der Schleifendiuretika ist in aller Regel nicht erfolgreich.

FRAGE:
Welchen Stellenwert hat der Azidoseausgleich im Rahmen der Behandlung niereninsuffizienter Patienten?

ANTWORT:
Leichte und mittlere Azidosen werden bei niereninsuffizienten Patienten nicht ausgeglichen, da im Rahmen der Anämie durch diese Azidose die Sauerstoffdissoziationskurve des Hämoglobins verschoben ist. Exzessive Azidosen sollten am besten im Rahmen einer Dialysetherapie ausgeglichen werden. Bei der Gabe von Bikarbonat muß Zurückhaltung geübt werden, da das Bikarbonat die Azidose meist nur kurzzeitig beseitigen kann. Einen direkten Hinweis auf die Verschlechterung der O_2-Versorgung durch einen Azidoseausgleich kann man im Rahmen der Dialysetherapie gewinnen. Patienten, die im Rahmen der Dialysetherapie über pektanginöse Beschwerden klagen, vertragen einen abrupten Azidoseausgleich sehr schlecht. Treten diese Beschwerden während der Dialyse auf, sollte der Nephrologe den Anästhesisten auf jeden Fall davon unterrichten.

FRAGE:
Gibt es Narkoseverfahren, die bei niereninsuffizienten Patienten bevorzugt angewendet werden sollen?

ANTWORT:
Bei peripheren Eingriffen sollte man soweit wie möglich auf die Verfahren der Regionalanästhesie zurückgreifen. Bei intraabdominellen oder intrathorakalen Eingriffen hat sich eine Kombination aus Periduralanästhesie und begleitender Allgemeinanästhesie bewährt. Diese Kombination sollte jedoch nur von Anästhesisten angewendet werden, die damit vertraut sind. Entsprechende Überwachungsmaßnahmen müssen gewährleistet sein. Alternativ kommt die Inhalationsanästhesie in Frage, da die Elimination der Narkotika über die Ventilation gegeben ist. Generell müssen alle Medikamente, die renal ausgeschieden werden, vorsichtig dosiert werden, um Kumulationen zu vermeiden.

Sachverzeichnis

Acetylcholinesterasehemmer
  Myotonie 60
Addison-Krise 155,156
Aderlaßtherapie, Adipositas 6
Adipositas 1ff.,31,37
-, Abmagerungskur, präoperativ 96
-, Aderlaßtherapie 6
-, Aldosteronspiegel 94
-, Anästhesierisiko 3,37
-, Anästhesieverfahren 36,42f.
-, anästhesiologische Probleme 3,
  37,42
-, Antihypertonika, intraoperativ
  5
-, arterielle Hypertonie 2,4,37f.
-, Arteriosklerose 4
-, assistierte Beatmung 6
-, Betasympathikolytika 95
-, Compliance 5,38
-, Diabetes mellitus 2,3,6,10,11,
  40
-, Fettinfusion 6
-, Fruktose 6
-, gestörte Glukosetoleranz 2
-, Gicht 44
-, Glukoseverwertung 3
-, Hyperinsulinismus 3
-, Hyperurikämie 6
-, Hypoxie 4
-, Infarktrisiko 4
-, Insulinantagonismus 3
-, Insulinresistenz 3
-, Intubationsschwierigkeiten 3,40
-, kardiovaskuläres Risiko 4,37f.
-, Koronarinsuffizienz 4
-, Laktatbildung 6
-, Lungenerkrankung, chronische
  obstruktive 5,6
-, Medikamentendosierung 95
-, Mortalitätsrisiko 2
-, Muskelrelaxation 5
-, Narkosemittel, Dosierung 43
-, Nephrosklerose 4
-, nicht ketotisches hyperosmo-
  lares Koma 6
-, Nüchternmagensekretion 5
-, obstruktive Ventilationsstö-
  rung 6
-, operatives Risiko 4,37
-, orale Glukosebelastung 3

-, perioperative Komplikationen 94
-, Pickwick-Syndrom 5f.,37
-, postoperative Betreuung 43
-, postoperative respiratorische
  Komplikationen 94
-, Prämedikation 41f.
-, präoperatives Untersuchungs-
  programm 39f.
-, pulmonale Hypertonie 4,38
-, pulmonales Risiko 5,37ff.
-,-, Körperlage 38ff.,43
-, Rechtsherzinsuffizienz 4
-, Rhythmusstörungen 4
-, Stoffwechsel 37
-, Thromboembolien 5
-, Tracheotomie 6
-, Ursachen der 1
Adrenalektomie
-, Anästhetika 149
-, Kortikoidsubstitution 150,152f.
-, Muskelrelaxanzien 149
-, Operationsvorgehen 147
-, perioperative Maßnahmen 149ff.,
  152
-, perioperative Überwachung 151
-, präoperative Maßnahmen 148
Adrenalin, Diabetes mellitus 12
Adrenogenitales Syndrom,
  Kortisolsubstitution 216
Akromegalie
-, Intubationsschwierigkeiten
  130,215
-, Kardiomyopathie 215
Aldosteronanstieg, Operation 137
Alkoholhepatitis 229
Alkoholsucht 80ff
-, Abstinenzsymptome 81
-, akute Intoxikation 82
-, Barbiturate 80f.
-, chronische Intoxikation 82
-, halogenierte Kohlenwasser-
  stoffe 82
-, Kardiomyopathie 82f.
-, Leberfunktion 80
-, Leitungsanästhesie 82
-, Narkosebesonderheiten 81
-, Narkoseeinleitung 81
-, Narkoseunterhaltung 82
-, postoperative Phase 82
-,-, Delir 82f.

-,-, Distraneurin 83
-, Suchtsymptome 81
-, Zirrhose 80,82
Ambulante Operation, neuromuskuläre Störungen 56
Amphetamin-und Kokainsucht 89
-, Abstinenzsymptome 89
-, Anästhetikabedarf 89
-, Narkose 89
-, Amyotrophe Lateralsklerose, Relaxanzien 62
Anästhesie
-, Alkoholsucht 81f.
-, Amphetamin-und Kokainsucht 89
-, Barbituratsucht 84
-, Diabetes mellitus 36,42f.
-, familiäre periodische Paralyse 61
-, Hyperinsulinismus 283
-, Hyperparathyreoidismus 194,196,198
-, Hyperthyreose 170
-, Hypoparathyreoidismus 194,196
-, Hypothyreose 116ff.
-, intraabdominelle Erkrankungen 272
-, karzinomatöse Neuropathie 59
-, Kortisolkonzentration 137
-, Leber 266ff.
-, Lebererkrankungen 269f.
-, maligne Hyperthermie 73ff.
-, Myasthenia gravis 58f.
-, myasthenisches Syndrom 59
-, neuromuskuläre Störungen 56
-, Nierenfunktion 272ff.,277
-, Niereninsuffizienz 286
-, Opioidsucht 86
-, Pankreatitis 271f.,281f.
-, Phäochromozytom 208ff.
-, Schnüffelstoffe, Sucht 90f.
Anästhesieeinleitung, Multiple Sklerose 63
Adipositas 3,37,42
Anästhesierisiko
-, Adipositas 3,37
-, Myasthenia gravis 98
Anästhesietechniken, Hypophysenoperation 128f.
Anästhesieverfahren, Adipositas 36,42f.
Anästhesievorbereitung, Hyperparathyreoidismus 195f.
Anästhesiezwischenfälle, Phäochromozytom 205f.
Anästhesiologische Probleme, Anästhetika
-, Adrenalektomie 149
-, Barbituratsucht 80f.,83ff.
-, Dosierung 43
-,-, Adipositas 43
-, Epilepsie 61

-, Hypophysenoperation 128f.
-, maligne Hyperthermie 102
-, Nebennierenrinde 145ff.
-, Phäochromozytom 208f.,222f.
Angiopathie, Diabetes mellitus 96
Anurie
-, postrenal 255
-, prä-und intraoperatives Vorgehen 284
Arterielle Hypertonie, Adipositas 2,4,37f.
Arteriosklerose, Adipositas 4
Arzneimittelclearance, Leber 268f.
Assistierte Beatmung, Adipositas 6

Barbiturate
-, Alkoholsucht 80f.
-, Polyneuropathien 63
Barbituratsucht, 77,79,83f.
-, Abstinenzsyndrom 84f.
-, Anästhetika 83ff.
-, Entzug 85
-, Intoxikation 84
-, Kombination 77,79f.,83ff.
-, Narkose 84
-, Symptome 83f.
Betablocker
-, Diabetes mellitus 18,29
-, Phäochromozytom 207,223
Bioverfügbarkeit, Niereninsuffizienz 263
Body mass index 2
Bradykardien, Diabetes mellitus 25
Broca Normalgewicht 1,43

Cushing-Syndrom
-, Blutungsneigung 142
-, Diagnose 114f.
-, Genese 115
-, iatrogen 140f.
-,-, Insulin-Hypoglykämie-Test
-, Infektion 143
-, Kohlenhydratstoffwechsel 142
-, Kortisolsubstitution 215
-, Operation 142
-, perioperativ 114f.,118
-, postoperative Substitution 143
-, Psyche 143
-, Thromboserisiko 142

Dermatomyositis
-, Cholinesterasehemmer 61
-, Muskelrelaxanzien 61
Diabetes insipidus 103ff.,108
-, Carter-Robbins-Hickey-Hare-Test 106
-, Diagnostik 103,105
-, Durstversuch 105
-, Hypophysenoperation 129f.
-, Minirin 213
-,-, Nebenwirkungen 214

-, perioperative Probleme 107
-, renale Form 103ff.
-, Therapie 106f.
-, zentrale Form 103ff.,108
Diabetes mellitus 10ff.,22ff., 31ff.
-, absoluter Insulinmangel 11
-, Adipositas 2,3,6,10,11,40
-, Adrenalin 12
-, Angiopathien 96
-, autonome Neuropathie 25
-, Betablocker 18,29
-, Bradykardien 25
-, chronische Blutglukoseintoxikation 14
-, diabetische Spätschäden 14
-, Gefäßveränderungen 22
-, Glomerulosklerose 26
-, Glukagon 11ff.
-, Gravidität 97
-, Hämoglobin A_{1C} 14
-, Höhe des Blutzuckers 97
-, Hyperaggregabilität 27
-, Hyperglykämie 10,13
-, hyperglykämisch-hyperosmolares Koma 36
-, Hyperkaliämie 13
-, Hypertonie 24f.,33
-, Hyperventilation 13
-, Hyperviskosität 26f.
-, Insulin 11ff.
-,-, Basalsekretion 11
-,-, gegenregulatorische Hormone 11ff.
-, Insulindosierung 96f.
-, Insulinresistenz 13
-, Insulinwirkung
-,-, interagierende Pharmaka 36f.
-,-, intraoperative Diabetestherapie 16,28
-,-, Notoperation 16
-,-, Verlust 13f.
-,-, Wahloperation 16f.,29
-, intraoperative Flüssigkeitszufuhr 14f.,28
-, Kontraindikation für operativen Eingriff 17
-, Kortisol 12
-, latenter 96
-, Leberzirrhose 224f.
-, Low-dose Heparinisierung 28f.
-, Makroangiopathie 24f.,33
-, manifester 96
-, Mikroangiopathie 25,33
-, Narkoseverfahren 36,42f.
-, Nephropathie 33
-, neurogene Blasenstörung 25
-, Neuropathie 33
-, orthostatische Dysregulation 25
-, perioperative Blutzuckerkontrolle 97

-, perioperative Therapie 28,32ff.
-, perioperativer Blutzuckerwert 97
-, postoperative Therapie 17
-, präoperative Therapie 32f.
-, präoperative Vorbereitung 14ff.,27f,31
-, Retinopathie 26
-, Sectio caesarea 36
-, Todesursachen während und nach der Operation 22
-, Typ I 10f.
-, Typ II 10f.
-, Typ I, bzw. Typ II Diabetes 11
-, vegetative Neuropathien 96
-, Wachstumshormon 12
-, Wahloperationen 16
-, Zwillingsuntersuchung 11
Dosierung Medikamente, Adipositas 95

Encephalomyelitis disseminata siehe Multiple Sklerose
Endokrine Funktionsstörungen
-, hormonelle Minimaldiagnostik 117
-, Notfallscreening 117
Epiduralanästhesie, siehe Periduralanästhesie
-, multiple Sklerose 63
Epilepsie 61f.
-, Althesin 61
-, Anästhetika 61
-, Enfluran 61
-, Ketamin 61
-, Propanidid 61
Epithelkörperchenadenom, chirurgische Strategie 195

Fettsucht, siehe Adipositas
Framingham-Normalgewicht 1

Gestörte Glukosetoleranz, Adipositas 2
Glomerulosklerose, Diabetes mellitus 26
Glukokortikoidabschirmung, perioperativ 152,154,156

Halothanhepatitis 229
Hepatitis akute
-, Behandlung 228
-, fulminant verlaufend 228f.
-, Operationsrisiko 229
Hepatitis, chronisch 230
Hepatorenales Syndrom 233
Herzinsuffizienz, Hypokalziämie 182,192ff.
hGH-Mangel 118
Hyperaggregabilität, Diabetes mellitus 27

Hyperglykämie, Diabetes mellitus 10
Hyperglykämisch-hyperosmolares Koma 36
Hyperinsulinismus, Narkose 283
Hyperkaliämie, Diabetes mellitus 13
Hyperkalziämiesyndrom 187, 196, 198ff.
-, extraparathyreogen 199f.
-, maligne Erkrankung 198ff.
-, Tumoren 196,198f.
Hyperkalziämische Krise 21, 192,196,200ff.
-, Kalzitonin 200ff.
-, Mithramycin 202ff.
-, Mortalität 200
-, Niereninsuffizienz 196,200f., 203
-, Notfalltherapie 200ff.
-, präoperative Vorbereitung 200ff.
-, Therapie 202f.,221
Hyperparathyreoidismus
-, Allgemeinanästhesie 194,196, 198
-, Diagnostik 189f.
-, Digitalisüberempfindlichkeit 190
-, Hyperkalziämie 187
-,-, Differentialdiagnose 188f., 195
-, Hyperkalziämiesyndrom 187, 196,198ff.
-, Hyperkalziämische Krise 192, 196,200
-, Hypertension 196f.
-, Kalzitonin 220
-, Kalziumsubstitution postoperativ 220
-, Kardiomyopathie 188
-, Muskelrelaxanzien 196
-, Narkosevorbereitung 195f.
-, Nebenschilddrüsenadenom 187,195
-, Niere 188
-, Niereninsuffizienz 186,196f.
-, Organmanifestationen 188f., 196f.
-, paraneoplastisch 188f.
-, postoperative Überwachung 197f.
-, primärer 187,189f.,192,194f.
-, Pseudohyperparathyreoidismus 188f.
-, Spätkomplikationen 190
-, Therapie 190
-, Tumoren 189,196,199
Hyperthyreose
-, akuter Notfall 162
-,-, Operation 162
-, Arzneimittelstoffwechsel 162f.
-, autonomes Adenom 176
-,-, perioperatives Vorgehen 176

-, Betablocker 174f.
-, geplante Operation 164
-, intraoperative Symptome 217f.
-, Narkose 170
-, Notfall 162
-, perioperatives Vorgehen 174f.
-, postoperativ 164
-, postoperative Therapie 174f.
-, präoperative Therapie 174f.
-, Substitutionstherapie 116f.
-,-, Operation 116ff.
-, Thyreokardiopathie 161
-, Thyreostatika 160,174
Hypertonie, Diabetes mellitus 24f.,33
Hyperventilation, Diabets mellitus 13
Hyperviskosität, Diabetes mellitus 27
Hypogonadismus, Substitutionstherapie 117f.
Hypogonadotroper Hypogonadismus 118
Hypoparathyreoidismus 183ff., 186,192ff.
-, Diagnostik 184f.
-, Hypokalziämie 193
-,-, Hypalbuminämie
-, Kindesalter 219
-, Krämpfe 183,193
-, Laryngospasmus 186,193
-, Narkose 194,196
-, Niereninsuffizienz 184f.
-, parenteral ernährte Patienten 183f.
-, Tetanie 183,193
-, Therapie 184,186,193f.
Hypophysenhinterlappen 103ff.
-, chronische Hyperosmolarität 107
-, Diabetes insipidus 103ff.
-, Oxytocin 103
-, Vasopressin 103
-, zerebrale Hypernatriämie 107
Hypophysenoperation
-, Adrenalin-Infiltration 130
-, Anästhesietechniken 128f.
-, Anästhetika 128f.
-, Diabetes insipidus 129f.
-, Flüssigkeitsbilanz 214
-, Funktion N. opticus 130f.
-, hormonelle Probleme perioperativ 127
-, Intubationsschwierigkeit 130,215
-, Kortisolsubstitution 214,221
-, perioperative Steroidtherapie 126f.
-, postoperative Behandlung 131f.
-, Prämedikation 128f.
-, Prämedikationsvisite 127f.

-, präoperative Vorbereitung 124f.,
   127f.
Hypophysenregion, Raumfor-
   derungen 123
Hypophysentumoren, operative
   Zugänge 124ff.,215
Hypophysenvorderlappen 107ff.
-, Funktionstest 110ff.,113f.
-, Hypothalamus 107f.
Hypophysenvorderlappenhor-
   mone 107f.
-, Exzeß 108,110
-, Mangel 108,110
-, perioperative Probleme 108
Hypothalamisch-hypophysäre
   Krankheitsbilder 109
Hypothalamus-Hypophysener-
   krankungen
-, klinische Symptomatik 123f.
-, Notfallausweis 119f.
-, perioperative Maßnahmen
   120,122,127
Hypothyreose 116
-, akuter Notfall 164
-,-, Operation 164
-, Homöostase 164
-, Notfälle 162
-, postoperativ 164
-, sekundäre 118
-, Thyroxin 160
Hypoxie, Adipositas 4

Idealgewicht 1
Infarktrisiko, Adipositas 4
Insulinantagonismus, Adipositas 3
Insulinresistenz, Adipositas 3
Intensivtherapie, Pankreatitis
   246f.
Interstitielle Nephritis 255
Intraabdominelle Erkrankungen
   Anästhesie 272
Intraoperative Diabetes-
   therapie 16f.,28f.
Intraoperative Flüssigkeits-
   therapie, Diabetes mellitus
   14f.,28
Intubationsschwierigkeiten
-, Adipositas 3,40
-, Akromegalie 130,215
-, Hypophysenoperation 130,215

Kaliumfreisetzung, neuromusku-
   läre Störungen 100
Kardiomyopathie
-, Akromegalie 215
-, Alkoholsucht 215
-, Hyperparathyreoidismus 188
Kardiovaskuläres Risiko
-, Adipositas 4,37f.
Karzinomatöse Neuropathie,
   Anästhesie 56,59

Komplikationen, perioperativ
-, Adipositas 94
-, postoperative respiratorische
   94
Koronarinsuffizienz, Adipositas 4
Kortikoidtherapie
-, LRF-Stimulationstest 113f.
-, Nebennierenrindeninsuffizienz
   120
-, perioperative Substitution 120
Kortisol, Diabetes mellitus 12
Kortisol Konzentration
-, Narkose 137
-, Operation 135ff.
-, Periduralanästhesie 137f.
-, Prämedikation 137
-, Spinalanästhesie 137f.
Kortisolsubstitution
-, Dosierung, perioperativ 216
-, operationsabhängig 142
Kuraretest, Myasthenie 49

Lagerung, Adipositas 38ff.,43
Laktatbildung, Adipositas 6
Laryngospasmus, Hypoparathyreo-
   idismus 186,193
Leber 224ff.
-, Alkoholabusus 224f.
-, Arzneimittelclearance 268f.
-,-, Durchblutung 268
-,-, Enzymaktivität 268f.
-, Durchblutungsregulation 266ff.
-,-, Anästhesie 266ff.
-, Energiestoffwechsel 224
-, Enzyminduktion 269
-, Lipoidstoffwechsel 224
-, Medikamentenmetabolismus 225
-, Metabolisierungsrate 269
-, Proteinstoffwechsel 224
Lebererkrankungen
-, Anästhesie 269ff.
-, Diagnostik 226ff.
-,-, Labor 226f.
-, Gerinnungsfaktoren 224,226f.
-, Laparoskopie 227
-, Leberpunktion 227
-, Sonographie 227
-, Virushepatitis 227f.
Leberfunktionsreserven, Unter-
   suchungsmethoden 227
Leberparenchymstörungen, zentral-
   nervöse Störungen 225
Leberschäden
-, Diagnostik 279
-, halogenierte Kohlenwasser-
   stoffe 280f.
-,-, wiederholte Exposition 281
-, Quantifizierung 279
Leberzirrhose 226,227,230,231ff.
-, Alkoholsucht 225
-, Aszites 232

-, Diabetes mellitus 224ff.
-, Gerinnungsstörung 233
-, Hepatische Enzephalopathie 231f.
-, Herz-Kreislaufstörungen 233
-, Lungenfunktionsstörungen 233f.
-, Niereninsuffizienz 233
Leberzirrhose, dekompensiert
-, Blutdrucksenkung 280
-, präoperative Behandlung 279f.
-, Volumenersatz 280
Lokalanästhetika
-, maligne Hyperthermie 69
-, Myasthenia gravis 58
Lungenfunktionsstörung, Leberzirrhose 233f.
Lungenversagen, Pankreatitis 239

Makroangiopathie, Diabetes mellitus 24f.,33
Maligne Hyperthermie
-, Anamnese 69f.
-, Behandlung 72f.
-, CK-Erhöhung 69ff.
-, Dantrolen 72ff.
-,-, Nebenwirkung 74
-,-, Prämedikation 74
-, Differentialdiagnose 71
-, Frühdiagnostik 70,72
-, frühere Narkosen 70
-, Frühsymptome 101
-, gemischte Azidose 101f.
-, in-vitro Untersuchungen 69f.
-, jugendliches Alter 101
-, Krise 71ff.
-, Laborbefunde 71
-, Lokalanästhetika 69
-, Monitoring 73
-, Muskeldystrophie 61
-, Muskelrelaxanzien 69
-, Nachüberwachung 73
-, Narkosedurchführung 74f.
-, Narkosemittel 102
-, Narkoseverfahren 74f.
-, Narkosevorbereitung 74
-, negative Tests 70
-, N_2O 69
-, Prämedikation 74
-, Regionalanästhesie 69,75
-, Risikofaktoren 69f.
-, Sofortmaßnahmen 72
-, Spätkomplikationen 73
-, Streßsyndrom 68,74
-, Symptome 70ff.
-, Therapieschema 75
-, thyreotoxische Krise 176
-, Triggersubstanzen 68f.
Medikamenten-Metabolismus 225
-, Morbus Parkinson 62
Mikroangiopathie, Diabetes mellitus 25,33

Morbus Addison, siehe Nebennierenrindeninsuffizienz
Mortalität, Adipositas 2
Multiple Sklerose
-, Epiduralanästhesie 63
-, Hyperpyrexie 62
-, Muskelrelaxanzien 63
-, Narkoseeinleitung 63
-, Prämedikation 63
-, Spinalanästhesie 62
-, Streß 62
-, Thiopental 62
-, Verlauf 62
Muskeldystrophien
-, distale Myopathie (Gower) 61
-, Dystrophia facioscapulohumeralis (Landouzy-Dejerine) 61
-, Dystrophia musculorum pseudohypertrophica (Duchenne) 60
-, Dystrophie der Arm-und Schultermuskulatur (Erb) 61
-, maligne Hyperthermie 61
-, Muskelrelaxanzien 61
-, Succinylcholin 100
-, Suxamethonium 61
Muskelrelaxanzien
-, Adrenalektomie 149
-, amyotrophe Lateralsklerose 62
-, Dermatomyositis 61
-, familäre periodische Paralyse 61
-, Hyperparathyreoidismus 196
-, Multiple Sklerose 63
-, Muskeldystrophie 61
-, Myasthenia gravis 57ff.,99
-, Myotonie 60
-, neuromuskuläre Störungen 56
-, Phäochromozytom 209ff.,222f.
Muskelrelaxation, Adipositas 5
Myasthene Krise 53
Myasthenia gravis 47ff.,56,57ff.
-, Antibiotika 59
-, Antikörper 98ff.,50
-, cholinerge Krise 53
-, Endplattenpotentiale 48f.
-, Hypo-oder Hyperthyreose
-, Immunkomplexe 47f.
-, Klassifizierung 47
-, klinische Symptome 97f.
-, Kuraretest 49
-, Lokalanästhetika 58f.
-, Muskelrelaxanzien 99
-, myasthenieverstärkende Pharmaka 53
-, myasthenische Krise 53
-, Narkose 58f.
-, Narkoserisiko 98
-, postoperative Überwachung 98
-, Prämedikation 58
-, prä-und postoperative Maßnahmen 53,57f.

-, Regionalanästhesie 58
-, Stimulationselektromyographie 48f.
-, Tensilon-Test 49
-, Therapie 50f.
-,-, Acetylcholinesterasehemmer 51f.,57
-,-, Nebenwirkungen 51
-,-, Plasmapherese 51,53
-, Thymektomie 53,57,99
-, Thymusdrüse 47,50
Myasthenisches Syndrom, Anästhesie 56,59
Myotones Syndrom 56,59f.
Myotonia congenita 59
Myotonia dystrophica 60
Myotonie
-, Acetylcholinesterasehemmer 60
-, Muskelrelaxanzien 60
-, symptomatische 60
-, Thiopental 60

Narkose, siehe Anästhesie
-, frühere, maligne Hyperthermie 70
Nebenniereninsuffizienz-Krise 109f.
Nebennierenmark, Unterfunktion 205
Nebennierenrinde
-, Anästhetika 145ff.
-, Operationsstreß 145
-, Regionalanästhesien, rückenmarksnah 147
Nebennierenrindenerkrankungen 138ff.
Nebennierenrindenfunktion
-, ACTH 135ff.
-, Operation 135ff.
-, Streß 135
Nebennierenrindenfunktionsstörungen 146
Nebennierenrindeninsuffizienz 110,118,138ff.
-, Blutdruckabfall 145
-,-, Hydrokortison 145
-, hypothalamisch-hypophysär 140
-, iatrogen 216
-,-, Kortisolsubstitution 216
-,-, Substitution 140ff.
-, primäre 135
-, sekundäre 118
-,-, Mineralokortikoidwirkung 118
Nebennierenrindenüberfunktion
-, Kortisoldefizit 139
-, Kortisolexzess 139
Nebenschilddrüse
-, Hypokalziämie 182,192ff.
-,-, Herzinsuffizienz 182,186
-, Pathophysiologie 180ff.
Nephrosklerose, Adipositas 4

Neurogene Blasenstörung, Diabetes mellitus 25
Neuroleptanalgesie, Phäochromozytom 209,222f.
Neuromuskuläre Störungen 55ff.
-, Allgemeinanästhesie 56
-, ambulante Operation 56
-, Cholinesterasehemmer 100
-, Kaliumfreisetzung 100
-, Muskelrelaxanzien 56
-, Prämedikation 57
-, präoperative Untersuchungen 56f.
-, Regionalanästhesie 55ff.
-,-, Kontraindikationen 55f.
-,-, Lokalanästhetika 55ff.
Neuropathie, Diabetes mellitus 33
Niere 252ff.
-, ADH-Sekretion 252
-, endokrine Funktion 252
-, exkretorische Funktion 252
-, Hyperparathyreoidismus 188
Nierenfunktion
-, Anästhesie 272ff.,277
-, Parathormonmetabolismus 182
Nierenfunktionsstörungen
-, Pathophysiologie 275
-, Therapie 184
Niereninsuffizienz
-, Azidoseausgleich 286
-,-, pectanginöse Beschwerden 286
-, Bioverfügbarkeit 263
-, Dialyse 276
-, Gerinnungsstörung 276
-, Hämofiltration 262ff.
-, Hyperkalziämie 276
-, hyperkalziämische Krise 119f.,196,203
-, Hyperparathyreoidismus 186, 196ff.
-, Hypervolämie 276
-, Hypoparathyreoidismus 184ff.
-, Kaliumhaushalt 264
-,-, Korrektur 264
-, Leberzirrhose 233
-, metabolische Azidose 276
-, Narkoseverfahren 286
-, Pankreatitis 239,242
-, Pharmakodynamik 263
-, Pharmakokinetik 263
-, prä-und intraoperative Bilanzierung 285
Niereninsuffizienz, chronisch
-, akutes Nierenversagen 255f.
-, Diagnostik 255
-, Natriumhaushalt 259ff.
Nierenschäden, arzneimittelbedingt 255
Nierenversagen, siehe Niereninsuffizienz

-, Flüssigkeits-und Elektrolyt-
   substitution 260
-, Harnstoff 262f.
-, Katabolismus 262f.
-, Kreatinin 262
-, Spontanfiltration 263
-, Wasser-und Natriumbilanz 259f.
Nierenversagen, akut 253f.
-, chronische Niereninsuffi-
   zienz 255
-, Differentialdiagnose 254
-, Homoiostase 259,261
-, Letalität 262
-, postrenal 253ff.
-, Prophylaxe 256f.
-, Therapie 285f.
-, Überwachung 258
-,-, bei Peritonealdialyse 258

Obstruktive Lungenerkrankung,
   Adipositas 5,6
Obstruktive Ventilations-
   störungen, Adipositas 6
Oligurie, funktionell 253f.
Operation
-, Aldosteronanstieg 137
-, Cushing-Syndrom 142
-, maximale Kortisolkonzen-
   tration 135ff.
Operationsstreß, Nebennieren-
   rinde 145
Operationsvorbereitung, Phäo-
   chromozytom 206ff.,221f.
Operatives Risiko, Adipositas
   4,37
Opioidsucht 85ff.
-, Abstinenzsymptome 85ff.
-, akute Intoxiaktion 85f.
-, Entzugssymptome 87,88
-, Narkose 86
Orthostatische Dysregulationen,
   Diabetes mellitus 25

Pankreatitis
-, aggressive Intensivtherapie
   241,247f.
-, akut, autodigestiv tryptisch
   236ff.
-, Analgetika 244f.
-, Anästhesie 271ff.
-, Basistherapie 244
-, Diagnostik 241ff.
-, Dopamin 246
-, Enzym-Inhibition 246
-, Fettapplikation, parenteral
   282
-, Hyperglykämie 241,283
-, Hypokalziämie 282f.
-, Intensivtherapie 246f.
-, Kohlenhydratstoffwechsel 236ff.
-, komplexe Fermententgleisung
   236f.

-, konservativ-operatives Thera-
   pie-konzept 248f.
-, Lungenversagen 239
-, metabolische Azidose 236ff.
-, Narkoseverfahren 281f.
-, Nierenversagen 239,242
-, Organinsuffizienzen 239,241
-, parenterale Ernährung 247
-, Pathophysiologie 271
-, Peritonealdialyse 248
-, Schmerzbehandlung 283
-, Schmerzbekämpfung 244f.
-, Schweregrade I-III 243ff.
-, Sekretionshemmung 245f.
-, septischer Schock 239
-, Therapie 239ff.
-, Überwachung 242f.
-, Volumenersatzmittel 246
-, Volumenmangelschock 237ff.,241
-, Wasser-und Elektrolytverlust
   236f.
Pankreatitis, chronische, Narkose-
   verfahren 282
Paramyotonia congenita 60
Paraneoplastische Neuropathie
   56,59
Parathormon
-, Metabolismus 182
-, Nierenfunktion 182
Parenterale Ernährung, Pankrea-
   titis 239
Parkinson, Morbus
-, Lävodopa 62
-, Medikamente 62
Periduralanästhesie
-, Blutgerinnung 281
-, Heparinisierung 282
-, Kortisolkonzentration 137f.
-, Myasthenia gravis 58
Periodische Paralyse, familäre 61
-, Anästhesie 61
-, Hyper-und Hypokaliämie 61
-, Muskelrelaxanzien 61
Perioperative Maßnahmen
-, Adrenalektomie 149ff.,152
-, Hypothalamus-Hypophysener-
   krankungen 120,122,127
Perioperative Probleme
-, Diabetes insipidus 107
-, Cushing-Syndrom 114f.,118
-, Hypophysenvorderlappen-
   hormon 108
Perioperative Therapie
-, Diabetes mellitus 28,32ff.
-, thyreotoxische Krise 218
Perioperative Vorgehen, Hyper-
   thyreose 174f.
Phäochromozytom 205ff.
-, Alphamethylthyrosin 207
-, Anästhesiemethoden 208f.
-, Anästhesiezwischenfälle 205f.
-, Anästhetika 208f,222f.

-, Arteriographie 207
-,-, Alpharezeptorenblockade 207
-, Atropin 208
-, Betablocker 207,223
-, Blutdruckabfall 211,223
-, Dehydrobenzperidol 2o7f.,222
-, Diagnostik 221f.
-, familäre Häufung 205
-, Inhalationsnarkotika 109
-, Labetol 207
-, Lokalisation 205
-, Muskelrelaxanzien 209ff.,222f.
-, Natriumnitroprussid 207
-, Neuroleptanalgesie 209,222f.
-, Operationsvorbereitung 206f., 221f.
-, Phenoxybenzamin
-,-, Dosierung 206f.,221
-, Phentolamin 207
-, postoperative Überwachung 211f.
-, Prämedikation 207f.
-, präoperative Behandlung 221
-, rückenmarksnahe Leitungsanästhesie 208
-, Sectio caesarea 205
-, Sedierung 207
-, verschiedene Syndrome 205
-, zirkulierendes Blutvolumen 207,221,223
-, Xylocain 211
Pharmaka, Myasthenia gravis 53
Pharmakodynamik, Niereninsuffizienz 263
Pharmakokinetik, Niereninsuffizienz 263
Phenothiazine
-, maligne Hyperthermie 68
-, Polyneuropathien 63
Phenoxybenzamin, Dosierung 206f., 221
Pickwick-Syndrom 5f.,37
Polyneuropathien 63
-, autonome Dysfunktion 63
-, Barbiturate 63
-, hypertensive Krisen 63
-, Phenothiazine 63
-, Spinalanästhesie 63
-, Tachyarrhythmie 63
Postoperative Behandlung, Hypophysenoperation 131f.
Postoperative Betreuung, Adipositas 43
Postoperative Phase, Alkoholsucht 82
Postoperative Substitution, Cushing 143
Postoperative Therapie
-, Diabetes mellitus 17
-, Hyperthyreose 174f.
Postoperative-thyreotoxische Krise 176ff.

Postoperative Überwachung
-, Hyperparathyreoidismus 197f.
-, Phäochromozytom 211
Prämedikation
-, Adipositas 41f.
-, Hypophysenoperation 128f.
-, Kortisolkonzentration 137
-, maligne Hyperthermie 74
-, Multiple Sklerose 63
-, Myasthenia gravis 58
-, neuromuskuläre Störungen 57
-, Phäochromozytom 207f.
-, Suchtkrankheiten 79f.
Prämedikationsvisite, Hypophysenoperation 127f.
Präoperative Behandlung
-, Leberzirrhose, dekompensiert 279f.
-, Phäochromozytom 221
Präoperative Maßnahmen, Adrenalektomie 148
Präoperative Therapie, Hyperthyreose 174f.
Präoperative Untersuchungen, neuromuskuläre Störungen 56f.
Präoperative Vorbereitung
-, Diabetes mellitus 14ff.,27f., 31
-, hyperkalziämische Krise 200ff.
-, Hypophysenoperation 130
Prä-und postoperative Maßnahmen, Myasthenie 53,57f.
Prä-und introperatives Verfahren, Niereninsuffizienz 285
Pseudohyperparathyreoidismus, Parathormonbestimmung 183ff., 188
Pulmonales Risiko, Adipositas 5, 37ff.

Regionalanästhesie
-, Alkoholsucht 82
-, Kortisolkonzentration 137f.
-, maligne Hyperthermie 68ff.,75
-, Multiple Sklerose 62f.
-, Mysthenia gravis 58
-, Nebennierenrinde 174
-, neuromuskuläre Störungen 55f.
-, Phäochromozytom 208
-, Polyneuropathien 63
Relaxanzien, siehe Muskelrelaxanzien
-, maligne Hyperthermie 75

Schilddrüsenfunktion
-, Pathophysiologie 159
-, Thyreostatika 159
Schilddrüsenhormone
-, Aktivität 167
-, Glukokortikoid 168ff.
-, Operation 166ff.

-, Relation T_3-T_4 167ff.
-, Trauma 166ff.
Schnüffelstoffe
-, Abstinenz 90f.
-, Anästhesie 90
-, Intosikation 90f.
-, Narkose 91
Sectio Caesareo, Diabetes mellitus 36
Spinalanästhesie
-, Kortisolkonzentration 137
-, Multiple Sklerose 62
-, Polyneuropathie 63
Steroidtherapie, perioperativ, Hypophysenoperation 126f.
Succinylcholin, Muskeldystrophien 100
Suchtkrankheiten 77
-, Alkoholsucht 80ff.
-, Amphetamin-und Kokainsucht 89
-, Barbituratsucht 77,79,83f.
-, Mißbrauch 77
-, Opioidsucht 85ff.
-, Pharmaka 77ff.
-,-, Kombinationen 77ff.
-, Prämediaktion 79f.
-, Schnüffelstoffe 90f.

Thiopental
-, Multiple Sklerose 62
-, Myotonie 60
Thromboembolien, Adipositas 5
Thymektomie, Cholinesterasehemmer 99
Thyreotoxische Krise
-, Begleitmaßnahmen 178
-, intraoperativ 176
-, maligne Hyperthermie 176
-, perioperative Therapie 218
-, postoperativ 176ff.
-, Propanolol 218
-, Therapie 176ff.
Tracheotomie, Adipositas 6

Urinkonzentration, intra-und postoperativ 284

Vegetative Neuropathie, Diabetes mellitus 96
Verschlußikterus 230f.

Wachstumshormon 108
-, Diabetes mellitus 12

Klinische Anästhesiologie und Intensivtherapie

Herausgeber: **F. W. Ahnefeld, H. Bergmann, C. Burri, W. Dick, M. Halmágyi, G. Hossli, E. Rügheimer**
Schriftleiter: **J. Kilian**

Band 10
Notfallmedizin
Workshop April 1975
Herausgeber: F. W. Ahnefeld, H. Bergmann, C. Burri, W. Dick, M. Halmágyi, E. Rügheimer. Unter Mitarbeit zahlreicher Fachwissenschaftler
1976. 109 Abbildungen, 124 Tabellen.
XIII, 386 Seiten.
Broschiert DM 64,-. ISBN 3-540-07581-X

Band 12
Der Risikopatient in der Anästhesie
2. Respiratorische Störungen
Herausgeber: F. W. Ahnefeld, H. Bergmann, C. Burri, W. Dick, M. Halmágyi, E. Rügheimer. Unter Mitarbeit zahlreicher Fachwissenschaftler
1976. 79 Abbildungen, 52 Tabellen.
X, 240 Seiten.
Broschiert DM 42,-. ISBN 3-540-08039-2

Band 15
Wasser-Elektrolyt- und Säuren-Basen-Haushalt
Herausgeber: F. W. Ahnefeld, H. Bergmann, C. Burri, W. Dick, M. Halmágyi, E. Rügheimer. Unter Mitarbeit zahlreicher Fachwissenschaftler
1977. 89 Abbildungen, 37 Tabellen.
X, 194 Seiten.
Broschiert DM 32,-. ISBN 3-540-08509-2

Band 16
Grundlagen der Ernährungsbehandlung im Kindesalter
Herausgeber: F. W. Ahnefeld, H. Bergmann, C. Burri, W. Dick, M. Halmágyi, E. Rügheimer. Unter Mitarbeit zahlreicher Fachwissenschaftler
1978. 90 Abbildungen, 57 Tabellen.
XI, 246 Seiten.
Broschiert DM 36,-. ISBN 3-540-08609-9

Band 18
Lokalanästhesie
Herausgeber: F. W. Ahnefeld, H. Bergmann, C. Burri, W. Dick, M. Halmágyi, G. Hossli, E. Rügheimer. Unter Mitarbeit zahlreicher Fachwissenschaftler
1978. 86 Abbildungen, 58 Tabellen.
XI, 265 Seiten.
Broschiert DM 48,-. ISBN 3-540-09083-5

Band 20
Akutes Lungenversagen
Herausgeber: F. W. Ahnefeld, H. Bergmann, C. Burri, W. Dick, M. Halmágyi, G. Hossli, E. Rügheimer. Unter Mitarbeit zahlreicher Fachwissenschaftler
1979. 127 Abbildungen, 88 Tabellen.
XIV, 319 Seiten.
Broschiert DM 64,-. ISBN 3-540-09581-0

Springer-Verlag
Berlin
Heidelberg
New York
Tokyo

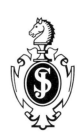

Klinische Anästhesiologie und Intensivtherapie

Herausgeber: F.W. Ahnefeld, H. Bergmann, C. Burri, W. Dick, M. Halmágyi, G. Hossli, E. Rügheimer
Schriftleiter: **J. Kilian**

Band 21
Therapie mit Blutkomponenten

Herausgeber: F.W. Ahnefeld, H. Bergmann, C. Burri, W. Dick, M. Halmágyi, G. Hossli, E. Rügheimer. Unter Mitarbeit zahlreicher Fachwissenschaftler
1980. 53 Abbildungen, 65 Tabellen. XIII, 227 Seiten.
Broschiert DM 58,-. ISBN 3-540-10180-2

Band 22
Muskelrelaxanzien

Herausgeber: F.W. Ahnefeld, H. Bergmann, C. Burri, W. Dick, M. Halmágyi, G. Hossli, E. Rügheimer. Unter Mitarbeit zahlreicher Fachwissenschaftler
1980. 104 Abbildungen, 37 Tabellen. XI, 281 Seiten.
Broschiert DM 78,-. ISBN 3-540-10365-1

Band 23
Die intravenöse Narkose

Herausgeber: F.W. Ahnefeld, H. Bergmann, C. Burri, W. Dick, A. Doenicke, M. Halmágyi, G. Hossli, E. Rügheimer. Unter Mitarbeit zahlreicher Fachwissenschaftler
1981. 122 Abbildungen. XI, 330 Seiten
Broschiert DM 78,-. ISBN 3-540-10953-6

Band 24
Aufwachraum – Aufwachphase

Eine anästhesiologische Aufgabe

Herausgeber: F.W. Ahnefeld, H. Bergmann, C. Burri, W. Dick, M. Halmágyi, G. Hossli, E. Rügheimer. Unter Mitarbeit zahlreicher Fachwissenschaftler
1982. 98 Abbildungen. XI, 323 Seiten
Broschiert DM 85,-. ISBN 3-540-11112-3

Band 26
Narkosebeatmung im Kindesalter

Herausgeber: F.W. Ahnefeld, K.-H. Altemeyer, H. Bergmann, C. Burri, W. Dick, M. Halmágyi, G. Hossli, E. Rügheimer. Unter Mitarbeit zahlreicher Fachwissenschaftler
1983. 38 Abbildungen. XI, 99 Seiten
Broschiert DM 52,-. ISBN 3-540-12493-4

Band 27
Anästhesie in der Neurochirurgie

Herausgeber: F.W. Ahnefeld, H. Bergmann, C. Burri, W. Dick, M. Halmágyi, G. Hossli, H.J. Reulen, E. Rügheimer. Unter Mitarbeit zahlreicher Fachwissenschaftler
1983. 64 Abbildungen. XI, 238 Seiten.
Broschiert DM 98,-. ISBN 3-540-13053-5

Springer-Verlag
Berlin
Heidelberg
New York
Tokyo

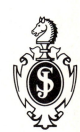